头颈部中枢神经系统影像学诊断与临床治疗

刘美兰 等 主编

吉林科学技术出版社

图书在版编目（CIP）数据

头颈部中枢神经系统影像学诊断与临床治疗 / 刘美兰等主编 . -- 长春 : 吉林科学技术出版社 , 2023.6
ISBN 978-7-5744-0574-5

Ⅰ.①头 … Ⅱ.①刘 … Ⅲ.①中枢神经系统疾病－影像诊断②中枢神经系统疾病－治疗 Ⅳ.① R741

中国国家版本馆 CIP 数据核字 (2023) 第 113916 号

头颈部中枢神经系统影像学诊断与临床治疗

主　　　编　刘美兰等
出 版 人　宛　霞
责任编辑　韩铭鑫
封面设计　刘　雨
制　　版　刘　雨
幅面尺寸　185mm×260mm
开　　本　16
字　　数　332 千字
印　　张　15.375
印　　数　1–1500 册
版　　次　2023年6月第1版
印　　次　2024年1月第1次印刷

出　　版　吉林科学技术出版社
发　　行　吉林科学技术出版社
地　　址　长春市福祉大路5788号
邮　　编　130118
发行部电话/传真　0431-81629529 81629530 81629531
　　　　　　　　　　81629532 81629533 81629534
储运部电话　0431-86059116
编辑部电话　0431-81629518
印　　刷　廊坊市印艺阁数字科技有限公司

书　　号　ISBN 978-7-5744-0574-5
定　　价　114.00元

版权所有　翻印必究　举报电话: 0431-81629508

前 言

　　随着现代成像技术的迅速发展，通过医学影像手段显示出的人体解结构越来越精细。CT、MRI 和超声也可以部分显示出器官功能和代谢的变化，本书收集了头颈部和中枢神经系统的部位影像学诊断，使读者可以直观迅速地学习图像上显示的各种解剖结构细节，为正确阅读医学影像图谱并发现异常改变奠定良好基础。随着医学影像学新技术、新设备、新治疗方法不断涌现和创新，影像诊断已从单一依靠形态变化进行诊断发展成为集形态、功能、代谢改变为一体的综合诊断体系，是现代医学临床工作不可缺少的助手。

　　全书内容丰富，重点介绍了目前医学影像学常用的各种检查和诊疗技术，包括 X 线、CT、MRI 以及超声的临床诊断，系统介绍了头颈部和中枢神经系统的影像学诊断及临床治疗等内容。全书选材新颖，内容简明，图文并茂，易于掌握，查阅方便，可供临床工作及教学参考。

　　本书适用于医学影像学初学者、医学影像学医师、使用医学影像学手段的相关临床科室医师以及其他医学影像工作人员，全书图像清晰，标注详尽，重点突出，是一本十分方便实用的参考读物，能满足广大影像专业工作人员和学生在临床学习和工作中快速查阅的需求，帮助自身提高专业水平。

目 录

第一章 头颈部疾病 1

　　第一节 化脓性鼻窦炎 1

　　第二节 真菌性鼻窦炎 5

　　第三节 颈部淋巴结结核 9

　　第四节 甲状腺肿瘤 11

第二章 脑血管疾病 19

　　第一节 脑出血 19

　　第二节 蛛网膜下腔出血 31

　　第三节 高血压性脑出血 40

　　第四节 颅内静脉系统血栓形成 57

第三章 中枢神经系统肿瘤 63

　　第一节 髓母细胞瘤 63

　　第二节 听神经瘤 68

　　第三节 颅咽管瘤 86

　　第四节 脑膜瘤 92

　　第五节 恶性胶质瘤 105

　　第六节 颅内转移瘤 112

第四章 中枢神经系统感染 118

　　第一节 脑脓肿 118

　　第二节 细菌性脑膜炎 121

　　第三节 朊蛋白病 126

　　第四节 颅内结核性感染 130

　　第五节 脑囊虫病 134

第五章 脊髓疾病 142

　　第一节 急性脊髓炎 142

第二节　脊髓空洞症 147

第三节　脊髓压迫症 150

第四节　亚急性联合变性 157

第六章　颅脑创伤 159

第一节　急性及亚急性颅内血肿 159

第二节　多发颅内血肿 163

第三节　脑血管损伤 165

第四节　颅脑开放性损伤 175

第七章　其他疾病 199

第一节　多发性硬化 199

第二节　视神经脊髓炎 213

第三节　同心圆性硬化 214

第四节　阿尔茨海默病 216

第五节　脑萎缩 228

第六节　放射性脑病 233

参考文献 239

第一章　头颈部疾病

第一节　化脓性鼻窦炎

本病临床上较常见，主要见于青少年。临床症状取决于病变的阶段，急性期一般症状较为典型，但易与感冒症状混淆。临床上多表现为慢性过程，主要表现为持续性的鼻塞、流脓涕或多痰。也可有局部疼痛甚或头部胀痛等，一般而言，不同部位的鼻窦炎引起头痛的感觉不同，前组鼻窦炎多致头部表面胀痛，而后组鼻窦炎胀痛多位于头颅深部。长期慢性鼻窦炎症尚可引起嗅神经感受器发生变性，从而导致嗅觉减退甚或消失。

化脓性鼻窦炎主要由葡萄球菌、溶血性链球菌、肺炎链球菌及部分厌氧菌类感染所致，多为混合性细菌感染，可分为急性化脓性鼻窦炎和慢性化脓性鼻窦炎两大类。前者多继发于急性鼻炎，后者多由急性化脓性鼻窦炎迁延所致。病变可累及一个窦腔，也可累及多个窦腔。急性期病理改变主要表现为黏膜水肿、血管扩张、炎症细胞浸润，随着病变进展而出现纤毛上皮坏死、脱落且与白细胞和细菌混杂在一起，分泌物呈黏液性或脓性。慢性期则黏膜内可见淋巴细胞、浆细胞浸润，上皮纤毛脱落，柱状上皮化生为鳞状上皮等病理改变。由于血管增生，黏膜水肿、增厚等改变，病程长则可发生息肉样变，病变邻近的骨壁也可出现骨髓炎、骨膜增厚或骨质吸收表现。

一、影像学表现

（一）CT

因病程不同和所累及的鼻窦不同，其 CT 表现不同。急性期鼻窦腔内可见气液平面，如合并眼眶蜂窝织炎则可见眼眶结构模糊，密度增高。慢性期由于病变所累及的鼻窦窦腔被软组织密度影所充填，鼻窦内的含气腔不同程度的变小甚或闭塞，表现为软组织密度影，密度多较均匀。病变邻近的窦壁可见增生、肥厚征象，也可表现为骨质吸收改变，但骨性窦腔无明显形态改变。慢性化脓性鼻窦炎可引起颅内并发症，则颅内可见相应的征象。

（二）MR

MR 检查一般不用于鼻窦炎的诊断，多用于鼻窦炎病变的鉴别诊断或并发症范围的显示。鼻窦腔内正常的 T_1WI 与 T_2WI 上均呈极低信号的窦腔为长 T_1，长 T_2 的软组织信号所填充，有的病例可见鼻窦息肉样征象。

病例：化脓性鼻塞炎。女性，43 岁，头痛 3 个月，流脓涕 3 周（图 1-1）。

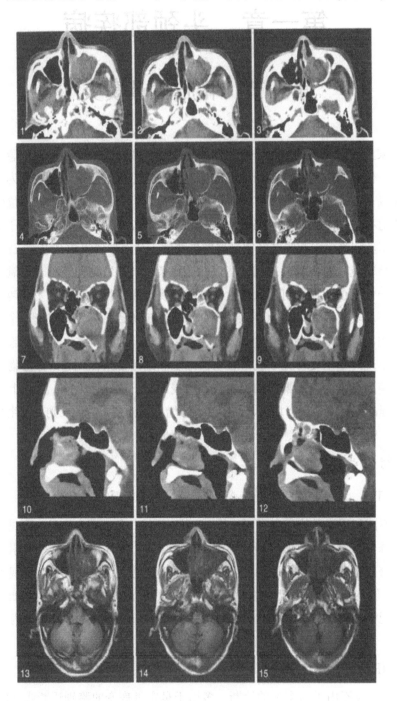

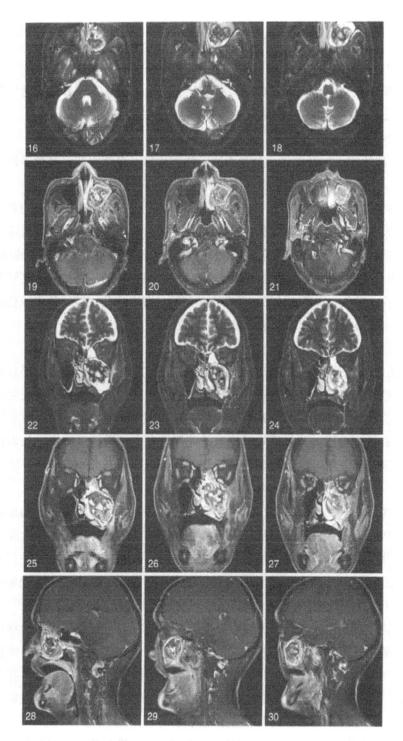

图1-1 1～2.CT平扫软组织窗横断位；4～6.CT骨窗横断位；7～9.CT平扫软组织窗冠状位；
10～12.CT平扫软组织窗矢状位；13～15.T₁WI平扫横断位；16～18.T₂WI抑脂增强横断位；19～
21.T₁WI增强横断位；22～24.T₂WI抑脂冠状位；25～30.T₁WI增强冠状位、矢状位

二、治疗

(一) 治疗原则

积极消除致病因素，清除鼻腔、鼻窦分泌物，促进鼻腔和鼻窦的通气和引流，控制感染，防止并发症或病变迁延成慢性鼻窦炎。

1. 全身治疗

(1) 一般治疗：如有发热、全身不适应注意休息，多饮水或进高营养流质饮食；避免用力擤鼻；对症处理，如头痛或局部疼痛剧烈时，可使用镇痛药等。

(2) 抗感染治疗：使用抗生素的原则是有效、足量、足够时间。目的是控制感染，防止并发症发生和转为慢性鼻窦炎。首选头孢类抗生素，如患者对青霉素过敏或细菌对此类抗生素具耐药性，可改用喹诺酮类。细菌培养和药敏试验可帮助选择敏感的抗生素。

(3) 中药治疗：祖国传统医学对鼻窦炎有一定的疗效，中药主要成分多为苍耳子、辛夷、菊花、茜草、双花、防风、薄荷、柴胡等。国内疗效比较好的中成药如辛夷颗粒、鼻渊舒、中联鼻炎片等，皆有辅助治疗的功效。

2. 局部治疗

(1) 鼻内用药：主要使用鼻内类固醇药物。在这里应该重点提出：不宜长期连续使用鼻内血管收缩药物，尤其是对青少年和儿童更为不宜。已有很多证据表明，鼻腔血管收缩药 (如盐酸萘甲唑啉、麻黄碱类) 会造成鼻腔黏膜鳞状上皮化生，严重破坏鼻黏膜的纤毛活性和输送功能。成年后难以治愈的肥厚性鼻炎、慢性鼻窦炎、长期伴有脓性鼻涕的鼻黏膜炎均与儿童时期滥用鼻腔血管收缩药有直接关联。临床使用鼻腔内血管收缩药应该只限于鼻腔检查或手术时的临时用药。

局部类固醇药物治疗呼吸道炎性疾病已经有四十多年的历史，基础与临床研究均证实了其有效性、安全性、无耐药性和无依赖性，尤其可在炎症的不同阶段发挥抑制炎症反应的作用。它能降低血管通透性，减低腺体对胆碱能刺激的反应，并有干预花生四烯酸代谢的作用，从而减少了介质的产生和释放。它能阻止激活的 T 淋巴细胞增生和 Th2 细胞因子 (IL-4、IL-5) 的合成，降低了多种细胞 (上皮细胞、巨噬细胞和成纤维细胞等) 产生细胞因子的速度，抑制嗜酸性粒细胞和嗜碱性粒细胞向炎症局部的移行和趋化，也能稳定黏膜上皮屏障和血管内皮屏障，降低刺激受体的敏感性，从而得到良好的治疗效果。因此局部类固醇药物可以抑制病原微生物在鼻黏膜的植入与定植，有效地抗感染、抗水肿，局部不良反应非常少见且轻微，对下丘脑－垂体－肾上腺素轴功能无抑制作用，成为当代治疗鼻腔、鼻窦黏膜炎症的主流药物。

(2) 物理治疗：鼻腔冲洗、局部热敷、超声雾化、蒸汽吸入、红外线照射、超短波电疗、电透热法等物理疗法，对改善局部血液循环，促进炎症消退或减轻症状均有帮助。

(3) 上颌窦穿刺：上颌窦穿刺冲洗可以作为诊断和治疗手段，急性鼻源性上颌窦炎无并发症者，可行上颌窦穿刺冲洗法，有时一次冲洗即愈，不愈者每周 1～2 次，直至痊愈。冲洗后可以向窦内注入抗生素或类固醇激素。

(4) 额窦环钻术：急性额窦炎保守治疗欠佳且病情加重时，为了避免额骨骨髓炎和颅内并发症时进行额窦环钻术，排除脓液，置管引流直至症状完全缓解。这是一种传统的治疗方法，现在已经很少使用，可做经鼻内镜额窦开放术。

3. 其他治疗

为防止鼻窦炎再发，导致鼻窦炎发作的一些相关因素可以在鼻窦炎治愈后酌情处理，如切除经常发病的扁桃体和炎症的增生体；另外，应改善机体抵抗力，调节内分泌失调，改善工作环境等。

第二节 真菌性鼻窦炎

本病起病多隐匿，呈慢性过程，病程长。全身免疫状态正常的发病者中，多见于中、青年人，但常有家族性过敏史。免疫功能低下的患者中，多有长期使用抗生素、免疫抑制剂或糖皮质激素的病史。主要临床表现有鼻塞、流涕、涕中带血甚或头痛等症状。侵袭性真菌性鼻窦炎如侵犯眼眶，可有患侧眼球突出、视觉障碍或眼球活动不灵等。

真菌性鼻窦炎是一种由真菌感染导致的特异性感染性疾病，可分为侵袭型真菌性鼻窦炎和非侵袭型真菌性鼻窦炎，多在机体长期使用抗生素、免疫抑制剂及糖皮质激素后致病，尤其易在机体免疫力低下或存在缺陷时发生。病理改变随着菌属不同而异，以曲霉为主，其基本病理改变均包括黏膜和黏膜外病变。黏膜病变取决于真菌的感染性，主要为充血水肿、出血坏死、血管栓塞，从而引起窦壁骨质破坏，且可侵犯邻近的窦腔。黏膜外病变则取决于真菌的腐物寄生性，主要是形成真菌球，成分为菌丝、孢子、坏死组织及钙磷、含铁血黄素沉着。本病以上颌窦多见，且窦腔多被真菌及其代谢产物所堵塞。蝶窦、筛窦次之，额窦最少，但可多个鼻窦同时受累。

一、影像学表现

（一）CT

典型的 CT 表现为窦腔内可见软组织密度的团块影，其内可见斑块状、斑片状、条索状或点状的不规则钙化影或气泡影，钙化是磷酸钙沉积在坏死的真菌丝所致。窦壁骨质可见吸收、破坏或增生肥厚征象。侵袭型真菌性鼻窦炎累及邻近眼眶甚或颅内结构时，可见患侧眼眶内软组织影累及眼外肌、视神经征象，可见邻近脑膜增厚甚或脑组织水肿等征象。鼻窦真菌球性鼻窦炎以单侧上颌窦受累多见，变态反应性真菌性鼻窦炎以筛窦受累常见。

（二）MR

MR 检查对病灶中的钙化及病变对骨结构侵袭的显示不如 CT，但当病灶侵袭窦腔外组织时，MR 检查较 CT 有优势，但一般而言，MR 检查多作为辅助检查。窦腔内的病灶在 T_1WI 上呈低、等信号影，在 T_2WI 上呈混杂信号影，增强扫描表现为边缘强化；如侵袭型病变伴有邻近结构改变时，增强扫描对于显示侵袭的范围很有价值。

病例：真菌性鼻窦炎。男性，54 岁，头晕 40 天，流涕 1 周（图 1-2）。

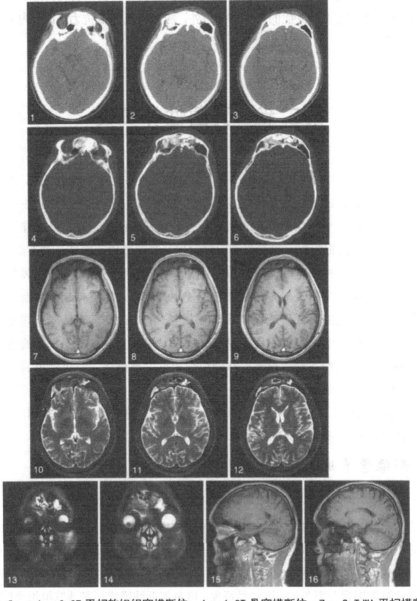

图 1-2　　1 ～ 3. CT 平扫软组织窗横断位；4 ～ 6. CT 骨窗横断位；7 ～ 9. T_1WI 平扫横断位；
10 ～ 12. T_2WI 抑脂横断位；13、14. T_2WI 抑脂冠状位；15、16 T_1WI 平扫矢状位

二、临床表现

根据病理及临床特点将真菌性鼻窦炎分为：侵袭型和非侵袭型。侵袭型又有急性和慢性之分，而非侵袭型则分为真菌球型和变应性两种。临床上非侵袭型常见。

(一) 症状

1. 非侵袭型

(1) 真菌球型：症状不典型，多表现在局部。单侧鼻塞，脓涕，涕中带血，涕中有污秽物或干酪样物，鼻内异味。部分病例首发症状为单侧头面部疼痛，发生在后组筛窦或蝶窦者可出现无任何诱因的视力下降。

(2) 变应性真菌性鼻窦炎：以中、青年患者为主，常有特应性体质或哮喘病史。多表现为长期反复发作的、以一侧为主的双侧全组鼻窦炎、鼻息肉的症状。鼻塞，流脓涕，部分严重病例可出现面部和眶部畸形、眼球前凸、活动受限或视力障碍等症状。

2. 侵袭型

临床上少见。慢性者症状与非侵袭型相似。急性者则病程短、发展快 (24h ～ 1 周)，鼻腔或鼻窦黏膜溃疡及骨组织坏死，因血管栓塞而引起眼、鼻腔等邻近器官坏死，预后差。早期表现为发热，眶部肿胀，面部疼痛、肿胀，进一步发展为头痛加剧，视力下降，神情淡漠，嗜睡，甚至死亡。急性侵袭型真菌性鼻窦炎患者常伴有某些全身易感因素，包括代谢性酸中毒倾向，全身免疫功能严重抑制如慢性肾衰竭、严重腹泻、胰腺炎或糖尿病、血液病、艾滋病、骨髓或器官移植后等。

(二) 体征

1. 非侵袭型

(1) 真菌球型：上颌窦最为好发，依次为蝶窦、筛窦及额窦；单侧及单个鼻窦发病为主。可见单侧的中鼻道较狭窄，黏膜肿胀，可有黏稠污秽分泌物或块状物，上颌窦穿刺可冲洗出干酪样或泥沙样物。少数病例或是蝶窦病变者，鼻腔检查可无异常发现，但鼻内镜检查时可见窦口肿胀，或见稠脓分泌物或干酪样物等。

(2) 变应性真菌性鼻窦炎：单侧或双侧鼻腔广泛息肉组织，但以一侧为明显；鼻道内积有特征性的脓涕 ——" 变态反应性黏液 "，即一种极其黏稠不易抽吸的 " 油灰样 " 分泌物，可呈黄色或绿色。部分病例伴有眼球突出，或有视力障碍。

2. 侵袭型

(1) 慢性：早期可无体征，或类似于真菌球型。晚期单侧鼻腔可见息肉及大量真菌形成的干酪样组织；往往伴有单侧眼球突出，甚至有眶上裂或眶尖综合征。

(2) 急性：早期鼻甲黏膜苍白，但此缺血表现易被忽略。晚期鼻黏膜变黑及鼻甲坏死，鼻中隔结痂及坏死，有并发症时，可出现球结膜红肿、突眼、颈强直、昏迷等。

三、治疗

真菌性鼻－鼻窦炎的治疗原则：①早期的手术治疗，侵袭型者一经确诊应尽早手术，清除鼻腔和鼻窦内真菌病原和坏死及不可逆的病变组织，恢复鼻窦的通畅引流。②药物治疗。

（一）手术治疗

手术方式和范围应根据病变范围和患者的具体情况而定。病变不严重的(如真菌球、变应性真菌性鼻－鼻窦炎、慢性侵袭性真菌性鼻－鼻窦炎)一般均可采用鼻内镜手术彻底清除病灶及病变组织，保留正常粘膜，创造鼻窦宽敞的通气和引流。病情严重，病变范围广者，可采用柯－陆氏手术(Caldwell-Luc operation)、鼻侧切开术(lateral rhinotomy)或与鼻内镜手术联合等术式。病变累及颅内时可采用颅面联合术式，并于术前应用抗真菌药物，术后可应用抗真菌药物冲洗鼻腔和鼻窦。

中药疗法：中药治疗常用真菌性鼻窦炎，中草药配方：苍耳子 30 克、辛夷 20 克、黄芩 35 克、细辛 4 克、白芷 25 克、龙胆草 10 克等中草药材，手工工序，精心选药、晾晒、研磨，外用，一日两次，对真菌性鼻窦炎有确切效果。

（二）药物治疗

(1) 急性侵袭性真菌性鼻－鼻窦炎术后必须用抗真菌药物，伊曲康唑(itraconazole)和两性霉素 B(amphotericin B) 为常用的抗真菌药物，剂量可根据病情和患者耐受性而定。经手术和两性霉素 B 治疗病情已被控制或病情较轻者，可用酮康唑或伊曲康唑口服治疗。

(2) 变应性真菌性鼻－鼻窦炎手术后应用糖皮质激素是非常重要的辅助治疗。激素应用的剂量为强的松 $30mg/d \sim 40mg/d$，口服一周后剂量减半，继续服用一个月，然后按 $0.2mg/(kg \cdot d)$ 服用 4 个月，再按 $0.1mg/(kg \cdot d)$ 服用 2 个月，同时应用人工合成长效类固醇鼻内喷雾。有报道称以对患者致病的真菌浸液进行免疫治疗，可减少术后激素的用量和变应性真菌性鼻窦炎的复发率。

（三）对症支持治疗

增强抵抗力，恢复免疫功能，治疗原发病，停用抗生素及免疫抑制剂。必要时输全血或血浆。

第三节　颈部淋巴结结核

本病多见于青年人，且以女性多见。临床症状与病程有关，表现主要为颈部多发淋巴结肿大，初期肿大的淋巴结质较硬、无痛、可推动，但随病变进展，发生淋巴结周围炎，与皮肤和周围组织产生粘连，淋巴结可相互粘连而融合成团，形成不易推动的结节性肿块。淋巴结发生干酪样坏死、液化，形成寒性脓肿且破溃后，可流出豆渣样或稀米汤样脓液，有的形成经久不愈的窦道或慢性溃疡。

颈淋巴结核多见于儿童和青年人，常在人体抵抗力低下时发病。结核分枝杆菌大多经扁桃体、龋齿侵入，少数继发于肺或支气管的结核病变。淋巴结结核可分为干酪型结核、增生型结核、混合型结核、无反应性结核。按淋巴结核的病理演变过程可分为4期：1期为结核性肉芽肿，淋巴结未发生干酪样坏死，病理改变为病灶实质由淋巴细胞、上皮细胞及肉芽组织构成；2期为淋巴结中干酪坏死，边缘由淋巴细胞、上皮细胞、纤维组织及肉芽组织构成，淋巴结包膜尚完整；3期为淋巴结周围炎，淋巴结周围渗出，与周围组织粘连；4期为淋巴结内的干酪样坏死物质液化，包膜破坏，多个淋巴结相互融合、粘连，形成结核脓肿，部分脓肿可破溃形成窦道，可流出豆渣样或米汤样脓液，最后形成一经久不愈的窦道或慢性溃疡。

一、影像学表现

（一）CT

不同阶段病变的CT表现不同。早期淋巴结结核病变呈结节状均匀软组织密度影，增强扫描呈均匀性强化。病变中心如有液化坏死，CT平扫即可见密度不均匀，其内可见低密度影，增强扫描显示更明确，且可见薄壁环形强化影，其境界不清楚。有的病灶互相融合成较大的低密度区，淋巴结正常结构消失，周围脂肪间隙消失。增强扫描可见不规则厚壁环形强化、中心分隔状强化，环不完整，中心未强化区甚或延伸至淋巴结外。

（二）MR

MR平扫显示颈部淋巴结肿大较CT敏感，同时显示淋巴结液化坏死及淋巴结的边缘信息也比CT敏感。淋巴结增生或肉芽肿性改变，平扫其信号可较均匀，边缘光整，周围脂肪间隙清晰。如淋巴结内有液化，在T_1WI上呈低信号影，在T_2WI上呈高信号影。由于多发肿大的淋巴结处于不同的病理阶段，因此MR的表现可同时有多种征象。

病例：颈部淋巴结结核。女性，30岁，颈部多发淋巴结增大2个月（图1-3）。

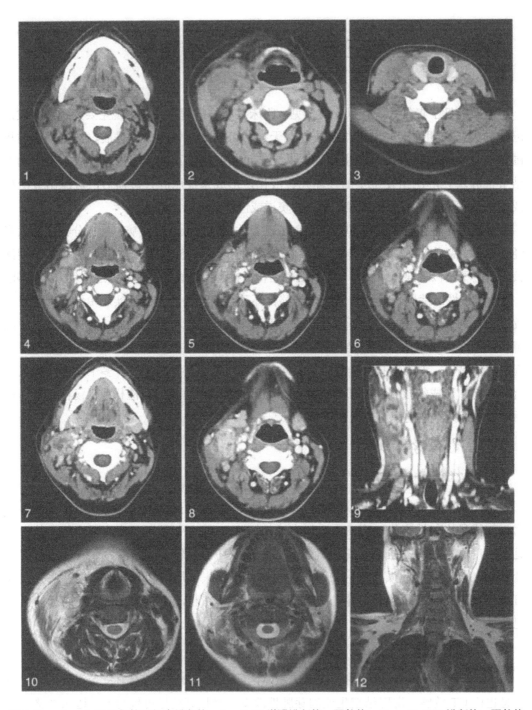

图 1-3 1～3.CT 平扫软组织窗横断位；4～9.CT 增强横断位、冠状位；10～12.T₂WI 横断位、冠状位

二、临床表现

颈部肿块，无疼痛，偶有胀感，少数可有发热、乏力等全身症状颈淋巴结结核的分

类包括结节型，一侧颈部或双侧颈部有肿大淋巴结，散在而活动，无粘连、无压痛或轻微压痛；浸润型，肿大的淋巴结有明显淋巴结周围炎，淋巴结与周围组织粘连、移动差、有压痛；脓肿型，肿大淋巴结融合、软化、形成脓肿；溃疡瘘管型时，淋巴结脓肿溃破，或颈切开引流后创口长期不能愈合，形成瘘管。按临床表现可分为：

(1) 儿童期颈淋巴结结核，表现双颈沿胸锁乳突肌走行的淋巴结串珠样增大。

(2) 区域结节型颈淋巴结结核，淋巴结增大表现为区域性。

(3) 混合型颈淋巴结结核，沿胸锁乳突肌走行的单侧颈淋巴结增大，伴有明显的淋巴结周围炎，有疼痛和压痛，增大淋巴结钻连、融合成块，淋巴结活动度小或合并脓肿、窦道。

三、诊断

需要淋巴结活检进行病理诊断结核菌素试验阴性时，不能除外结核的可能其他还有涂片找抗酸杆菌、结核分枝扞菌培养、酶联法检测抗结核抗原抗体等超声扫描检查可见颈部淋巴结增大，椭圆或类圆形颈淋巴结结核的超声图像可以是淋巴结炎型，表现为多个散在分布的肿大淋巴结，内部低回声，淋巴结门有点或条状血流；低回声团块型，表现为淋巴结内发生干酪样坏死，内部回声欠均匀，相互融合，淋巴结周边可有血流信号；液化型，表现为淋巴结内液化，髓质回声消失，内部单房或多房囊性团块，淋巴结边缘及内部不能探及血流信号；寒性脓肿型的淋巴结周围软组织内可见不规则形低回声，回声不均匀，呈囊实性，边界欠清，周边可有较丰富血流信号；愈合钙化型的淋巴结内可见伴声影的点状、团状强回声，无明显血流信号。CT检查可显示颈部淋巴结的部位、大小、数目、形态特征及病变周围情况，CT增强扫描呈边缘强化或分房样强化、周围脂肪层不清，消失或闭塞，内部可见点状或斑点状钙化。

四、治疗

包括单纯抗结核治疗和颈部淋巴结清扫术加抗结核治疗联合应用抗结核治疗是基本的治疗方法，应用全身抗结核治疗的疗程为 1～1.5 年。

第四节 甲状腺肿瘤

一、甲状腺腺瘤

本病多见于中年女性，女性的发病率为男性的 5～6 倍。临床上多无任何症状，多为偶然发现。病程多为数年甚或时间更长。多数为单发圆形或椭圆形，质地韧实，边界清楚，与周围组织无粘连，无压痛，可随吞咽上下移动。肿瘤直径一般在数厘米，巨大者少见。巨大瘤体可产生邻近器官受压征象，但不侵犯这些器官。有少数患者因瘤内出血瘤体会突然增大，伴胀痛，如乳头状囊性腺瘤；有些肿块会逐渐吸收而缩小。病史较长者瘤体钙化而坚硬，有些可发展为功能自主性腺瘤，而引起甲状腺功能亢进。也有的可发生癌变，表现为瘤体迅速增大，活动度差。

甲状腺腺瘤根据其组织来源可分为三类：来源于滤泡上皮细胞的肿瘤、来源于滤泡旁细胞的肿瘤和来源于间叶组织细胞的肿瘤。其中，来源于滤泡上皮细胞的称为甲状腺腺瘤。来源于滤泡旁细胞的称为滤泡旁细胞瘤或 C 细胞腺瘤，很少见。来源于间叶组织细胞的肿瘤和其他器官一样，多种多样，良性肿瘤在其母组织名称后加瘤，如脂肪瘤、平滑肌瘤和血管瘤等。

(1) 来源于滤泡上皮细胞的肿瘤（甲状腺腺瘤）

根据细胞形态、结构及功能不同又分为滤泡状腺瘤、乳头状腺瘤、功能自主性甲状腺腺瘤、嗜酸性细胞腺瘤、腺脂肪瘤、玻璃样变性梁状腺瘤等。

①滤泡状腺瘤：滤泡状腺瘤是最常见的甲状腺瘤，腺瘤一般为单发，偶见一个以上。直径多在 2～5cm，小者可 1cm，大的可达 10cm 以上，表面被覆完整的包膜，切面实性，质细腻，颜色根据其是否有水肿、黏液变性、出血囊性变而不同。细胞丰富时，呈淡红色或灰红色鱼肉状，当细胞较少而胶质多时则呈浅棕红色带胶质光泽。较大的腺瘤常有出血囊性变，并有瘢痕组织从中心向外放射，偶有合并钙化。瘤组织由大小不等的滤泡构成，细胞呈单层立方形或扁平状，腔内有粉红色的胶状体，间质常有充血、出血或水肿，胶原纤维常伴透明化、钙化和骨化等。根据其腺瘤实质组织的构成分为：

胚胎型腺瘤：由实体性细胞巢和细胞条索构成，肿瘤细胞分化较原始，类似胚胎期甲状腺组织，不形成滤泡，细胞呈小梁或条索状排列，无明显的滤泡和胶体形成。瘤细胞多为立方形，体积不大，细胞大小一致。胞质少，嗜碱性，边界不甚清；胞核大，染色质多，位于细胞中央。间质很少，多有水肿。包膜和血管不受侵犯。

胎儿型腺瘤：亦称小滤泡腺瘤，肿瘤由类似胎儿甲状腺的小滤泡构成，主要由体积较小而均匀一致的小滤泡构成。滤泡可含或不含胶质。滤泡细胞较小，呈立方形，胞核染色深，其形态、大小和染色可有变异滤泡分散于疏松水肿的结缔组织中，间质内有丰富的薄壁血管，常见出血和囊性变。

单纯性腺瘤：滤泡形态和胶质含量与正常甲状腺相似，又称为正常大小滤泡腺瘤。肿瘤细胞分化良好，滤泡形态结构类似正常细胞滤泡，内含胶质，但滤泡排列较紧密，呈多角形，间质很少。

胶性腺瘤：又称巨滤泡性腺瘤，最多见，瘤组织由成熟滤泡构成，细胞形态和胶质含量与正常甲状腺细胞相似，但滤泡的大小差异大，排列紧密，有时可融合成囊。

不典型腺瘤：很少见，发病率约占滤泡腺瘤的 2%，肉眼见肿瘤体积较大，平均直径在 5 ～ 6cm，腺瘤包膜完整，质地坚韧，切面实性灰白色，细腻而无胶质光泽。镜下细胞丰富，呈梭形、多边形或不规则形，密集，呈片状和弥散性分布，结构不规则，不形成滤泡，间质甚少，核有异型，深染，染色质呈颗粒状，但核分裂象少见，间质少，无水肿。细胞虽然有异型，但无血管浸润和包膜浸润，无转移，呈良性。在处理这种腺瘤时，一定要仔细小心，多处取材，排除恶变。有专家称，至少取 8 ～ 12 块，没有发现包膜和血管浸润后才能做出非典型腺瘤的诊断。

透明细胞腺瘤：是十分少见的滤泡腺瘤亚型，由透明细胞构成，瘤细胞呈巢状或片状排列，部分区域形成滤泡或不完整滤泡，缺乏胶质。电镜下可见瘤细胞胞质富含糖原和呈囊泡状肿胀的线粒体，可能与细胞水肿和变性有关。免疫组化标记染色甲状腺球蛋白 (Tg) 染色阳性，可以与其他转移和原发的透明细胞形态的肿瘤进行鉴别。不过要特别注意，透明细胞变性在滤泡细胞癌中的发病率远远高于滤泡腺瘤，故发现透明细胞变性区要多取材，以便排除滤泡细胞癌。

进行这些亚型分类的目的在于，腺瘤内的细胞数越多，提示腺瘤发生恶变的机会越大，越应积极寻找恶变的依据，包括血管和 (或) 包膜的浸润等。

②乳头状腺瘤：良性乳头状腺瘤少见，多呈囊性，故又称乳头状囊腺病。乳头由单层立方或低柱状细胞覆于血管及结缔组织构成，细胞形态和正常静止期的甲状腺上皮相似，乳头较短，分支较少，有时见乳头中含有胶质细胞。乳头突入大小不等的囊腔内，腔内有丰富的胶质。瘤细胞较小，形态一致，无明显多形性和核分裂象。甲状腺瘤中，具有乳头状结构者有较大的恶性倾向。凡有包膜浸润或血管受侵犯现象，均应列为乳头状癌，如具有 1 ～ 2 级乳头分支，瘤细胞排列整齐，异形核很小，分裂象偶见，且包膜完整，可暂时按乳头状瘤处理，但手术后定期随访有无复发与转移。

③高功能甲状腺腺瘤：高功能腺瘤是一种少见的甲状腺腺瘤。腺瘤组织功能自主，不受垂体分泌的 TSH 调节。在腺瘤形成的初期，瘤体外的甲状腺组织仍能正常分泌甲状腺激素，保持正常的反馈调节，甲状腺功能正常。随着病情进展，分泌的甲状腺激素增多，出现甲状腺功能亢进的表现，垂体 TSH 分泌受到抑制。结节周围的甲状腺组织功能部分或完全被抑制。

④特殊的腺瘤

嗜酸性细胞腺瘤：又称 HUrthle 细胞瘤，绝大部分或全部肿瘤细胞由嗜酸细胞构成，瘤细胞体积大，呈多角形，细胞可分成梁索片状或实体片状分布，较少形成滤泡，即使形成滤泡，也很少含胶质，有时瘤细胞可围绕血管形成假菊形团。细胞排列呈条索状或腺泡状。偶成滤泡或乳头状。乳头结构有二级分支，要与乳头状癌鉴别。胞质丰富，含有丰富的线粒体，核小深染，核仁突出，核异型性明显。虽然细胞学表现提示嗜酸细胞滤泡腺瘤有恶性的可能，但由于其生物学行为缺乏浸润性，提示为良性病变。

腺脂肪瘤：是非常少见的良性肿瘤。肉眼见包膜完整，分界清楚。光镜下见分化成熟的脂肪组织中有小滤泡和呈单纯性结构的滤泡岛，或由分化成熟的滤泡和脂肪构成。有人认为是腺瘤间质的脂肪化生。

玻璃样变性梁状腺瘤：也是一种少见的特殊类型的腺瘤，表现为包膜完整的肿块。细胞丰富，形成细胞柱，呈梁状条索状排列伴有突出的玻璃样变性，玻璃样变性可出现在肿瘤细胞的胞质内，也可出现在细胞外间隙。小梁曲直不一，可形成特殊的"器官样"构象，与髓样癌、乳头状癌、副节瘤的图像相似，但为良性病变。有时可出现核沟和砂粒体，但很少见。一免疫组化染色和甲状腺球蛋白总是阳性表达，可与其他肿瘤相鉴别。同时也出现局灶性的表达 NSE、嗜铬素 A。

(2) 来源于滤泡旁细胞的肿瘤

滤泡旁细胞，即 C 细胞，边界清楚的良性肿瘤称为 C 细胞腺瘤，部分不形成肿块的称为 C 细胞增生症。

①C 细胞增生症：C 细胞增生，均认为是家族性髓样癌的前期病变，也可为反应性增生，其以两侧叶的中心部位较明显，呈弥散性或结节性增生；常为多发性，结节多有明显的界限但结节中常有甲状腺滤泡的夹杂，无淀粉样物质沉积。弥散性增生的 C 细胞可位于甲状腺滤泡内或滤泡旁，呈小叶分布。有学者认为，每个滤泡中 C 细胞数在 6 个以上或每个低倍视野内 C 细胞超过 50 个即可诊断为 C 细胞增生症。作为髓样癌的前期病变，增生的 C 细胞存在一定的异型性，如核大，深染，细胞大小稍不一致等。常见的继发于甲状旁腺功能亢进、桥本甲状腺炎、甲状腺肿瘤等的 C 细胞增生症，增生的 C 细胞无明显的异型性。C 细胞在 HE 切片上也很难辨认，常常需要做降钙素的免疫标记染色，增生的 C 细胞为强阳性。

②C 细胞腺瘤：C 细胞腺瘤，是由 C 细胞发生的具有完整包膜包裹的良性肿瘤，极其罕见。镜下形态与透明变性的梁状肿瘤相似，鉴别的主要依据依然是降钙素的免疫组化标记，C 细胞腺瘤呈阳性反应而梁状腺瘤为阴性。C 细胞腺瘤与髓样癌的关系是否有别于髓样癌还有争议。有人提出 C 细胞腺瘤就是髓样癌的早期病变，与髓样癌无本质的区别，还有待进一步研究证实。

(3) 来源于间叶的肿瘤

原发性甲状腺的良性间叶性肿瘤如脂肪瘤、血管瘤、纤维组织细胞瘤等，均较少见。形态学表现和发生在其他器官的良性间叶性肿瘤相似，无特殊。

一、影像学表现

（一）CT

腺瘤表现为圆形或类圆形等或稍低密度影，境界较清楚。小的腺瘤，尤其是等密度的腺瘤，CT 平扫容易漏诊。增强扫描动脉期瘤灶呈结节状明显强化表现，但强化不均匀。增强后病灶等于或略低于正常腺体密度，在静脉期其密度明显减低。

（二）MR

腺瘤在 T_1WI 上呈境界清楚的低、等或高信号结节影，滤泡型腺瘤内因胶样物多而呈高信号，T_2WI 呈高信号。瘤灶内如有出血、囊变，则其信号不均匀，其信号特征依据出血或液化囊变而不同。

病例：甲状腺癌。女性，37 岁，颈前无痛性肿块 5 个月 (图 1-4)。

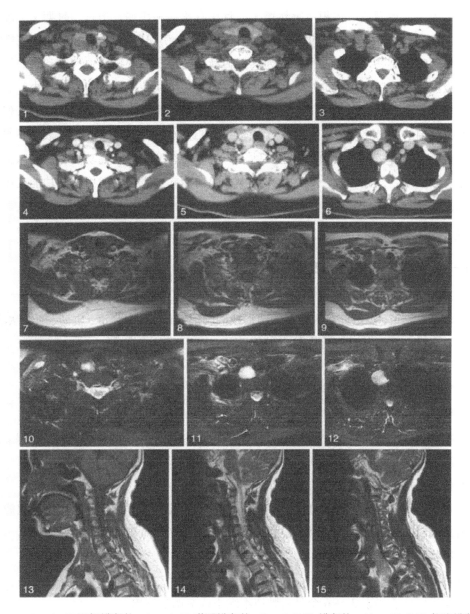

图 1-4　　1～3.CT 平扫横断位；4～6.CT 增强横断位；7～9. T_1WI 横断位；10～12. T_2WI 抑脂横断位；13. T_1WI 矢状位；14、15. T_2WI 矢状位

二、临床表现

甲状腺腺瘤可发生于任何年龄，好发于 20 ～ 40 岁女性，大于 40 岁发病逐渐减少，多数无自觉症状，绝大部分患者为偶然触及或他人发现颈部肿块。近年来部分患者常在体格检查时被医师发现。肿瘤常无痛，为单发、圆形或椭圆形，表面光滑，质地较韧，边界清楚，与皮肤无粘连，可随吞咽移动。增长缓慢，可长时间维持原状或不发生变化。一旦肿瘤内出血或囊变，体积可突然增大，且伴有疼痛和压痛，但过一时期又会缩小或囊性变，甚至消失。少数增大的肿瘤压迫周围的组织，引起器官移位，但气管狭窄罕见；患者会感到呼吸不畅，特别在平卧时为甚。胸骨后的甲状腺腺瘤压迫气管和大血管后可引起呼吸困难和上腔静脉压迫症。少数腺瘤可因钙化斑块使瘤体变得坚硬。少数病例在一定时候可出现甲状腺功能亢进症状，产生过量甲状腺激素可能是功能性腺瘤，但也可能由腺瘤周围的甲状腺组织增生引起当瘤体生长迅速，活动受限，质地硬，表面不平整，出现声音嘶哑，呼吸困难，颈部淋巴结肿大，应考虑有恶变可能高功能腺瘤临床上常先出现甲状腺结节，逐渐增大，数年后出现甲状腺功能亢进表现，但甲状腺功能亢进的临床表现比较轻，不伴突眼。

三、诊断

（一）甲状腺瘤的诊断可参考以下几点

1. 20 ～ 40 岁青壮年

颈前单发结节，少数亦可为多发的圆形或椭圆形结节，表面光滑、质韧、随吞咽活动，多无自觉症状；颈部淋巴结无肿大。

2. 甲状腺超声检查

多为单发实性结节，边界清楚，部分可为囊实性结节。

3. 甲状腺功能检查正常

甲状腺抗体水平正常，肿瘤发生出血时，血清 Tg 水平可短期升高。高功能腺瘤血清甲状腺激素水平 T_4、FT_4、T_3、FT_3 升高，血 TSH 水平降低。

4. 核素扫描多显示为"冷结节"

少数腺瘤有聚集放射性碘的能力，核素扫描示"温结节"；自主性高功能腺瘤表现为放射性浓聚的"热结节"；腺瘤发生出血、坏死等囊性变时则均呈"冷结节"。

5. 甲状腺 FNA 检查

对诊断极有帮助。

6. 服用甲状腺激素 3 ～ 6 个月后肿块不缩小或更明显突出

病理活检是确诊的主要手段，由于甲状腺瘤有恶变倾向，特别是乳头状腺瘤，诊断确立后应尽快治疗。

（二）甲状腺腺瘤需要与以下疾病相鉴别

1. 结节性甲状腺肿

虽有单发结节，但甲状腺多成普遍肿大，在此情况下易于鉴别。一般来说，腺瘤的单发结节长期病程之间仍属单发，而结节性甲状腺肿经长期病程后多呈多发结节。腺瘤结节内外图像不一致而结节性甲状腺肿结节内外图像一致。腺瘤挤压包膜外围的组织形成挤压带而结节性甲状腺肿不挤压周围组织。另外，甲状腺肿流行地区多诊断为结节性甲状腺肿，非流行地区多诊断为甲状腺腺瘤。在病理上，甲状腺腺瘤的单发结节有完整包膜，界限清楚。而结节性甲状腺肿的单发结节无完整包膜，界限也不清楚。

2. 甲状腺癌

可表现为甲状腺质硬，结节表面凹凸不平，边界不清，颈淋巴结肿大，并可伴有声音嘶哑、霍纳综合征等。病理鉴别的要点就是血管浸润和包膜浸润，有血管或包膜浸润者为微小浸润癌，无则为腺瘤。细胞的丰富程度及细胞的异型性并不是诊断的指标，对判断良恶性没有意义。

四、治疗

（一）甲状腺激素治疗

能抑制垂体 TSH 对甲状腺腺瘤的刺激，从而使腺瘤逐渐缩小，甚至消失。从小剂量开始，逐渐加量。可用左甲状腺素 50 ～ 15μg/d 或干甲状腺片 40 ～ 120mg/d，治疗 3 ～ 4 个月。适于多发性结节或温结节、热结节等单结节患者。如效果不佳，应考虑手术治疗。高功能腺瘤有人建议随诊或试用甲状腺激素。随诊期间注意肿瘤大小的变化，如出现肿瘤逐渐增大，或出现周围浸润表现或压迫症状，须重复 FNA 检查，或手术治疗。

（二）手术治疗

近年来研究证实，临床上诊断单发结节在手术切除后病理检查约＞ 10% 是甲状腺癌，所以对单发结节最好是手术切除。若有下列情况时，更应及时治疗：

(1) 年龄＜ 20 岁年轻人或＞ 40 岁成年人，尤其是男性患者。

(2) 患者在幼年时，因颈面部或纵隔某些疾病有过放射治疗史。

(3) 肿块迅速增大，质地坚硬，表面不平，活动受限，伴颈淋巴结肿大者。

(4) 同位素扫描为"冷结节"。

(5) B 超检查证实为实质性肿块。

(6) 引起甲亢者。

(7) 年轻的高功能腺瘤患者。

目前多主张做患侧腺叶切除或腺叶次全切除而不宜行腺瘤摘除术。约有 25% 的甲状腺瘤为多发，临床上往往仅能查到较大的腺瘤，单纯腺瘤摘除会遗留下小的腺瘤，日后造成复发。切除标本须立即行冷冻切片检查，以判定有无恶变。若证实为恶性病变，应进一步扩大手术范围。若证实为甲状腺瘤时，则可结束手术。

（三）超导消融疗法

此法治疗甲状腺瘤效果也很满意，基本上达到手术治疗效果，颈部无瘢痕，安全无不良反应。适应证：

(1) 肿瘤直径＜5cm。

(2) 年龄大，伴心、肺等器官疾病不能耐受手术者。

(3) 患者不愿或拒绝手术者。

(4) 双侧多发甲状腺瘤。

（四）同位素 ^{131}I 治疗

另外，也可以用同位素 ^{131}I 治疗甲状腺腺瘤，但对于治疗高功能腺瘤使用 ^{131}I 的剂量大于治疗 Graves 病的剂量。此法多用于年龄较大者。

第二章　脑血管疾病

第一节　脑出血

脑出血是指脑实质内的出血。依出血原因可分为创伤性和非创伤性，前者包括各种外伤性原因，后者又称为原发性或自发性脑出血，多指高血压、动脉瘤、血管畸形、脑血管炎、血液疾病和脑瘤所引起的出血。

原发性或自发性脑出血以高血压性脑出血最为常见，其病理基础主要是脑动脉硬化。有关脑动脉硬化真正的病因与发病机制至今尚未完全阐明，但多认为与下列因素有关：①年龄与性别：年龄大于40岁者易患本病，且男性多于女性。②饮食习惯：饮食含高热量、高脂肪、高胆固醇类、高糖、高盐者易患本病。③血液高脂质者。④原发性高血压，为主要因素。⑤糖尿病。⑥精神紧张，紧张的脑力劳动、易激动、缺乏体力劳动等。⑦吸烟者。⑧遗传因素：家族性。⑨其他伴有血脂升高的疾病：如黏液水肿，肾病综合征等。

血液滞流、乳糜微栓、高血脂成分与血小板凝聚形成微小血栓，使动脉内压力增加，导致血管平滑肌代偿能力受损，血管扩张，血管内膜通透性增加，大分子低密度脂蛋白、血浆成分渗入内膜下。由单核细胞衍变而成的巨噬细胞和平滑肌细胞补充受损的内膜，使该处内膜增生，聚集脂肪酯，变成为泡沫细胞，然后死亡，产生细胞外胆固醇沉积在内膜并形成斑块。进一步发展，出现血管内膜玻璃样变和纤维性坏死，血管中外膜薄弱，弹力纤维和肌纤维减少，当血压突然升高时，微小动脉就会发生破裂而引起脑出血。

一、影像学表现

（一）血管造影

可见脑动脉分支变细、僵直，为脑水肿及脑血管痉挛改变。若是因脑动脉瘤、AVM、脑脉管炎、脑肿瘤引起的脑出血则可见到相应的征象，行 MRA 或 MRI 增强检查是有价值的。

（二）CT

可反映出脑内血肿形成、吸收、囊变三个阶段的病理演变过程。

平扫，急性期即血肿形成期，新鲜血肿 CT 表现为脑内密度均匀一致的高密度灶，这是因为血红蛋白对 X 线的吸收高于脑实质之故。血肿呈圆形或卵圆形，边界清楚，CT

值约为 50 ～ 80HU。一般来说，CT 可以检测出容积为 1ml 的血肿，利用高分辨率 CT 扫描有可能发现更小的血肿。高密度血肿周围可见一低密度环影，为水肿带所致，与血肿压迫周围脑组织造成缺血、坏死有关。还可见因血肿和水肿造成的脑池、脑沟、脑室受压以及中线结构移位等占位表现。高血压性脑出血常发生于基底核区，以壳核最常见，其次为丘脑。血肿多为单发，偶多发。

出血可破入相邻脑室和（或）蛛网膜下隙。表现为相应部位的高密度影。有时可见脑内血肿与脑室内积血相连。脑室内少量积血则沉积于侧脑室后角或三角区，呈高密度影的积血与上方呈低密度影的脑脊液间形成一水平液面，具有明显的密度差异。脑室内大量积血则可形成高密度脑室铸型。蛛网膜下隙积血则为相应部位蛛网膜下隙呈高密度影，大量积血则表现为蛛网膜下隙高密度铸型（图 2-1）。

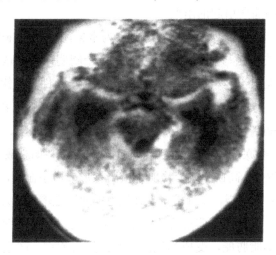

图 2-1　蛛网膜下隙出血 CT 平扫脑底池及外侧裂高密度铸型

较大血肿除造成明显的占位表现外并可引起脑疝。占位表现一般在出血后 3 ～ 7 天达高峰，此时为脑水肿的高峰期，在出血后 16 天左右占位表现开始减轻，以后随着血肿吸收而逐渐消失。

出血后 3 ～ 7 天，血肿内血红蛋白发生破坏、纤维蛋内溶解。这种病理演变过程从血肿周边向中心发展，形成所谓"溶冰征"，表现为高密度血肿边缘模糊、密度减低、淡薄，周围低密度环影逐渐扩大，血肿高密度影向心性缩小。随着时间的推移，血肿的CT 值下降，平均每天下降约 1.5HU。在 15 天～ 1 个月后，血肿被逐渐溶解、吸收，由高密度转变为等、低或混杂密度灶，大约在 2 个月内，血肿可被完全吸收，形成囊腔状软化灶。血肿吸收后，为瘢痕组织修复，局部收缩，故可出现邻近脑室被牵拉扩大、脑池增大、脑沟加深等萎缩性改变，出现所谓的负占位表现。部分患者可无后遗改变（占27% 左右），这主要见于出血灶小和儿童患者。偶见血肿钙化。

脑室内积血的吸收较脑内血肿快，通常在 1～3 周内可被完全吸收，与脑脊液循环有关。

有时，血肿会出现一些不典型或特殊的 CT 表现。如：血肿呈等密度、血肿内出现液平，这主要见于凝血机制障碍的患者如血小板功能不全，血红蛋白低，过多的纤溶反应，血块不收缩等。血肿密度普遍降低，有时其内可见液平，见于正在进行溶栓治疗的患者。

增强检查，急性期血肿不需增强检查，即使行 CT 增强早期也无强化。强化一般在出血后第 3 天出现，并可持续数月之久。但大多数病例出现在血肿形成后的第 2 周～2 个月内。增强检查可见血肿周围完整或不完整的环形强化，这种强化环位于血肿周围低密度影的内缘，与高密度血肿之间又有低密度或等密度溶解血肿带相隔。强化环的大小、形态与最初血肿的大小和形态基本一致。其原因与血－脑屏障破坏及有丰富毛细血管的肉芽组织形成有关。如血肿中央部位为高密度，则呈所谓的"靶征"。通常，血肿经平扫 CT 即可准确诊断，但当血肿为等密度，又有占位表现时，增强检查则具有意义。

（三）MRI

超急性期，血肿形成，其内主要为含氧合血红蛋白的红细胞凝集。氧合血红蛋白缺少不成对的电子，具有抗磁性，无质子弛豫增强作用。所以在磁共振成像时既不影响 T_1 弛豫时间，也不影响 T_2 弛豫时间。此可血肿信号可为等信号。但由于短期内血块收缩和血浆中水分被吸收而致蛋白含量增加，又可能造成 T_1 弛豫时间缩短，此时血肿将表现为等或略高信号。这在低场强磁共振检查装置尤为明显，可能与低场强对蛋白质的作用较敏感有关。在质子密度和 T_2WI 上，血肿为略高信号。氧合血红蛋白在出血后就开始逐渐转为脱氧血红蛋白，脱氧血红蛋白具有 T_2 弛豫增强作用，造成 T_2 缩短，可使血肿显示为等信号或混杂信号。在血肿早期，其周围可无水肿，但数小时后血肿周围出现水肿，为环带状 T_1WI 低信号、T_2WI 高信号改变。若血肿较大，则可见占位表现。

急性期，血肿内红细胞主要为脱氧血红蛋白，脱氧血红蛋白含有 4 个不成对的电子，呈高速自旋，具有很强的顺磁性作用。但脱氧血红蛋白不引起质子和电子的偶极增强，因此不能缩短 T_1，所以不论在细胞内还是在细胞外，脱氧血红蛋白 T_1WI 均呈等信号。相反，脱氧血红蛋白对 T_2 的作用非常明显，能显著缩短 T_2 时间。因此急性血肿在 T_2WI 呈低信号。脱氧血红蛋白的短 T_2 作用是由于铁在红细胞内外分布不均匀，造成局部磁场不均匀从而引起质子去相位造成的。脱氧血红蛋白的短 T_2 作用是与 MRI 扫描机的磁场强度的平方成正比，故上述现象在高场强机器更为明显。在 PDWI 上，由于质子密度较高，血肿为略高信号。急性期血肿周围出现较明显的血管源性水肿，水肿灶表现为 T_1WI 呈低信号，T_2WI 呈高信号（图 2-2）。

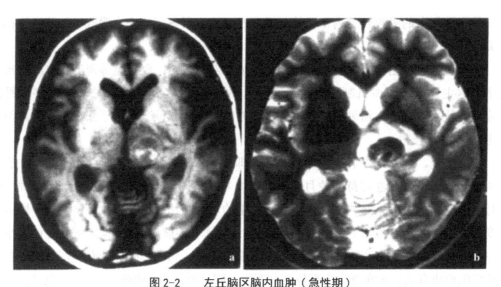

图 2-2　左丘脑区脑内血肿（急性期）

a.MRI：T$_1$WI 血肿呈高低混杂信号，可见灶周水肿。b.MRI：T$_2$WI 血肿为低信号为主，灶周水肿呈高信号

　　亚急性期，血肿内红细胞的脱氧血红蛋白进一步氧化，形成正铁血红蛋白，同时红细胞也可能发生溶解。正铁血红蛋白内含有 5 个不成对电子，为强顺磁性物质，使 T$_1$、T$_2$ 弛豫时间同时缩短。一般情况下，脱氧血红蛋白氧化成正铁血红蛋白的过程是由血肿外层向中心推移的；此外，在亚急性期血肿周围水肿带仍存在。典型的亚急性血肿在 T$_1$WI 上中心为等信号，边缘为高信号，而周围的水肿带可以不甚明显或显示为一低信号带；在 T$_2$WI 上则呈现为低信号的血肿绕一高信号的水肿带。在亚急性血肿后期，红细胞溶解，正铁血红蛋白游离于细胞外，T$_1$ 仍缩短，但 T$_2$ 延长，故此时血肿在 T$_1$WI 和 T$_2$WI 上均表现为高信号。此外，含铁血黄素在血肿壁沉积成环，在 T$_2$WI 上呈极低信号。脑水肿在亚急性后期开始逐渐消退。

　　慢性期，血肿内部的红细胞已溶解，稀释的游离正铁血红蛋白引起 T$_1$ 弛豫时间缩短和 T$_2$ 弛豫时间延长，T$_1$WI 和 T$_2$WI 均呈高信号。含铁血黄素环更加明显，在 T$_2$WI 上表现为一极低信号环。此后，随着血肿的进一步演变，由于吞噬细胞的不断吞噬、分解和移除血肿内血红蛋白，在血红蛋白分解的同时产生大量的含铁血黄素和铁蛋白，形成含大量含铁血黄素和铁蛋白的囊腔，T$_1$WI、T$_2$WI 均为低信号。但这种情况也可能不出现，而直接形成一类似脑脊液的囊腔，T$_1$WI 为低信号、T$_2$WI 为高信号。周围水肿逐渐消退，占位表现也消失。

二、临床表现

（一）基本临床表现

　　高血压脑出血发病年龄多在 60 ～ 70 岁，多见于 50 岁以上，男性多于女性。近年来，

50 岁以下的患者有增加的趋势。仅部分患者有前驱症状，在发病前数小时或数天内出现头痛、头晕、恶心、呕吐、视物模糊、精神障碍、性格改变、嗜睡、一过性运动或感觉障碍等，也可以无任何先兆情况下发病。诱发因素主要为诱导血压升高的因素，如情绪激动、暴怒、高度兴奋、剧烈运动、剧烈咳嗽、饮酒、高血压病不服或漏服降压药，或正在应用抗凝药物者等。

脑出血通常呈急性发病，临床症状常在数分钟至数小时达到高峰。脑出血发病时 90% 的患者血压明显升高。因脑出血部位及出血量的不同，其临床症状、体征各异。可表现为语言含糊不清，一侧肢体无力，偏身感觉障碍，优势半球侧出血则出现运动性失语，偏盲、凝视麻痹也常见。"三偏征"即病灶对侧偏瘫、偏身感觉障碍和偏盲；"四偏"即三偏征另加凝视麻痹。病情轻者可意识清醒，严重者很快出现意识障碍、恶心、呕吐、大小便失禁，呼吸深（伴有鼾声）、脉搏慢而有力、血压升高，即"Cushing 三联征"。约有 10% 的患者有癫痫发作，常见于脑叶出血。血肿破入脑室者则有体温升高。如出血量大而迅速，可在短时间内发生脑疝而死亡。一般患者在出血后病情稳定下来，随之有数小时到 1～2 天的缓解，然后因出血引起的继发性脑损害又致病情恶化，这与病灶扩大和局部脑水肿直接相关。

（二）按出血部位分型与临床表现

1. 基底节区出血

壳核和丘脑是高血压性脑出血的两个最常见部位。它们被内囊后肢所分隔，下行运动纤维、上行感觉纤维，以及视辐射穿行其中。内囊外侧的壳核或内侧的丘脑血肿压迫这些纤维，则产生对侧运动、感觉功能障碍，典型可见三偏体征；大量出血可出现意识障碍；出血也可穿破脑组织进入脑室，出现血性脑脊液。

2. 壳核出血

主要是豆纹动脉外侧支破裂，通常引起较严重运动功能缺损，持续性同向性偏盲，可出现双眼向病灶侧凝视。额叶病灶损害眼球同向运动中枢及其纤维，引起同向凝视麻痹是壳核前部出血的特征之一。主侧半球病灶尚可伴有失语。

3. 丘脑出血

主要由丘脑膝状体动脉和丘脑穿通动脉破裂所致。临床特点：明显感觉障碍，短暂的同向性偏盲；也可产生失语症。瘫痪的特点为下肢较上肢重，深感觉障碍较浅感觉突出，可伴有偏身自发性疼痛和精神障碍。大量出血损及中脑上视中枢，眼球上视不能，而向下偏斜，如凝视鼻尖；丘脑出血容易累及上行性网状激活系统，故意识障碍多见、且较重；出血波及丘脑下部或破入第三脑室则昏迷加深，瞳孔缩小，出现去皮质强直等；累及丘脑底核或纹状体可出现偏身舞动投掷症。如出血量大使壳核和丘脑均受累，难以区分出血起始部位者，应称为基底节区出血。

4.尾状核头出血

较少见，表现头痛、呕吐及轻度脑膜刺激征，无明显瘫痪，颇似蛛网膜下隙出血；尾状核头出血直接进入侧脑室，与侧脑室出血一时不易区分，复查脑CT可以鉴别。

5.脑叶出血

约占脑出血的10%，多见于大脑各脑叶皮质下白质内。主要病因为淀粉样脑血管病、血管畸形、烟雾病、动脉瘤、瘤卒中及凝血障碍性疾病等，高血压性脑出血少见。临床表现除具有脑出血的一般症状、体征(头痛、呕吐、运动和感觉受累)之外，另加受累脑叶的功能障碍。可以表现为某一单纯的症状或体征，易伴发局灶性或全身性癫痫。如额叶出血可出现对侧偏瘫、运动性失语或及精神障碍；颞叶可见Wernicke失语、精神症状；顶叶出血者的偏瘫较轻，而病灶对侧感觉障碍明显。枕叶出血无运动和感觉障碍，仅表现为对侧持续的偏盲并有黄斑回避现象。

6.脑干出血

脑干出血约占脑出血总数的10%，其病死率极高，被视为神经系统急重症。由基底动脉发出的旁正中动脉破裂所致，绝大多数为脑桥出血，约占脑出血的10%，中脑出血少见，延髓出血罕见。脑干出血量在5ml以下，病死率为70%左右，出血量＞5ml的病死率为90%；脑干出血量超过10ml以上的病死率为100%。

(1)中脑出血：突然出现复视、眼睑下垂、一或两侧瞳孔扩大、眼球不同轴、水平或垂直性眼震、同侧肢体共济失调、意识障碍等；也可表现为Weber综合征或Benedikt综合征(参见常见临床综合征)。严重者可出现去大脑强直状态。

(2)脑桥出血：出血灶多位于脑桥基底与被盖部之间。出血量＜1ml预后较好，＞5ml者临床表现严重：突然头痛、呕吐、眩晕、复视、眼震、眼球不同轴、交叉性感觉障碍、交叉性瘫痪、偏瘫或四肢瘫等；继而很快进入意识障碍、针尖样瞳孔、高热、大汗、去大脑强直、呼吸困难等；病死率可达90%。可伴有胃出血、急性肺水肿、急性心肌缺血，甚至心肌梗死。严重者在发病时直接进入昏迷状态及伴有多脏器急性损害，病死率＞90%。位于脑桥基底小灶出血累及双侧锥体束引起闭锁综合征；有时微量出血仅表现为单个症状，如眩晕、复视、一个半综合征、面部或肢体麻木、一侧或两侧肢体轻偏瘫等，其预后较好，可以仅遗留轻偏瘫或共济失调，甚至症状、体征完全消失。

(3)延髓出血：多由动静脉畸形、海绵状血管瘤引起。表现为突然猝倒及昏迷，很快死亡。部分微量出血者可出现双侧肢体瘫痪、呃逆、面部感觉障碍或Wallenberg综合征等。由于延髓体积小、神经结构与功能复杂，幸存者后遗症较多。

7.小脑出血

约占脑出血总数的10%。主要系小脑上动脉、小脑前下动脉或小脑后下动脉破裂所致。小脑出血起病也较突然，但症状恶化多持续数小时。病灶多累及小脑深部结构如齿状核。由于幕下缓冲空间较小，容易出现高颅压征象，且出现较早，起病时头痛、眩晕、呕吐、共济失调（如不能站立、行走、坐立）较为常见、突出。强迫头位，头痛常位于枕颈部，疼痛可能较剧烈，类似蛛网膜下隙出血。小脑出血量不大时，小脑症状较为典型，主要为躯干及四肢共济失调、水平眼震、吟诗样语言、构音障碍；可能存在颈部抵抗。出血量增大时，可相继出现脑桥受压体征，如外展神经瘫痪、侧视麻痹、强迫性、分离性凝视、斜视、周围性面瘫、角膜反射减弱或霍纳征阳性；同侧或双侧病理反射、轻度偏瘫；意识水平降低。由于第四脑室与中脑导水管受压，可出现意识模糊、智力改变。当大量出血时，可有昏迷、针尖样瞳孔、共济失调样呼吸和去大脑强直。症状恶化者常在数小时至两天内出现终末期表现，来院时已昏迷者，唯有脑 CT 检查才能与原发性脑桥出血相鉴别。

8. 脑室出血

占脑出血的 3%～5%，是脑出血的一个亚型。脑室为脑内的腔隙，腔内充满由脉络丛分泌的脑脊液，其生成速度每分钟 0.35ml，成年人平均总量约为 130ml，每 24 小时循环 3 次，每日产生脑脊液约 450ml。左右大脑半球内各有一个侧脑室；两侧丘脑和下丘脑之间的矢状裂隙叫第三脑室；脑桥、延髓与小脑之间为第四脑室。脑脊液从左、右侧脑室经室间孔 → 第三脑室 → 中脑导水管 → 第四脑室，从第四脑室经正中孔和两侧孔 → 脊髓蛛网膜下隙，经大脑表面蛛网膜粒绒毛吸收 → 静脉窦 → 静脉系统；有小部分脑脊液从脊神经周围间隙吸收 → 椎静脉丛 → 静脉系统，形成脑脊液循环。

脑室出血分为原发性和继发性出血两类。原发性脑室出血是指出血部位在脑室脉络丛、室管膜下区 1.5cm 范围内，是脑室内脉络丛动脉或室管膜下动脉破裂出血所致；继发性脑室出血指室管膜下区 1.5cm 范围以外的脑组织出血破入脑室所致。后者占全部脑室出血的 81%～92.6%，常见病因为高血压脑出血、脑动静脉畸形、海绵状血管瘤、烟雾病和脑动脉瘤等。

不同部位的脑出血，血液进入脑室内的途径不同，壳核出血多破入侧脑室，丘脑出血多破入第三脑室和侧脑室，小脑和脑干出血多破入第四脑室；Willis 环动脉瘤破裂出血可通过终板进入第三脑室。脑出血破入脑室后也可随脑脊液循环通路进入侧脑室、第三脑室和第四脑室整个脑室系统，严重者形成脑室铸型。脑室铸型即进入脑室系统血液发生凝固而不能继续流动，直接影响脑脊液循环。

小量脑室出血，多数患者有头痛、呕吐、脑膜刺激征及血性脑脊液，无意识障碍及局灶性神经体征，酷似蛛网膜下隙出血，不再继续出血则预后好。大量脑室出血，起病急骤，患者迅速陷入昏迷，四肢弛缓性瘫及去皮质强直发作，频繁呕吐，针尖样瞳孔，眼球分离斜视或浮动等，病情危笃，多迅速死亡，病死率为 60%～90%。脑室内大量积血和形成梗阻性脑积水是造成高病死率的主要因素。

研究发现，有 25% ～ 50% 的脑室内出血早产儿，无明显异常围产史，也无明显临床症状，极易被忽视。应用新生儿颅脑专用探头对早产儿进行床边经颅超声检查，可筛查出无症状的脑室内出血患儿，可作为诊断新生儿脑室内出血的首选方法。

三、诊断

传统上脑出血的诊断主要依据是：突然发作的神经功能障碍、血性脑脊液、血管造影显示无血管占位区等情况。随着 CT、MRI 及其他医学影像仪器的临床应用和普及，不但使脑出血的诊断程序快速和简洁，而且可直观显示出血部位、血肿量的多少、血肿波及的范围、是否破入脑室和蛛网膜下隙、血肿周围有无继发性脑水肿，甚至可以根据血肿密度值大致判定出血时间、明确出血病因，并可动态观察血肿的演变过程，与脑梗死、肿瘤卒中等疾病的鉴别也成为可能，对出血后脑组织的功能和代谢特点也有更深入的理解，为制订治疗方案、观察疗效及评价预后提供直接证据。

(1) 多发生于 50 岁以上高血压病患者。

(2) 常在活动用力及情绪激动时发病。

(3) 急性起病，病情发展迅速，数分钟至数小时达高峰，多伴有意识障碍、恶心、呕吐、偏瘫等局灶性神经受损体征。

(4) 眼底改变：视盘水肿和视网膜出血。

(5) 脑脊液压力升高，呈血性。在脑 CT 应用之前是常用的诊断性检查，目前已很少用。

(6) 颅脑 CT 及 MRI 等影像学检查，可以快速明确脑出血的部位、血肿大小，乃至部分地了解病因。

对脑出血患者，不仅是明确诊断，而且一定要确定出血病因，以便于治疗和预防。脑出血绝大多数病因是高血压动脉粥样硬化所致。但还有许多其他病因可以引起脑出血，如脑动脉瘤、动静脉畸形破裂，血液病、烟雾病等，特别是对 50 岁以下发病的青壮年患者更应全面考虑以下病因。以下几方面提供参考：

(1) 脑实质内小型动静脉畸形或脑动脉瘤破裂后形成血肿压迫畸形血管或瘤体，即使做脑血管造影也难显示。

(2) 结节性动脉周围炎、病毒、立克次体感染等可引起动脉炎，导致管壁坏死、破裂。

(3) 维生素 C 和 B 族维生素缺乏，脑内小血管内膜坏死，可发生点状出血也可融合成血肿。

(4) 血液病，如白血病、血小板缺乏性紫癜、血友病等。

(5) 溶栓、抗凝、抗血小板治疗过程中，可发生脑出血。

(6) 颅内肿瘤可侵蚀血管引起脑出血，肿瘤内新生血管破裂出血。

(7) 淀粉样血管病多见于老年人，临床上以反复性和 (或) 多发性脑叶出血为主要临床表现，以额、顶叶的皮质最为明显。

(8) 过敏反应可产生脑部点状出血。

(9) 脱水、败血症所致脑静脉血栓形成及子痫等，有时可引起脑出血。

(10) 消遣性药物，如安非他明、海洛因等药物是引起 20 ～ 39 岁年龄段脑叶出血不可忽视的原因。

四、治疗

(一) 脑出血急性期的治疗

治疗原则为：保持安静，防止继续出血；积极抢救脑水肿，减低颅压；调整血压，改善循环；积极维持生命功能，改善脑缺氧状况；加强护理防治并发症等。现就这些问题阐述如下：

1. 一般处理

脑出血急性期的治疗包括四个主要方面：其一，一般治疗与缺血性卒中没有本质上的区别，神经功能状态和生命体征 (血压、脉搏、血氧浓度和体温) 需要连续或有规律的监测。其二，需要预防和治疗神经系统并发症 (如水肿的占位效应或癫痫发作) 和内科并发症 (如误吸、感染、褥疮、DVT 或 PE)。其三，早期二级预防减少脑出血早期复发率。除了治疗升高的血压和禁止使用抗凝药物外，脑出血的早期二级预防与卒中的一般早期二级预防没有本质区别。后者在 2003 年的欧洲卒中委员会 (EUSI) 指南中有详细描述。其四，脑出血患者同样需要早期康复。同样与 2003 年的 EUSI 急性缺血性卒中指南没有本质区别。

(1) 病人应安静，发病后尽可能就近治疗不宜长途搬运。有资料表明，内囊出血发病 40 分钟就诊者，死亡率 38.7%，发病 40 分钟以后就诊者，采用同样抢救措施，死亡率则高达 52.1%。这表明早期搬运患者，易造成脑出血进一步加重。如需搬动，应尽量保持平稳，应绝对卧床，一般取头平位，昏迷病人应将头歪向一侧，便于口腔黏液或呕吐物排出。

(2) 保持呼吸通畅：昏迷病人的口腔分泌物呕吐物在口腔不能排出时，应随时吸出。必要时进行气管切开吸痰或气管插管，及时吸氧，一般给氧浓度在 40% 左右。

(3) 保持营养及水电解质平衡：脑出血病人发病后应禁食 1 ～ 3 日，每日由静脉补给营养液，通常用 5% 葡萄糖液和林格液总量 1500mL 左右，氯化钠不超过 5g。补液量应根据气温、体温和是否做了气管切开等因素而增减，原则是量出为入，宁少勿多。理想补液量每天体重减少 250 ～ 500g 为适度。当病人意识好转且无吞咽困难者可试进流食，少量多餐，否则应下胃管鼻饲。及时进行血钾、钠、氯及二氧化碳结合力及尿素氮的检查，以供维持或纠正水电解质紊乱时的参考。

(4) 对一些极度烦躁或有癫痫发作的患者，可给予镇静、抗癫痫治疗，常用地西泮、苯巴比妥等药物，因哌替啶、吗啡等对呼吸有抑制，临床应禁用。

2. 对症治疗

有尿潴留时应导尿，过度烦躁不安的患者可根据情况适当应用镇静药物，但可影响对患者病情的观察，增加呼吸道感染的机会，所以有些学者反对应用。脑出血患者常有大便干燥及排便困难，应从药物及饮食方面给予处理。

脑出血患者卧床时间并无统一标准，国外学者认为 4～6 周为好，与血管壁的修复时间一致，相对安全。国内学者多主张卧床 3 周，具体时间应根据患者具体情况而定。

(1) 调整血压：脑出血患者一般血压都高，甚至比平时更高。除了患者本来就有高血压外，脑出血后颅内压增高引起的代偿血压升高以保持脑组织供血是其主要原因。另外，脑出血后患者精神紧张、头痛、尿潴留等也可引起血压升高。

血压的监测和处理是脑出血急性期治疗的关键问题，但是因为缺乏随机试验为血压管理提供依据，因此仍存有争议。在脑出血急性期给予降血压可以预防或阻止血肿扩大，也可以降低再出血的危险性，但是脑灌注压 (CPP) 降低，颅内压升高使脑血流量不足。

卒中患者通常有慢性高血压病史，其颅内压自动调节曲线右移。这就意味着正常人平均动脉压 (MAP) 在 50～150mmHg 时，脑血流量保持稳定，然而高血压性卒中患者适应较高的 MAP 水平，因此对于正常人可以耐受的 MAP 水平，高血压性卒中的患者就有出现低灌注的危险。对于患有慢性高血压病的患者，应将其 MAP 控制在 120mmHg 以下，但是应避免降压幅度＞ 20%，MAP 不应＜ 84mmHg。

根据目前尚且有限的数据，对于既往有高血压病史或者有慢性高血压征象 (心电图、视网膜) 的患者，推荐血压控制高限为收缩压 180mmHg、舒张压 105mmHg。如果需要治疗，其目标血压为 160/100mmHg(或 MAP 为 120mmHg 见指南)。对于没有已知高血压病史的患者，推荐血压控制上限为 160/95mmHg。如果需要治疗，其目标血压为 150/90mmHg (或者 MAP 为 110mmHg)。

欧洲指南对于颅内压 (ICP) 升高的患者，其血压上限和控制目标应该相应的提高，至少保证脑灌注压 (CPP ＝ MAP － ICP) 在 60～70mmHg，以保证足够的脑灌注，但是这些数据均来自脑外伤患者。其他需要立即降压治疗的指征：当伴随出现以下疾病时适合立即降压，如急性心肌缺血 (虽然极端的降血压对心肌梗死的患者也有害)、心功能不全、急性肾衰竭、急性高血压性脑病或者主动脉弓夹层。对于缺血性卒中患者，应避免使用舌下含化钙离子通道阻滞剂，因为有引起血压突然下降、发生缺血性盗血、血压过分降低的危险。但是这些观点可能并不适用于原发性脑出血，因为没有证据表明出血周围存在缺血半暗带。但是，仍应谨慎使用口服、舌下含化和静脉输入钙离子通道阻滞剂，因为其降压迅速而且降压幅度大。同样需要谨慎使用皮下注射可乐宁。很难预料所有患者的药物作用持续时间。口服卡托普利 (6.25～12.5mg) 被推荐为口服用药的一线用药，但是其作用短暂，且降压迅速。静脉注射治疗高血压需要对血压进行连续监测。在重症监护室，可通过动脉漂浮导管连续监测血压。急性脑出血可应用于静脉注射的降压药如下表：

中国指南推荐：血压≥200/110mmHg时，在降颅内压的同时可慎重平稳降血压治疗，使血压维持在略高于发病前水平或180/105mmHg左右；SBP170～200mmHg，或舒张压100～110mmHg，可暂时不用降压药，先脱水降颅压，严密观察血压情况，必要时再用降压药；SBP<165mmHg，或舒张压<95mmHg，不需降血压治疗。

(2) 降低颅内压：脑出血急性期患者死亡的主要原因是颅内压增高引起的脑疝，所以脑出血急性期治疗的关键是降低颅内压，防止脑疝形成。常用的降低颅内压药物包括以下几种：

甘露醇为临床上最常用的降低颅内压药物，是一种高渗性脱水药物。其作用机制是提高血浆渗透压，使脑组织中水分迅速转移到血液中，经肾脏排出。用药20分钟开始起作用，2～3小时脱水作用最强，可持续6～8小时。成人常规用量为20%甘露醇250mL 6～8小时一次，在30分钟内输入。若患者年龄较大或有心、肾功能不全时，每次甘露醇用量可减为125mL，输入时间也可略延长，也可取得满意的疗效，甘露醇有轻微的"反跳"，对病情无大影响。其大量利尿同时可致低钾，并偶可引起血尿，应用时应引起注意。

甘露醇对肾脏的毒性作用早已被人们认识到，临床上有甘露醇引起急性肾脏功能衰竭的报告。甘露醇对肾脏血管有双重影响，小剂量使肾脏血管扩张，大剂量则可引起肾脏直接收缩。因此，近来有人在没有出现脑癌的情况下，采用小剂量甘露醇给药法，每次成人用量为125mL，据称疗效与大剂量时相仿。

关于脑出血时甘露醇的使用一直有很多争议，对何时开始应用、单次剂量、持续使用时间等均有不同观点。

国内外很多学者认为联合甘露醇和利尿剂脱水降低颅内压疗效更好，两者变替使用，呋塞米每2小时或4小时1次，每次20mg。也有人推荐每次甘露醇静滴后30分钟时静脉注射呋塞米20mg或40mg，据称效果更好。

复方甘油是一种新型高渗性脱水药。优点是：作用温和而持久，没有"反跳"现象。并可参加三羧酸循环，供给机体能量，心、肾功能无损害，不影响水电解质平衡。缺点是：作用弱，静脉点滴时间长，输液速度快时，可出现溶血反应。所以，复方甘油适用于有心、肾功能不全的患者，而不适用于需要抢救的患者。具体用法是，成人每次500mL，1天1～2次，缓慢静脉点滴，每分钟2mL(3～4小时输完)可与甘露醇交替使用。静脉点滴速度过快时，可能出现血红蛋白尿(溶血)，应立即停药，血红蛋白尿消失后可继续使用。

美国卫生协会(AHA)方案提议：甘露醇不做预防性应用，急救时可短期应用，每次剂量为0.2～0.5g/kg，应用时间不超过5天。但报道显示，在出血早期，甘露醇会从血管破损处进入颅内血肿，导致血肿内渗透压增加，进一步增加脑出血量，病情加重。

美国心脏协会 (AHA) 指南 (2007) 指出：颅内压升高的治疗应当是一个平衡的、逐步的过程。从简单的措施开始，如抬高床头、镇痛和镇静。更积极的措施包括渗透性利尿 (如甘露醇和高渗盐水)、脑脊液经脑室引流、神经肌肉阻滞、过度通气等。降颅压治疗需同步监测颅内压和血压，以维持脑灌注压 > 70mmHg。

(3) 止血药的应用：高血压性 ICH 一般不用止血药物治疗。一项中等规模 (n = 399) 的 II 期临床试验显示，在发病后最初的 3 ~ 4 小时内使用 rFVIIa 有望延缓出血的进展。不过，2007 年完成的 II 期临床试验 (n = 821) 并未显示其可以减少 ICH 患者 90 天时死亡和残疾，仍需更大规模的临床试验证实。

(4) 体温的处理：HICH 动物模型研究表明低体温可明显减轻凝血酶诱导的水肿，但另有研究显示延长低体温的时间并不能使出血残腔体积减小和预后改善，但比较肯定的是发热会使卒中预后恶化。亚低温治疗是辅助治疗 ICH 的一种方法，初步的基础与临床研究认为亚低温是一项有前途的治疗措施，但目前临床试验证据不足，各指南均未推荐常规使用。AHA 和我国指南推荐对 ICH 合并发热的患者予病因和降温治疗。

(5) 癫痫的处理：癫痫是 HICH 患者常见的继发症状，一项纳入了 761 例 HICH 患者的临床试验表明，4.2％的癫痫发作发生在早期，而 8.1％患者在发病后 30 天内发作。另一项 ICH 持续脑电监测的队列研究表明 (n = 63)，28％的患者发病 72 小时内有脑电图 (EEG) 证实的痫性发作，上述研究还显示癫痫更多见于脑叶出血患者，并提示预后不良。基于目前的证据，不推荐对所有 HICH 患者早期预防性给予抗癫痫药物。AHA 和 EUSI 推荐对脑叶出血者短期预防性用药以降低其癫痫发作的风险。EUSI 详细阐述了 HICH 患者抗痫治疗的原则：有癫痫临床发作者应抗痫治疗，治疗应持续 30 天后逐渐减量停药；若癫痫复发，应长期抗癫痫治疗，应逐级选用抗癫痫药物，具体请参考 EUSI 指南。

(6) 深静脉血栓和肺栓塞的预防：深静脉血栓和肺栓塞是 HICH 患者致残和致死的常见原因。抗凝、抗血小板、肝素、机械疗法 (如间断性充气加压及弹力袜) 是缺血性卒中患者预防静脉血栓的常用方法，但关于 HICH 患者的直接研究证据甚少。我国及 EUSI 均指出应早期预防 HICH 患者深静脉血栓形成和肺栓塞。需要指出的是，我国指南建议 HICH 患者避免使用抗凝药物。

(7) 手术治疗：颅内血肿和周围水肿的形成以及发展可能对患者的预后产生不利影响。手术治疗可以清除颅内血肿、有效降低颅内压、减轻脑水肿，创造有利条件促进周围正常脑组织的恢复。开颅血肿清除术是治疗脑出血的传统外科方法；近年来，随着显微技术、立体定向以及神经导航技术的进步，微创手术已成为高血压脑出血治疗的主要发展方向。

手术适应证：无严重的心、肺、肾等疾病，血压不超过 200/120mmHg(26.6/16kPa)，生命体征平稳者，视病情需要，可手术治疗，现在多认为年龄不应作为考虑是否手术治疗的主要因素。

不同部位脑出血的手术适应证如下：

脑叶出血血肿量大于 40mL 或血肿波及、压迫脑功能区时应手术治疗。

壳核出血血肿量在 30～50mL 内科保守治疗后症状仍有进行性加重，意识障碍逐渐加深或出现脑疝时，应手术治疗。血肿量超过 50mL 时，应手术治疗。

小脑出血血肿量超过 10mL 或直径超过 3cm 时，应考虑手术治疗。如血肿量超过 20mL 或有脑干受压症状时，应紧急手术治疗，清除血肿，否则随时可能发脑疝死亡。

丘脑出血因其部位较深，手术时损伤较大，故多主张内科保守治疗如果出血量大于 10mL，且临床症状进行性加重时，可考虑手术治疗。

目前认为手术不能降低脑干出血的死亡率。但近年来国外一些学者对脑干出血进行手术治疗取得了较好的疗效。如脑干出血血肿直径大于可考虑手术治疗，手术方法以立体定向穿刺抽血为好，也可行血肿清除术。常用手术方法一般有两种，开颅血肿清除术和微创血肿清除术。

开颅血肿清除术是较常用的方法其优点是可以在直视下彻底清血肿，达到立即减压的目的，而且止血效果好，适用于出血部位不深、出血量大、中线结构移位严重，出现脑疝但时间短者，以及小脑出血的患者；缺点是患者多需全麻，手术创伤大，对患者的身体条件有一定要求。

微创血肿清除术是近些年首先在基层医院开展的一种新的手术方法，后期一些较大的三甲医皖和医科大学附属医院也开展了微创血肿清除术并进行了大量的临床和基础研究，取得了满意的疗效。其优点是操作简单、费用低，便于在基层医院开展；手术创伤小、安全，适用于年老体弱及一般情况差的患者，以及脑深部出血 (如丘脑出血、脑干出血) 的患者。但手术的适应证、时机、抽吸和冲洗方法等各家仍有不同的观点。全国脑血管病防治研究办公室 2004 年组织 43 家二等甲级以上医院组成 " 颅内血肿微创穿刺粉碎清除术全国研究与推广协作组 "，对 195 例微创组和 182 例对照组进行了临床观察，结果表明，在治疗基底节区小血肿时，早期采用微创穿刺术与单纯内科保守治疗相比，可以明显提高脑出血患者的日常生活活动能力，降低致残率。

第二节　蛛网膜下腔出血

脑底部或脑表面血管破裂后，血液直接流入蛛网膜下隙引起相应临床症状者，称为蛛网膜下隙出血。临床上将蛛网膜下隙出血分为外伤性和非外伤性两大类。由颅脑损伤引起蛛网膜下隙出血者称为外伤性蛛网膜下隙出血；非外伤性蛛网膜下隙出血又称为自发性蛛网膜下隙出血，可分为原发性和继发性蛛网膜下隙出血两类。原发性蛛网膜下隙出血是指脑、脊髓表面的血管破裂出血，血液直接进入蛛网膜下隙；继发性蛛网膜下隙出血是由脑实质、脑室、硬膜外或硬膜下的血管破裂出血，流入蛛网膜下隙所致。本节主要叙述自发性蛛网膜下隙出血。

一、影像学表现

（一）颅脑 CT 扫描

诊断蛛网膜下隙出血敏感度高、无创性、速度快，为首选辅助检查，诊断准确率几近 100%。CT 表现为颅底各池、大脑纵裂及脑沟处密度增高，积血较厚地方可能是破裂动脉瘤所在处或其附近部位，如位于颈内动脉段常是鞍上池不对称积血；大脑中动脉段多见外侧裂积血；前交通动脉段则是前间裂基底部积血；而出血在脚间池和环池，一般无动脉瘤。动态 CT 检查还有助于了解蛛网膜下隙出血的吸收情况，有无再出血、继发脑梗死、脑积水及其程度等。对疑似蛛网膜下隙出血而 CT 扫描阴性的患者，需行腰椎穿刺或用其他检查来明确诊断。

（二）磁共振 MRI 磁共振液体衰减反转恢复序列

对急性期和亚急性期蛛网膜下隙出血的检查最为敏感，优于 T_1 加权像、T_2 加权像，且优于脑 CT。MRI 还可直接显示较大动脉瘤影像，尤其对造影剂难于显像的血栓性动脉瘤，可表现为该瘤区出现流空的短 T_1 和 T_2 信号。脑血管畸形者主要表现为局部混杂信号，以条索状长 T_1 和 T_2 信号为主。脑或蛛网膜下隙出血区表现为短 T_1 和 T_2 信号。一些出血量较小的蛛网膜下隙出血患者在发病时临床表现不典型，此时 CT 扫描阳性率低，仅能显示迟发性脑缺血导致的局灶性缺血灶，容易与缺血性卒中混淆而误诊、误治。如果首选 MRI 检查，既可显示迟发性脑缺血导致的局灶性缺血灶，又能显示蛛网膜下隙出血，便于正确的诊断和治疗。

（三）CT 脑血管成像 (CTA) 和 MR 脑血管成像 (MRA)

是无创性的脑血管显影方法，主要用于疑有动脉瘤破裂先兆者或动静脉畸形的筛查；动脉瘤、动静脉畸形患者术后随访，以及急性期不能耐受 DSA 检查的患者。

（四）脑血管造影 (DSA)

是对蛛网膜下隙出血查找病因最可靠的诊断方法。一旦确诊为蛛网膜下隙出血，在条件具备、病情许可时，应争取尽早做全脑血管造影，明确出血病因，及时干预治疗，以免发生再出血导致病情恶化、死亡。一般认为，在蛛网膜下隙出血后 72 小时内或 3 周后进行脑血管造影相对安全，蛛网膜下隙出血患者脑血管造影阳性率为85%，以动脉瘤、血管畸形和烟雾病为最多。80%左右的动脉瘤可被脑血管造影显示，且能清楚地显示动脉瘤的部位、大小、形态(瘤囊的形状和瘤颈是窄/宽颈)、方向(瘤顶的朝向)、数量、载瘤动脉与周围血管的关系。

第一次脑血管造影呈阴性者，应在适当时机(一般1～3个月)再重复造影检查，有可能查出蛛网膜下隙出血病因。

(五)经颅多普勒超声检查(TCD)

可发现和动态观察蛛网膜下隙出血后脑血管痉挛、动脉狭窄、血流速度、侧支循环和功能状态，是目前监测蛛网膜下隙出血后脑血管痉挛较好的无创检查方法。

二、临床表现

SAH发生于任何年龄，发病高峰多在30～60岁；50岁后，ISAH的危险性有随年龄的增加而升高的趋势。男女在不同的年龄段发病不同，10岁前男性的发病率较高，男女比为4∶1；40～50岁时，男女发病相等；70～80岁时，男女发病率之比高达1∶10。临床主要表现为剧烈头痛、脑膜刺激征阳性、血性脑脊液。在严重病例中，患者可出现意识障碍，从嗜睡至昏迷不等。

(一)症状与体征

1. 先兆及诱因

先兆通常是不典型头痛或颈部僵硬，部分患者有病侧眼眶痛、轻微头痛、动眼神经麻痹等表现，主要由少量出血造成> 70%的患者存在上述症状数日或数周后出现严重出血，但绝大部分患者起病急骤，无明显先兆。常见诱因有过量饮酒、情绪激动、精神紧张、剧烈活动、用力状态等，这些诱因均能增加ISAH的风险性。

2. 一般表现

出血最大者，当日体温即可升高，可能与下丘脑受影响有关；多数患者于2～3d后体温升高，多属于吸收热；SAH后患者血压增高，约1～2周病情趋于稳定后逐渐恢复病前血压。

3. 神经系统表现

绝大部分患者有突发持续性剧烈头痛。头痛位于前额、枕部或全头，可扩散至颈部、腰背部；常伴有恶心、呕吐。呕吐可反复出现，系由颅内压急骤升高和血液直接刺激呕吐中枢所致。如呕吐物为咖啡色样胃内容物则提示上消化道出血，预后不良。头痛部位各异，轻重不等，部分患者类似眼肌麻痹型偏头痛。有48%～81%的患者可出现不同程度的意识障碍，轻者嗜睡，重者昏迷，多逐渐加深。意识障碍的程度、持续时间及意识恢复的可能性均与出血量、出血部位及有无再出血有关。

部分患者以精神症状为首发或主要的临床症状，常表现为兴奋、躁动不安、定向障碍，甚至谵妄和错乱；少数可出现迟钝、淡漠、抗拒等。精神症状可由大脑前动脉或前交通动脉附近的动脉瘤破裂引起，大多在病后 1～5d 出现，但多数在数周内自行恢复。癫痫发作较少见，多发生在出血时或出血后的急性期，国外发生率为 6%～26.1%，国内资料为 10%～18.3%。在一项 SAH 的大宗病例报道中，大约有 15% 的动脉瘤性 SAH 表现为癫痫。癫痫可为局限性抽搐或全身强直——阵挛性发作，多见于脑血管畸形引起者，出血部位多在天幕上，多由于血液刺激大脑皮质所致，患者有反复发作倾向。部分患者由于血液流入脊髓蛛网膜下隙可出现神经根刺激症状，如腰背痛。

4. 神经系统体征

(1) 脑膜刺激征：为 SAH 的特征性体征，包括头痛、颈强直、Kernig 征和 Brudzinski 征阳性。常于起病后数小时至 6d 内出现，持续 3～4 周，颈强直发生率最高(6%～100%)。另外，应当注意临床上有少数患者可无脑膜刺激征，如老年患者，可能因蛛网膜下隙扩大等老年性改变和痛觉不敏感等因素，往往使脑膜刺激征不明显，但意识障碍仍可较明显，老年人的意识障碍可达 90%。

(2) 脑神经损害：以第Ⅱ、Ⅲ对脑神经最常见，其次为第Ⅴ、Ⅵ、Ⅶ、Ⅷ对颅神经，主要由于未破裂的动脉瘤压迫或破裂后的渗血、颅内压增高等直接或间接损害引起。少数患者有一过性肢体单瘫、偏瘫、失语，早期出现者多因出血破入脑实质和脑水肿所致；晚期多由于迟发性脑血管痉挛引起。

(3) 眼症状：SAH 的患者中，17% 有玻璃体膜下出血，7%～35% 有视盘水肿。视网膜下出血及玻璃体下出血是诊断 SAH 有特征性的体征。

(4) 局灶性神经功能缺失：如有局灶性神经功能缺失有助于判断病变部位，如突发头痛伴眼睑下垂者，应考虑载瘤动脉可能是后交通动脉或小脑上动脉。

（二）SAH 并发症

1. 再出血

在脑血管疾病中，最易发生再出血的疾病是 SAH，国内文献报道再出血率为 24% 左右。再出血临床表现严重，病死率远远高于第 1 次出血，一般发生在第 1 次出血后 10～14d，2 周内再发生率占再发病例的 54%～80%。近期再出血病死率为 41%～46%，甚至更高。再发出血多因动脉瘤破裂所致，通常在病情稳定的情况下，突然头痛加剧、呕吐、癫痫发作，并迅速陷入深昏迷，瞳孔散大，对光反射消失，呼吸困难甚至停止。神经定位体征加重或脑膜刺激征明显加重。

2. 脑血管痉挛

脑血管痉挛 (CVS) 是 SAH 发生后出现的迟发性大、小动脉的痉挛狭窄，以后者更多见。典型的血管痉挛发生在出血后 3～5d，于 5～10d 达高峰，2～3 周逐渐缓解。

在大多数研究中，血管痉挛发生率在 25% ～ 30%。早期可逆性 CVS 多在蛛网膜下隙出血后 30 分钟内发生，表现为短暂的意识障碍和神经功能缺失。70% 的 CVS 在蛛网膜下隙出血后 1 ～ 2 周内发生，尽管及时干预治疗，但仍有约 50% 有症状的 CVS 患者将会进一步发展为脑梗死。因此，CVS 的治疗关键在预防。血管痉挛发作的临床表现通常是头痛加重或意识状态下降，除发热和脑膜刺激征外，也可表现局灶性的神经功能损害体征，但不常见。尽管导致血管痉挛的许多潜在危险因素已经确定，但 CT 扫描所见的蛛网膜下隙出血的数童和部位是最主要的危险因素。基底池内有厚层血块的患者比仅有少量出血的患者更容易发展为血管痉挛。虽然国内外均有大量的临床观察和实验数据，但是 CVS 的机制仍不确定。蛛网膜下隙出血本身或其降解产物中的一种或多种成分可能是导致 CVS 的原因。

CVS 的检查常选择经颅多普勒超声 (TCD) 和数字减影血管造影 (DSA) 检查。TCD 有助于血管痉挛的诊断。TCD 血液流速峰值 > 200cm/s 和 (或) 平均流速 > 120cm/s 时能很好地与血管造影显示的严重血管痉挛相符。值得提出的是，TCD 只能测定颅内血管系统中特定深度的血管段。测得数值的准确性在一定程度上依赖于超声检查者的经验。动脉插管血管造影诊断 CVS 较 TCD 更为敏感。CVS 患者行血管造影的价值不仅用于诊断，更重要的目的是血管内治疗。动脉插管血管造影为有创检查，价格较昂贵。

3. 脑积水

大约 25% 的动脉瘤性蛛网膜下隙出血患者由于出血量大、速度快，血液大量涌入第三脑室、第四脑室并凝固，使第四脑室的外侧孔和正中孔受阻，可引起急性梗阻性脑积水，导致颅内压急剧升高，甚至出现脑疝而死亡。急性脑积水常发生于起病数小时至 2 周内，多数患者在 1 ～ 2d 内意识障碍呈进行性加重，神经症状迅速恶化，生命体征不稳定，瞳孔散大。颅脑 CT 检查可发现阻塞上方的脑室明显扩大等脑室系统有梗阻表现，此类患者应迅速进行脑室引流术。慢性脑积水是 SAH 后 3 周至 1 年内发生的脑积水，原因可能为蛛网膜下隙出血刺激脑膜，引起无菌性炎症反应形成粘连，阻塞蛛网膜下隙及蛛网膜绒毛而影响脑脊液的吸收与回流，以脑脊液吸收障碍为主，病理切片可见蛛网膜增厚纤维变性，室管膜破坏及脑室周围脱髓鞘改变。Johnston 认为脑脊液的吸收与蛛网膜下隙和上矢状窦的压力差以及蛛网膜绒毛颗粒的阻力有关。当脑外伤后颅内压增高时，上矢状窦的压力随之升高，使蛛网膜下隙和上矢状窦的压力差变小，从而使蛛网膜绒毛微小管系统受压甚至关闭，直接影响脑脊液的吸收。由于脑脊液的积蓄造成脑室内静水压升高，致使脑室进行性扩大。因此，慢性脑积水的初期，患者的颅内压是高于正常的，及至脑室扩大到一定程度之后，由于加大了吸收面，才渐使颅内压下降至正常范围，故临床上称之为正常颅压脑积水。但由于脑脊液的静水压已超过脑室壁所能承受的压力，使脑室不断继续扩大、脑萎缩加重而致进行性痴呆。

4. 自主神经及内脏功能障碍

常因下丘脑受出血、脑血管痉挛和颅内压增高的损伤所致，临床可并发心肌缺血或心肌梗死、急性肺水肿、应激性溃疡。这些并发症被认为是由于交感神经过度活跃或迷走神经张力过高所致。

5. 低钠血症

尤其是重症 SAH 常影响下丘脑功能，而导致有关水盐代谢激素的分泌异常。目前，关于低钠血症发生的病因有两种机制，即血管升压素分泌异常综合征 (SIADH) 和脑性耗盐综合征 (CSWS)。

SIADH 理论是 1957 年由 Bartter 等提出的，该理论认为，低钠血症产生的原因是由于各种创伤性刺激作用于下丘脑，引起血管升压素 (ADH) 分泌过多，或血管升压素渗透性调节异常，丧失了低渗对 ADH 分泌的抑制作用，而出现持续性 ADH 分泌。肾脏远曲小管和集合管重吸收水分的作用增强，引起水潴留、血钠被稀释及细胞外液增加等一系列病理生理变化。同时，促肾上腺皮质激素 (ACTH) 相对分泌不足，血浆 ACTH 降低，醛固酮分泌减少，肾小管排钾保钠功能下降，尿钠排出增多。细胞外液增加和尿、钠丢失的后果是血浆渗透压下降和稀释性低血钠，尿渗透压高于血渗透压，低钠而无脱水，中心静脉压增高的一种综合征。若进一步发展，将导致水分从细胞外向细胞内转移、细胞水肿及代谢功能异常。当血钠＜ 120mmol/L 时，可出现恶心、呕吐、头痛；当血钠＜ 110mmol/L 时可发生嗜睡、躁动、谵语、肌张力低下、腱反射减弱或消失甚至昏迷。

但 20 世纪 70 年代末以来，越来越多的学者发现，发生低钠血症时，患者多伴有尿量增多和尿钠排泄量增多，而血中 ADH 并无明显增加。这使得脑性耗盐综合征的概念逐渐被接受。SAH 时，CSWS 的发生可能与脑钠肽 (BNP) 的作用有关。下丘脑受损时可释放出 BNP，脑血管痉挛也可使 BNP 升高。BNP 的生物效应类似心房钠尿肽 (ANP)，有较强的利钠和利尿反应。CSWS 时可出现厌食、恶心、呕吐、无力、直立性低血压、皮肤无弹性、眼球内陷、心率增快等表现。诊断依据：细胞外液减少，负钠平衡，水摄入与排出率＜ 1，肺动脉楔压＜ 8mmHg，中央静脉压＜ 6mmHg，体重减轻。Ogawasara 提出每日对 CSWS 患者定时测体重和中央静脉压是诊断 CSWS 和鉴别 SIADH 最简单和实用的方法。

三、诊断

根据以下临床特点，诊断 SAH 一般并不困难，如突然起病，主要症状为剧烈头痛，伴呕吐；可有不同程度的意识障碍和精神症状，脑膜刺激征明显，少数伴有脑神经及轻偏瘫等局灶症状；辅助检查 LP 为血性脑脊液，脑 CT 所显示的出血部位有助于判断动脉瘤。

临床分级：一般采用 Hunt-Hess 分级法或世界神经外科联盟 (WFNS) 分级。前者主要用于动脉瘤引起 SAH 的手术适应证及预后判断的参考，Ⅰ～Ⅲ级应尽早行 DSA，积极术前准备，争取尽早手术；对Ⅳ～Ⅴ级先行血块清除术，待症状改善后再行动脉瘤手术。后者根据格拉斯哥昏迷评分和有无运动障碍进行分级 (表 3-2)，即Ⅰ级的 SAH 患者很少发生局灶性神经功能缺损；GCS ≤ 12 分 (Ⅳ～Ⅴ级) 的患者，不论是否存在局灶神经功能缺损，并不影响其预后判断；对于 GCS13 ～ 14 分 (Ⅱ～Ⅲ级) 的患者，局灶神经功能缺损是判断预后的补充条件。

四、治疗

主要治疗原则：

(1) 控制继续出血，预防及解除血管痉挛，去除病因，防治再出血，尽早采取措施预防、控制各种并发症。

(2) 掌握时机尽早行 DSA 检查，如发现动脉瘤及动静脉畸形，应尽早行血管介入、手术治疗。

(一) 一般处理

绝对卧床护理 4 ～ 6 周，避免情绪激动和用力排便，防治剧烈咳嗽，烦躁不安时适当应用止咳剂、镇静剂；稳定血压，控制癫痫发作。对于血性脑脊液伴脑室扩大者，必要时可行脑室穿刺和体外引流，但应掌握引流速度要缓慢。发病后应密切观察 GCS 评分，注意心电图变化，动态观察局灶性神经体征变化和进行脑功能监测。

(二) 防止再出血

二次出血是本病的常见现象，故积极进行药物干预对防治再出血十分必要。蛛网膜下隙出血急性期脑脊液纤维素溶解系统活性增高，第 2 周开始下降，第 3 周后恢复正常。因此，选用抗纤维蛋白溶解药物抑制纤溶酶原的形成，具有防治再出血的作用。

1. 6- 氨基己酸

为纤维蛋白溶解抑制剂，可阻止动脉瘤破裂处凝血块的溶解，又可预防再破裂和缓解脑血管痉挛。每次 8 ～ 12g 加入 10％葡萄糖盐水 500mL 中静脉滴注，每日 2 次。

2. 氨甲苯酸

又称抗血纤溶芳酸，能抑制纤溶酶原的激活因子，每次 200 ～ 400mg，溶于葡萄糖注射液或 0.9％氯化钠注射液 20mL 中缓慢静脉注射，每日 2 次。

3. 氧甲环酸

为氨甲苯酸的衍化物，抗血纤维蛋白溶酶的效价强于前两种药物，每次 250 ～ 500mg 加入 5％葡萄糖注射液 250 ～ 500mL 中静脉滴注，每日 1 ～ 2 次。

但近年的一些研究显示抗纤溶药虽有一定的防止再出血作用，但同时增加了缺血事件的发生，因此不推荐常规使用此类药物，除非凝血障碍所致出血时可考虑应用。

(三) 降颅压治疗

蛛网膜下隙出血可引起颅内压升高、脑水肿，严重者可出现脑疝，应积极进行脱水降颅压治疗，主要选用 20% 甘露醇静脉滴注，每次 125 ~ 250mL，2 ~ 4 次 / 日；呋塞米入小壶，每次 20 ~ 80mg，2 ~ 4 次 / 日；清蛋白 10 ~ 20g/d，静脉滴注。药物治疗效果不佳或疑有早期脑疝时，可考虑脑室引流或颞肌下减压术。

(四) 防治脑血管痉挛及迟发性缺血性神经功能缺损

目前认为脑血管痉挛引起迟发性缺血性神经功能缺损 (DIND) 是动脉瘤性 SAH 最常见的死亡和致残原因。钙通道拮抗剂可选择性作用于脑血管平滑肌，减轻脑血管痉挛和 DIND。常用尼莫地平，每日 10mg(50mL)，以每小时 2.5 ~ 5.0mL 速度泵入或缓慢静脉滴注，5 ~ 14d 为 1 个疗程；也可选择尼莫地平，每次 40mg，每日 3 次，口服。国外报道高血压—高血容量—血液稀释 (3H) 疗法可使大约 70% 的患者临床症状得到改善。有数个报道认为与以往相比，"3H" 疗法能够明显改善患者预后。增加循环血容量，提高平均动脉压 (MAP)，降低血细胞比容 (HCT) 至 30% ~ 50%，被认为能够使脑灌注达到最优化。"3H" 疗法必须排除已存在脑梗死、高颅压，并已夹闭动脉瘤后才能应用。

(五) 防治急性脑积水

急性脑积水常发生于病后 1 周内，发生率为 9% ~ 27%。急性阻塞性脑积水患者脑 CT 扫描显示脑室急速进行性扩大，意识障碍加重，有效的疗法是行脑室穿刺引流和冲洗。但应注意防止脑脊液引流过度，维持颅内压在 15 ~ 30mmHg，因过度引流会突然发生再出血。长期脑室引流要注意继发感染 (脑炎、脑膜炎)，感染率为 5% ~ 10%。同时常规应用抗生素防治感染。

(六) 低钠血症的治疗

SIADH 的治疗原则主要是纠正低血钠和防止体液容量过多。可限制液体摄入量，1d < 500 ~ 1000mL，使体内水分处于负平衡以减少体液过多与尿钠丢失。注意应用利尿剂和高渗盐水，纠正低血钠与低渗血症。当血浆渗透压恢复，可给予 5% 葡萄糖注射液维持，也可用抑制 ADH 药物，去甲金霉素 1 ~ 2g/d，口服。

CSWS 的治疗主要是维持正常水盐平衡，给予补液治疗。可静脉或口服等渗或高渗盐液，根据低钠血症的严重程度和患者耐受程度单独或联合应用。高渗盐液补液速度以每小时 0.7mmol/L，24h < 20mmol/L 为宜。如果纠正低钠血症速度过快可导致脑桥脱髓鞘病，应予特别注意。

（七）外科治疗

经造影证实有动脉瘤或动静脉畸形者，应争取手术或介入治疗，根除病因防止再出血。

1. 显微外科

夹闭颅内破裂的动脉瘤是消除病变并防止再出血的最好方法，而且动脉瘤被夹闭，继发性血管痉挛就能得到积极有效的治疗。一般认为 Hunt-Hess 分级 I～II 级的患者应在发病后 48～72h 内早期手术。应用现代技术，早期手术已经不再难以克服。一些神经血管中心富有经验的医师已经建议给低评分的患者早期手术，只要患者的血流动力学稳定，颅内压得以控制即可。对于神经状况分级很差和（或）伴有其他内科情况，手术应该延期。对于病情不太稳定、不能承受早期手术的患者，可选择血管内治疗。

2. 血管内治疗

选择适合的患者行血管内放置 Guglielmi 可脱式弹簧圈（GDCs），已经被证实是一种安全的治疗手段。近年来，一般认为治疗指征为手术风险大或手术治疗困难的动脉瘤。

五、预后与预防

（一）预后

临床常采用 Hunt 和 Kosnik(1974) 修改的 Botterell 的分级方案，对预后判断有帮助。I～II 级患者预后佳，IV～V 级患者预后差，III 级患者介于两者之间。

首次蛛网膜下隙出血的病死率约为 10%～25%。病死率随着再出血递增。再出血和脑血管痉挛是导致死亡和致残的主要原因。蛛网膜下隙出血的预后与病因、年龄、动脉瘤的部位、瘤体大小、出血量、有无并发症、手术时机选择及处置是否及时、得当有关。

（二）预防

蛛网膜下隙出血病情常较危重，病死率较高，尽管不能从根本上达到预防目的，但对已知的病因应及早积极对因治疗，如控制血压、戒烟、限酒，以及尽量避免剧烈运动、情绪激动、过劳、用力排便、剧烈咳嗽等；对于长期便秘的个体应采取辨证论治思路长期用药（如麻仁润肠丸、芪蓉润肠口服液、香砂枳术丸、越鞠保和丸等）；情志因素常为本病的诱发因素，对于已经存在脑动脉瘤、动脉血管夹层或烟雾病的患者，保持情绪稳定至关重要。

不少尸检材料证实，患者生前曾患动脉瘤但未曾破裂出血，说明存在危险因素并不一定完全会出血，预防动脉瘤破裂有着非常重要的意义。应当强调的是，蛛网膜下隙出血常在首次出血后 2 周再次发生出血且常常危及生命，故对已出血患者积极采取有效措施进行整体调节并及时给予恰当的对症治疗，对预防再次出血至关重要。

第三节　高血压性脑出血

一、影像学表现

（一）高血压性脑内血肿的 CT 表现

脑 CT 是一种迅速、安全和准确性较高的检查方法。它能区分脑出血和脑梗死，能准确显示血肿部位、大小、形态、发展方向以及脑水肿的范围，特别有助于脑室内、脑干和小脑出血的诊断。CT 诊断还可发现临床表现不明显的小血肿。而且有助于手术方案的设计和预后的判断，以及术后了解止血是否彻底和病情变化。但是，脑 CT 不能显示出血的原因，因此应与脑血管造影配合应用。新鲜血块的 CT 值是 70 ～ 80HU，相当于正常脑组织密度的 2 倍。所以在 CT 图像上，急性血肿表现为边界清晰的高密度肿块。以后由于血肿渐被吸收，其密度逐渐变低。血肿吸收所需要的时间，依血肿体积而异：直径小于 1.5 ～ 2cm，需 4 ～ 5 周；大于 2cm 6 ～ 7 周或 8 ～ 9 周；脑室内出血，一般于 3 周内；蛛网膜下隙出血则多在 5 ～ 7d 内。

（二）高血压性脑内血肿的 CT 演变分期

高血压脑内血肿的 CT 表现随病程而相应变化，可分为：

1. 急性期（血肿形成期）

指发病后 1 周内。

2. 血肿吸收期

大约从第 2 周至 2 个月末。

3. 囊腔形成期

从第 3 个月开始。

(1) 急性期：出血呈圆形或不规则形高密度，后者乃血红蛋白中蛋白成分的反映，血肿边缘光滑、不规则或锯齿状，中心部密度更高更均匀。周围为低密度血管源性水肿，呈棕榈叶状向白质区放射。较大血肿有明显占位效应，使中线移位，同侧脑室受压。血肿可破入脑室，但一般不进入脑池。急性期血肿通常不强化。

(2) 吸收期：始于第二周，随着血色素、坏死组织与黄变液被吞噬，血肿从高密度变为等密度或低密度，持续数月之久，体积也应缩小，使同侧脑室扩大。发病后第 2 ～ 6 周，血肿周边呈环状强化 (占 20% ～ 25%)，脑叶出血比基底节出血、丘脑出血及小脑出血环状强化多见。此时占位效应与脑水肿多已开始消退。环状强化期需注意与胶质瘤、转移瘤、淋巴瘤、脑脓肿、动脉瘤；胶质反应与血管瘤鉴别。鉴别取决于连续扫描的时序变化：

①血肿于发病第 1 周呈高密度，周围有低密度脑水肿及明显的占位效应，但无强化反应。

②第 2～4 周血肿密度降低，水肿与占位效应均逐渐消退，出现血肿周边环状强化。

③1 个月后血肿变为等密度或低密度，占位效应消失，环状强化减弱并逐渐消失，2 个月 3～6 周，血肿高密度已接近于等密度，血肿中心部可见强化反应。强化的机制尚未阐明，第 3～4 周的强化乃血脑屏障损伤所致，皮质激素能使之减弱。第 4 周之后的强化乃肉芽组织内血运丰富所致：皮质激素不能使之减弱。有环状强化者恢复较快，其中 75% 血肿演变为等密度，25% 演变为低密度。

(3) 囊腔形成期：始于 2 个月之后，部分血肿变为囊性低密度，最后形成裂缝状残腔。

（三）高血压性脑内血肿的 CT 分型

1. Ktamura 根据 CT 现把基底节和丘脑出血分为下列四型

(1) 基底节出血

①壳核型：血肿直径小于 3cm，局限于壳核区。

②壳核－内囊型：血肿直径大于 3cm，超出壳核范围，内囊后肢部分受累。

③壳核进展型：血肿占据壳核、内囊、放射冠、中央半卵圆、颞叶后部白质或侧脑室。

④脑室型：血肿巨大，累及内囊、丘脑和大部分脑系统，特别是三脑室。

(2) 丘脑出血

①丘脑型：血肿局限于丘脑外或内侧核群或以它们中心略扩；大呈小卵圆型。

②丘脑 — 内囊型：血肿由丘脑向内下方扩大累及内囊。

③丘脑底部 — 中脑型：血肿由丘脑内下方扩大，累及丘脑底部和中脑。

④脑室型：血肿累及丘脑邻近结构、侧脑室和三脑室。

2. Sano 根据血肿小把小脑和脑干出血分为下列 3 型

(1) 小脑出血

①小型：血肿的最大直径等于或小于 2cm。

②中型：血肿的最大直径为 2～3cm。

③大型：血肿的最大直径大于 3cm。

(2) 脑干出血

①小型：血肿的最大直径小于 10cm，即不超过脑桥横断面的 1/4。

②中型：血肿的最大直径大于 1cm，即不超过脑桥横断面的 1/3。

③大型：血肿占据几乎整个脑桥，也累及小脑。

（三）高血压性脑内血肿核磁共振 (MR) 检查

MR 在显示血肿内血红蛋白各种成分方面与场强有关，因 T_2PRE 效应与外磁场场强的平方成正比。Broobs 将脑内血肿研究中的场强分为 3 组：低场强指 0.01 ～ 0.1T；中场强指 0.1 ～ 0.5T；高场强指 0.5 ～ 2.0T。在 < 0.5T 订场强条件下，急性期血肿 (< 7d) 与脑实质呈等信号，亚急性期 (8 ～ 30d) 与慢性期 (> 1 月) 血肿在所有脉冲序列中均呈高信号。

在高场强条件下脑血肿的 MR 信号反映了含氧血红蛋白 (HBO_2)→ 聪氧血红蛋白 (DHB)→ 正铁血红蛋白 (MHB)→ 含铁血黄素的演变规律。

在高场强条件下脑血肿按时相可分为 5 期 (并可被细分为 12 个阶段)。

(1) 超急性期 (< 24h)：血种内含 HBO_2，可分为 3 个阶段。

(2) 急性期 (2 ～ 7d)：血肿内 DHB，红细胞开始溶解，可分为三个阶段。

(3) 亚急性期 (8 ～ 30d)：MHB 由血肿外周向中心扩延，可分为两个阶段。

(4) 慢性期 (1 ～ 2 月末)：血肿为 MHB 组成，周边已形成含铁血黄素环。

(5) 残腔期 (3 个月～数年)：血肿从囊变至形成含铁血黄素包绕的残腔，分三个阶段。

脑内血肿 5 期 (12 个阶段) 的 MR 信号特征、CT 征象、脑水肿程度及血红蛋白变化。

二、临床表现

(一) 一般表现

急性期的症状变化多样，视出血的部位及严重程度而定。可分为两类。

1. 全脑症状

系由出血、脑水肿和颅内压增高所致，如头痛、头晕、呕吐、意识障碍 (如嗜睡、昏迷)。其他症状和体征提示为幕上脑卒中时，在发病的最初几个小时有头痛，呕吐则强烈支持脑出血，尤其伴有颈强直时更是如此。当体征明确表明为幕上脑卒中时，发病后立即或早期 (数小时内) 出现的持续性意识障碍提示脑内有急性血肿。

2. 局灶症状

系由出血破坏脑实质所致，如肢体瘫痪、面瘫舌瘫、交叉性瘫痪、失语和感觉障碍等。轻症脑出血，意识清楚或轻度障碍，局灶症状容易发现。重症脑出血，发病急、昏迷深、四肢弛缓性瘫痪或表现为去大脑强直状态，局灶症状常被掩盖或不易发现。另外，可有大小便失禁等。发病时或病后最初检查常有显著的血压升高，一般在 24.0/14.7kPa(180/110mmHg) 以上，即使先前无高血压者也是如此。多数患者有脑膜刺激征。瞳孔可双侧不等大。眼底可见动脉硬化和出血。常有心脏异常体征。

(二) 脑内不同部位出血的临床表现

1. 基底节区出血

分为轻症和重症。

轻症者多属外侧型出血，除少数有前驱症状外，患者多突然头痛、呕吐，意识障碍轻或无，出血灶的对侧出现不同程度的中枢性偏瘫（瘫痪侧肢体多可引出病理反射）、面瘫和舌瘫，亦可出现偏身感觉减退及偏盲（三偏综合征）。如有两眼凝视，多数偏向出血侧。如优势半球出血，还可以现失语。如不继续出血，患者常可幸存并可获得相当程度的恢复。

重症多属内侧型或混合型，起病急，昏迷深，呼吸有鼾声，反复呕吐咖啡样物（多系丘脑下部障碍产生的胃黏膜急性应激性溃疡出血），这种病例尚可出现面部潮红或多汗以及体温调节障碍等症状。可出现出血侧瞳孔散大（或先缩小后散大），部分病例两眼向出血侧凝视，出血灶的对侧偏瘫，肌张力降低。Bainski 征阳性，针刺瘫痪侧时无反应。昏迷时不易肯定何侧偏瘫，可用下法检查：

(1) 压迫眶上孔，偏瘫侧面肌无收缩反应。

(2) 偏瘫侧面颊肌松弛，呼吸时鼓起较明显，并有漏气。

(3) 患者仰卧时偏瘫侧下肢和足呈外旋位。

(4) 将患者两上肢提起，突然撒手时，偏瘫侧的肢体下落较健侧快。而极重型脑出血，发病后立即昏迷、四肢弛缓或出现阵发性去大脑强直的脑干症状，并可有单、双侧瞳孔散大，单凭症状脑出血的部位则很难确定。

出血进入优势半球的丘脑时，可有失语、出现上下视麻痹、光。反应消失、缩瞳、两眼会聚不能等眼征，是丘脑出血的特征性表现轻度障碍，局灶症状容易发现。

2. 脑叶出血

出血部位在大脑皮质下的白质内。这类患者约占脑出血的 10%。高血压史不如深部脑出血者多见。在老午人，淀粉样血管病是脑叶出血的一个常见原因。表现以头痛、呕吐等颅内压增高症状及脑膜刺激征为主，也可出现各脑叶的局灶体征，如局灶性癫痫、单瘫、偏盲、失语等。神经功能缺损的变异比深部出血为大，此取决于血肿的部位与大小。意识障碍较少，且见于晚期。

3. 原发性脑干出血

通常后果严重。但偶有小童出血产生的轻度功能障碍。出血所致的神经功能缺损取决于脑干受累的水平。脑桥是最常见的出血部位。脑桥出血约占脑出血的 5%。轻症以一侧为主的出血者，如意识障碍较轻，早期检查时可发现单侧脑桥损害的体征，如出血侧的面和展神经麻痹及对侧肢体的弛缓性偏瘫、交叉性感觉障碍、头和双眼凝视向病灶对侧。可有核性或核间性眼肌麻痹、共济失调等体征，亦可有听力减退、排尿困难和眨眼动作。CT 测量出血在 5ml 以下者，预后较好。重症脑桥出血多很快波及对侧或破入第四脑室，患者迅速进入昏迷、四肢瘫痪、大多呈弛缓性，少数呈去大脑强直、呕吐咖啡样物。双侧病理征阳性、双侧瞳孔极度缩小呈"针尖样"、持续高热、明显呼吸障碍等，病情迅速恶化，多数在 24 ～ 28h 内死亡。

4. 小脑出血

占脑出血的 5% ～ 8%。常见于一侧半球的齿状核部位。轻症出血主要限于小脑，多数早期表现为突然眩晕、恶心、频繁呕吐、枕部头痛、平衡失调、一侧肢体共济失调而无明显瘫痪。体检通常发现既有小脑也有脑桥功能障碍的体征。可有眼球震颤、一侧周围性面瘫、缩瞳、角膜反射减弱以及展神经麻痹是最常见的脑干及脑神经体征。少数呈亚急性进行性，类似小脑占位病变。如血液破入第四脑室、蛛网膜下隙和脑干周围，患者可迅速出现进行颅内压增高，很快进入昏迷，可有面瘫、展神经麻痹、眼球浮动、瞳孔小或左右不等，多在 48h 内因急性枕大孔疝而死亡。急性小脑综合征伴严重头痛和（或）意识模糊，加上脑干受压体征提示小脑血肿，也是神经外科急诊或减压术的指征。

5. 脑室出血

大多为脑实质出血破入脑室内的继发性脑室出血，原发性者较少见。原发性脑室出血是脑室侧壁脉络丛或室管膜破裂出血流入脑室，并不涉及邻近的脑组织。原发性脑室出血发病急骤，见头痛、呕吐、意识障碍。无明显偏侧体征，迅速出现丘脑下部及脑干症状，如去大脑强直、呕吐咖啡样物、高热、多汗和瞳孔极度缩小等。脑脊液均为血性，病情进展快，预后不好，如无有效处理多于 24h 或数天死亡。继发性脑室出血，常早期出现偏瘫，而下丘脑和脑干症状则比原发性脑室出血为晚。表现为突然昏迷加深，出现脑膜刺激征，四肢弛缓性瘫痪，可见阵发性强直性痉挛或去大脑强直状态，自主神经功能紊乱较为突出，面部充血多汗、生命体征不稳定。预后极差。

经及时有效的治疗，如患者度过了急性期，则进入恢复期。轻症脑出血偏瘫侧肢体一般先从下肢开始恢复。重症脑出血停止出血，脑水肿消退后，可逐渐清醒，而遗留不同程度的偏瘫、语言障碍。但昏迷持续 1 周以上者，可能出现去皮质状态或痴呆。

（三）高血压性脑出血病情分级

脑出血患者意识状况分级可直接反映脑实质受损情况，与手术疗效密切相关。

(1) 1978 年第二届中华神经精神病学会把高血压性脑出血患者分 3 级。

Ⅰ级：浅昏迷、不全性瘫。

Ⅱ级：中度昏迷、完全性瘫、瞳孔等大或不等大。

Ⅲ级：深昏迷、完全性瘫、去大脑强直、双瞳孔散大。

(2) 王忠诚等根据出血后意识状况，将高血压性脑出血的意识状态分为 5 级，更有利于临床上确定手术与否和预后判断。

三、诊断

典型者诊断不难。50 岁以上，有高血压病史，在体力活动或情绪激动时突然起病，发展迅速（在几分钟或几小时内），早期有头痛、呕吐及意识障碍等颅内压增高症状，并有脑膜刺激征及偏瘫、失语等脑局灶体征，应考虑脑出血的诊断。要注意小量出血，即无头痛，又无意识障碍，而且脑脊液澄清等脑出血的诊断。随着近年高血压年轻化趋势，50 岁以下高血压性脑出血发病者已较常见。有上述表现时应做 CT 检查证实。

四、一般性治疗

急性期的主要治疗原则是：防止进一步出血，降低颅内压和控制脑水肿，维持生命功能和防治并发症。

（一）保持安静

高血压性脑出血应就近于有条件的医院诊治，尽量减少搬动。在发病后的头 4h 内，最好每小时、血压、脉搏、观察神志、呼吸、瞳孔 1 次，接着的 8h 内，每 2h1 次；以后则每 4h1 次，以便及时了解病情变化，直到病情稳定为止。合并脑水肿者在卧床时。宜将头位适当抬高，以利脑内静脉血回流，助于脑水肿的缓解迷者应侧卧位，以便口腔内分泌物自动流出，仰卧位可致舌后坠或分泌物流人气道，影响气体交换。有气管插管或气管切开者乃属例外。如廉者不能自动翻身时，应每 2h 左右翻身一次，同时要拍击背部，按摩受压部位，保持瘫痪肢体的主、被动活动与功能位置。但动作要轻柔。

（二）保持呼吸道通畅

是任何急重症处理中最基本的步骤，尤在抽搐和昏迷为主要表现的疾病中最为突出。保持呼吸道通畅的基本方法有：

(1) 昏迷患者头应侧位，预防分泌物和呕吐物吸入气道内。

(2) 及时雾化吸痰，吸降鼻咽、口、咽下部、气管上部的分泌物。

(3) 气管插管，乃是在呼吸骤停的抢救中气管切开前的一种临时性的应急手段。呼吸道通畅与否需要对呼吸频率、呼吸节律、呼吸的幅度、面色以及血气分析等指标做细致认真地观察后才能判定。其中以血气分析为最具参考价值。血气分析宜每日进行 1～2 次，尤在应用人工辅助呼吸时更是如此。如 PaO_2 在正常范围，可不必吸氧。若病情严重，PaO_2 下降时则需吸氧。吸氧的方式可用鼻导管，亦可用面罩或氧帐。吸入氧的浓度不宜太高。过高的氧浓度可通过颈动脉体的反射作用而抑制呼吸，使通气量减少，CO_2 蓄积，尤其在合并慢性肺疾患的患者更应注意此种现象。

(4) 必要时应气管切开：较长时间（如超过 1 周）深昏迷，呼吸节律障碍，需要辅助呼吸时皆为气管切开的适应证。

（三）稳定血压，保护心功能

脑出血的急性期是否降低血压存在着争议。主张降低血压者认为，降低血压可延缓脑内出血的扩展。不主张降低血压者认为，在脑出血时因血肿的占位效应和颅内增高使脑血流量已有所减少，如降低血压则有可能导致脑缺血。在临床实践中，一般认为脑出血伴脑水肿时静脉内适量应用作用时间短的降压药，以控制过高之血压（如收缩压≥26.7kPa或200mmHg），对防止进一步出血可能有益。须注意的是切勿将血压降得过低，一般宜维持在 20.0～21.3/12.0～13.3kPa(150～160/90～100mmHg)。脑出血本身能引起血压下降的情况极少。如患者血压下降时则应全身的原因。可能的原因有脱水、酸中毒、急性大出血、心肌梗死、肺栓塞、感染性休克、胰腺炎、消化道穿孔、急性肾上腺衰竭以及降压剂过量等。在病因明确之前，应将患者仰卧头低位氧、补液、输血，必要时应用升压药使血压维持在适当水平。一旦明确了病因，则应立即针对病因予以治疗。

（四）控制脑水肿，降低颅内压

一般认为降低颅内压和控制脑水肿以防止脑疝形成是急性期处理的一个重要环节，对挽救患者的生命可能有用。但 WHO1989 年的特别报告指出，甘露醇：甘油等脱水剂能作用于正常的脑组织，使正常脑组织缩小，有导致血肿进一步扩大的可能。因此用与不用脱水剂须视患者有无颅内压增高并权衡此疗法的利弊以后而定。如确有颅内压增高，尤其是有引起脑疝之可能时宜用 20% 甘露醇或 25% 山梨醇适量静脉滴注。如颅内压增高严重，还可同时应用呋塞米静脉滴注。应用脱水剂时须注意水电解质及酸碱平衡，尤应注意钾的补充和心肾功能，并记录液体出人量。

（五）营养的维持

脑出血患者由于意识障碍或延髓功能的异常而影响营养的摄入，所以，要予以补充。每日热量的补充以及糖、脂肪、蛋白质的多少和它们之间的比例须视患者的具体情况与营养师共同商定解决。水、盐的补充须视患者的液体丢失量及血清钠、钾、氯等电解质的水平而定。如患者出现心律失常、无力、腹胀、腱反射减弱乃低钾血症的表现。及时心电图检查和血清钾测定有助于肯定诊断。在补钾时，除了考虑血清钾水平以外还要注意患者的肾脏功能。如血清尿素氮 (BUN) 增高，补充钾盐基尤要小心。营养和水盐的补充有自行口服、鼻饲和静脉输入 3 种途径。原则上只要患者能自行口服则尽可能避免鼻饲。但如不能吞咽、呛咳、有吸入肺部的危险或昏迷者只要无反复呕吐则应鼻饲。起病后 3 日如神志仍不清楚，无呕吐及胃出血者，可鼻饲流质食物以保证营养。鼻饲时可注入混合奶、豆浆、米汤等，每次 200ml 左右，每 2～4h1 次，如自行口服和鼻饲仍不能满足机体对营养和水盐的需求时，才考虑静脉补充。

（六）排尿障碍

不习惯卧位排尿、意识障碍、旁中央小叶或额叶内侧面病损时皆可出现有排尿障碍。可为尿潴留亦可为尿失禁。对尿潴留患者应首先鼓励其排尿，必要时可予下腹部局部热敷或轻轻按摩。如确有困难或意识障碍者应考虑留置导尿。保留导尿时应间断开放导尿管，以利于膀胱功能的恢复。应尽可能建立患者的正常排尿功能，鼓励患者排尿。

（七）便秘的处理

脑出血患者应避免大便干结，适当进食富纤维素食物。如数天尚未排便宜用作用温和的药物如开塞露肛注，也可口服或鼻饲管内给以通便灵、驱气合剂等。

（八）注意患者的口腔护理

意识丧失者应去除假牙，保持口腔闭合，以免口腔和舌黏膜脱水、干裂。能自行进食者，早晚要刷牙，饭后要漱口，要注意清除饭后滞留在瘫痪侧颊黏膜及牙床之间的食物。

（九）烦躁不安的处理

对烦躁不安的患者应查明其原因，注意有无分泌物阻塞气道、尿潴留、头痛等情况，及时吸痰和导尿可使症状缓解。

（十）防治并发症

合并症是影响患者保全生命和病残恢复的重要因素，是处理脑卒中患者不可忽视的一方面。

1. 呼吸系并发症

(1) 肺部感染：是脑出血后最常见的死亡原因之一，故其防治极为重要。脑出血时合并肺部感染与意识障碍、长期卧床肺底淤血、吞咽困难、呛入或误吸入食物和上呼吸道分泌物等因素有关。合并肺部感染时可出现意识障碍进一步加深、发热、呼吸急促、咳嗽、咳痰、白细胞增多、中性粒细胞核左移，以及相应的体征和义线征象。定时翻身叩背，鼓励患者用力咳嗽，避免受凉以及必要时雾化吸入是预防肺部感染发生的关键。一旦发现肺部感染应及时做痰菌培养和药物敏感试验，以便选用敏感抗生素。如黏液栓或吸入异物阻塞了支气管应做支气管镜检并清除之。如吸出物含有胃内容物可用肾上腺糖皮质激素，对抗化学性肺炎或水肿可能有效。

(2) 肺栓塞：可与脑栓塞同时发生亦可为长期卧床后深部静脉血栓脱落所致。其临床表现取决于栓子的大小与栓塞的部位。如栓子较大栓塞了肺动脉或其较大的分支，则可引起急性右心衰竭、呼吸困难、发绀、咯血并常致休克。此种情况病死率极高，需要及早识别并及时手术。近年来有应用肺动脉导管技术将溶栓剂注射于受累动脉的局部而取得疗效者。如栓子较小或阻塞了肺动脉系统远端的小分支，则可无症状或仅有呼吸困难。胸部义线检查和血气分析有助于诊断。

(3) 肺水肿：偶见于重症出血者，系由于交感神经递质的大量释放而致体循环高压和急性心肌损害，从而引起急性左心衰竭是肺水肿最主要的成因，输液过多过快或脑部病变本身引起的抗利尿激素不适当分泌，有时亦可成为肺水肿的原因。肺水肿时患者端坐呼吸、大汗淋漓、咯粉红色泡沫痰、甚或有濒死感。必须紧急处理。首先保持呼吸道通畅，高流量吸入氧气，同时用呋塞米等快速利尿剂，并注意保护心功能。

2. 循环系合并症

高血压性脑出血的患者常伴有心脏异常。心脏异常可先于脑出血而存在。患脑出血后亦可诱发心律失常、心力衰竭等情况，分别需要予以抗心律失常、抗心力衰竭等治疗。

3. 消化系统并发症

(1) 消化道出血：多见于急性重症脑出血者，是预后不良者征兆。其发生与脑部病变引起的应急反应而致肾上腺皮质激素大量分泌有。临床上表现为呕血与黑奖，重者出现失血性休克。处理包括禁食、冰盐水洗胃、补液、局部和全身止血剂和抗酸剂(如西米替丁、雷尼替丁)应用，必要时可考虑输血和胃镜电灼止血，应停用肾上腺皮质激素。

(2) 呕吐：脑出血时患者可出现频繁呕吐。在此情况下应尽可能防止呕吐物吸入肺内。使患者处于侧卧位，并随时清除口腔呕吐物。

(3) 呃逆：脑出血患者出现持久的呃逆可见于脱水、心肌梗死、氮质血症、膈肌附近的刺激性病变和后颅凹出血。多数患者的呃逆约在一周后停止。除了治疗上述原发病以外，必要时可用氯丙嗪、甲氧氢普胺或奋乃静予以对症处理，也可应用针刺、中药制剂治疗。

4. 尿路感染

临床上表现为尿频、尿急、尿痛或尿失禁，有时有发热和尿常规化验白细胞增多。脑出血后尿路感染多见于女性患者，或长期留置尿管者保持会阴清洁，鼓励患者自主排尿，尽可能避免导尿，如需要导尿严格无菌操作，则可减少尿路華染的机会。一旦发生尿路感染应及时做尿细菌培养和药物敏感试验，以便指导选用适当的抗生素。在有药敏结果之前可先用氨苄青素或氟哌酸等。

5. 压疮

如患者自己不能翻身，应每 2 小时左右帮助患者翻身一次，并按摩保护易受压的部位如枕部、骶尾部、外踝、股骨粗隆等处，并使患者交替处于仰卧、左右侧卧等位置。床垫须柔软，或用防压疮气垫，被单须清洁、干燥、无皱褶。受压点表面持续发红是皮肤受损的最早期体征，也是最重要最危险的信号。一旦发生压疮，最好的治疗是保持受压区皮肤干燥和清洁，免再受压，直至愈合。如局部皮肤发红时，可用 50% 的乙醇按摩，每日 10 次左右，同时可辅以 TDP 理疗。如水疱，则应局部涂予抗生素油膏。一旦破溃，则在 TDP 照射的同时需要外科换药。

6. 关节挛缩、僵硬与脱位

偏瘫患者可出现腕、肘、膝关节的屈曲挛缩，从而引起疼痛并影响患肢的功能恢复。肩手综合征可使患者出现剧烈的，难以忍受的疼痛。上肢近端无力时可引起肱骨头向前下滑脱，用悬带吊住患肢可防止此种情况发生。病后应坚持每 2h 进行患肢主、被动活动，可防止上述情况的发生。出现上述情况后，可进行按摩等物理治疗。

7. 深部静脉血栓形成

多见于长期卧床的患者，有些患者在发生肺栓塞之前可无临床表现。偶有小腿痛或肿胀、局部发热、静脉呈条索样，Homans 征阳性（用力使足背屈时，膝后不适，为小腿静脉血栓形成之征），可有低热和心动过速。预防深部静脉血栓形成最好的方法，是在发病的当天即开始肢体的主动与被动活动，经常变换体位，穿弹性袜等。

8. 发热

引起发热的原因有肺部感染、尿路感染、血栓性静脉炎以及丘脑下部受影响所致的中枢性发热。也有少数情况虽然作了血、尿检查及 X 线检查而及未能明确发热原因。治疗上最主要的是治疗原发病。如体温过高可用退热剂或物理降温。

9. 抑郁症

脑卒中后幸存者中约有 40% 伴有不同程度的抑郁症，明显地影响了患者功能恢复的速度与程度。故需要及早发现及早纠正。临床上可表现为头痛、失眠、焦虑不安、孤独、少语、自理能力下降、缺乏生存的信心甚或有自杀企图等。治疗上除心理治疗外可选用抗抑郁药物。

（十一）恢复期治疗

恢复期治疗主要是加强瘫痪肢体的主动与被动运动锻炼，配合物理疗法、针灸疗法，以促进功能恢复；失语者积极进行言语训练。继续控制血压，给予适当的改善脑循环及代谢的药物。

五、高血压性脑出血外科手术治疗

（一）血压性脑出血外科治疗综述

1. 关于手术方式

对高血压性脑出血手术治疗，最初是由 HaruegCushinggf 于 l903 年提出的。1933 年 PemField 报道了 2 例高压性脑出血手术成功。1960 年英国 Mckissock 等对 180 例高血压性脑出血进行了前瞻性性研究，随机分为手术及内科保守治疗组，结果两组病死率无显著性差异（手术组 60%，保守组 51%，P > 0.05），否定了手术的优越性。因当时对出血部位的诊断主要依据临床表现及 50 年代后的脑血管造影，对高血压性脑内血肿的定位定量诊断均有所限。CT 问世后，对脑出血的诊断可准确定位定量，并可依据出血情况判断预后，大大提高了手术成功率，明显降低了脑出血病死率及致残率，逐渐确立了手术治疗高血压性脑内血肿的地位。

据资料统计，高血压性脑出血单纯保守治疗病死率可达 50% ～ 70%。近年来随着 CT 的问世及普及，外科手术治疗的广泛采用与技术、器械的不断改进，该病致残率、病死率已明显下降。但就手术适应证及手术方式的选择，尤其是手术方式的选择，国内外迄今无统一的标准。究其原因可能为：

(1) 缺乏在相同条件下适当的具有可能性内外科治疗比较的资料。

(2) 缺用于比较不同地区 (或治疗单位) 的治疗结果。

(3) 缺乏对术后患者较长期的严格随访。

(4) 由于高血压脑出血临床特殊性，研究时很难真正随机分组及患者和研究人员在分组前对将接受的治疗方法的预知。

(5) 难以采用盲法判断疗效，使结果判断难以避免主观偏差，导致客观性和真实性不强。目前，高血压性脑内血肿的主要手术治疗方式可归纳为三类：

①穿刺抽 (碎) 吸引流手术。

②小骨窗开颅直视下清除血肿区。

③骨瓣开颅直视下清除血肿。

三种方法治疗的核心即是血肿区，目的在于清除血肿、降低颅内压、保证脑脊液循环通畅、减少血肿分解产物的刺激，阻断或减轻脑出血带来的病理危害，挽救患者生命，同时给受伤 (而非损毁) 的神经元创造有利的功能恢复环境。

由于脑出血是一个多种复杂变量参与的病理过程，决定了其不可能拘于以一个固定治疗模式。姜勇等对 1025 例高血压脑出血手术适应证多因素分析并建立数字模型，认为高血压脑出血手术治疗方法的选择应考虑：年龄、出血部位、出血量、血肿形态、发病至就诊时间、中线结构、脑室等 22 项变量。所以，高血压性脑出血须采用个体化治疗原则，才能有效地降低患者残死率，提高整体治疗水平。

2. 关于手术适应证

目前手术指征的选择，国内外尚无统一的标准，不同资料，不同单位，对手术适应证的考虑多有差别。Ransohoff 等指出，凡病情迅速恶化，血压、呼吸需药物及人工维持，均不应考虑手术。Kanaya 等对一组病例进行了回顾性研究，认为：无明显意识障碍的患者，无论采用哪种治疗，结果都好；已有明显意识障碍但尚未出现脑疝者，外科治疗优于内科；深昏迷、双瞳扩大，生命征趋于衰竭者，内、外科疗法无不理想。目前多数学者以血肿量、意识状况来决定手术适应证，即大脑半球出血≥30ml，小脑出血≥10ml，意识处于中浅昏迷或由清醒转入昏迷者。有些学者认为，应从降低患者致残率，从神经功能恢复等角度考虑。王忠诚等认为，如下几点应作为手术与否的主要因素。

(1) 出血部位：浅部出血要优先考虑手术，如皮质下、壳核及小脑出血。急性脑干出血手术很少成功。

(2) 出血量：通常大脑半球出血量大于，有手术指征。

(3) 病情的演变：出血后病情进展迅猛，短时内即陷入深昏迷，多不考虑手术。

(4) 意识障碍：神智清醒多不需手术，发病后意识障碍轻微，其后缓慢加深，以及来院时意识中度障碍者，应积极进行手术。

(5) 其他：年龄不应作为考虑手术的因素。发病后血压升高≥26.6/16kPa(200/100mmHg)、眼底出血，病前有严重的心、肺、肾等疾患，多不宜手术。随着立体定向及 CT 引导定位的发展，血肿单纯穿刺吸引、血肿破碎吸引以及注药溶解血肿等方法，清除血肿已变得简单易行、创伤小，不需全身麻醉即可施行。因此，上面提出的适应证还可以放宽。

现临床上已被多数人接受的手术适应证大致如下：

①出血后保留一定程度的意识及神经功能，其后逐渐恶化，但脑疝表现尚不明显，说明原发性损害还有逆转的可能，病情的恶化常与颅内压增高密切相关。因此，手术很可能挽救生命，应积极予以考虑。

②小脑出血：由于出血靠近脑干，而且在出现不可逆转、恶化之前，多无明显先兆。为了防止上述情况发生，手术是唯一有效的治疗手段，除非临床症状轻微、出血量很少（＜10ml）者。

③手术清除血肿对神经功能恢复的评价尚不肯定，理论上讲是有意义的，但在临床方面还不能完全证实。因此，在选择手术时，要想到这一点。

④脑干出血急性期手术很少成功，如并发脑室出血，出现脑积水，可根据情况行脑室外引流或分流术。

⑤对出血原因诊断不清，疑为血管畸形、动脉瘤或脑瘤卒中者，宜进一步明确诊断后再决定治疗方法，除非为挽救生命之需要可行开颅手术清除血肿。

另外，根据意识状态选择手术适应证的观点大致如下：Ⅰ级患者多为皮质下或壳核出血，且血量不多，一般不需手术。但当出血量较大（＞30ml）时也可考虑清除血肿，以加速或有利于恢复。Ⅴ级患者由于已处晚期，手术很难奏效，故很少考虑。Ⅲ级患者最适宜手术治疗。Ⅱ、Ⅳ级患者绝大多数也适于手术。但Ⅱ级如出血量不多也可先采取内科疗法，根据病情变化再定。Ⅳ级如高龄、体弱、病情进展较快并已出现脑疝，估计预后不佳者，也不考虑手术。

3. 关于手术时机

高血压性脑出血的手术时机迄今尚未有一致看法，归纳起来，曾经有下列几种意见。

(1) 超早期手术：在出血 7h 内手术。

(2) 早期手术：在出血后 8～24h 手术。

(3) 中期手术：在出血后 1～6d 手术。

(4) 晚期手术：在出血 7d 后手术。

近年以来，主张早期或超早期手术者日益增多。主要基于高血压脑出血病理生理来考虑：高血压脑出血常在发病后 20～30min 形成血肿，以后出血大多自行停止，

7～8h 后，血肿周围的脑组织出现水肿并逐渐加重，导致颅内压进一步增高，临床症状随之加重，24～48h 脑水肿达高峰，血肿越大，脑水肿越严重，以致造成脑疝而致命，超早期手术强调一经确诊血肿，则及时手术，患者预后和手术早晚密切相关，手术越早，效果越好，早期血肿清肿，解压迫、避免水肿加剧，改善血供，利于神经功能恢复和挽救患者的生命，亚急性期后，脑组织受压较久，发生缺血变性、坏死，即使解除压迫，近期恢复也差。

一组 205 例脑出血尸检资料表明，80% 患者死于 24h 内；另一组临床死亡病例中，24% 死于 24h 内，44％ 死于 48h 内；70% 死于 1 周内。由此可见，大部分死亡病例都在出血后早期内死亡。Popo 对脑出血患者采用颅内压监测，证实颅内压确有一过性增高。因此，支持早期手术，以解决高颅压问题。事实上，Kaneko(1977，1981) 等报道的两组 (38 例，100 例) 超早期 (7h 内) 手术结果是最有说服力的，不论从病死率 (7%～8%) 及预后恢复方面 (63% 生活自理，26% 部分自理) 均大大优于以往报道。由上可见，过分等待"病情的稳定"，势必使多数患者失掉抢救机会。因此，对条件适合的病例，应该早期或超早期手术，及早减轻血肿对脑组织的压迫，打破出血后一系列继发性改变所致的恶性循环，以提高治愈率及生存质量。

（二）高血压性脑出血手术方法的选择

1. 骨瓣开颅手术

骨瓣开颅清除血肿时多需全身麻醉，手术创伤大，增加患者负担。优点是可以在直视下彻底清除血肿，达到立即减压的目的，且止血满意。如术前病情严重，脑水肿明显，术毕时颅压下降不明显，还可顺便做去骨瓣减压、血肿腔内留置引流管，以引流血性脑脊液，使顺利度过术后反应期。对出血破入脑室者，开颅前可行侧脑室穿刺置管，释放适量脑脊液，降低颅压。术中待脑内血肿清除后，还可经该引流管缓慢注入生理盐水，将积存于脑室内的血肿，通过血肿腔冲出，术后持续引流数日。

目前，骨瓣开颅术多用于出血部位不深、出血量大、中线移位严重、伴有较重的脑水肿、术前病情分级在Ⅲ级以上并已有脑疝形成，但出血时间较短的患者，或脑皮层下出血不能完全排除脑 AVM 破裂、脑瘤卒中出血者。

2. 小骨窗开颅显微镜下血肿清除术

小骨窗技术的兴起和发展，在于其切口小，不损毁患者的外貌；针对每个患者来个体化设计手术，充分利用颅内解剖空隙或避开脑功能区，以精巧的通道直抵病变区域；可最小限度牵拉脑组织，减少了手术中的释源性损伤；切口小、开关颅时间短；术中出血少，术后并发症少，患者恢复快，住院时间缩短，这都是该技术的长处。另外，手术不应是以单纯追求小切口、小骨窗为目的的神经外科手术，而是以最大限度减少中枢神经组织及其手术路径组织的手术创伤，最大限度地保护其功能为目的的微创神经外科手术技术。该手术是根据门镜成像原理，通过"门洞"效应，可以窥看远距离广大范围内的结构，对颅内深在病变实施相对较小开颅术的显微神经外科手术。

小骨窗开颅适用于基底节、丘脑、小脑、脑室内血肿形成。

3. 钻颅引流清除血肿

CT问世前，由于对血肿部位及出血量不能作出准确判断，而穿刺前、后无法比较抽出量所占全部血量的比例，因此效果不佳。随着CT的出现及临床和研究试验的不断深入，治疗的方法的改进，穿刺吸除血肿由于创伤小，操作简便，目前已日益受到瞩目，并被广泛采用。

通过分析185例高血压脑出血患者研究立体定向手术治疗高血压性脑出血的适应证和禁忌证，入院病例中120例为壳核出血，21例为丘脑出血，14例为皮质下出血，3例为其他原因所致。他们得出CT引导的高血压性脑出血立体定向清除术的绝对适应证为适合于行传统开颅血肿清除术的患者，相对适应证为神经功能中度受损的患者，禁忌证为老年患者及神经功能严重受损和合并有慢性疾病的患者。而多数研究CT引导的高血压脑出血定向钻颅术的专家认为，此方法适用于无脑疝征象的老年或高危患者，但尚未见确切的手术适应证报道。综合近年有关文献，定向钻颅术对于基底节区、丘脑和脑室内出血的患者似乎益处更大。

穿刺吸除血肿的依据：

(1) 利用CT导向或立体定向技术将穿刺针或吸引管准确置于血肿中心，在抽吸血肿时，可以防止对周围组织的损伤。

(2) 临床实践证明，即使开颅手术，也无须将全部出血清除。因此，当出血量不是过大，首次穿刺如能吸除出血总量的60%～70%，颅内压及脑受压即可得到一定缓解，剩余部分可分次解决，以免颅压波动过大，中线复位过快出现意外。

(3) 术中抽吸压力可根据血肿性状掌握，有实验已计算出使用负压范围 (< 31.7kPa 或 0.2Atm) 以保证安全。

(4) 计算吸出总量，对残留血肿可注入尿激酶、肝素等进行溶解，以利引流排出。

(5) 术后可用CT复查有无再出血，并及时采取相应的措施。

穿刺吸除方法：

(1) 根据CT定位，利用定向技术以血肿中心为靶点，确定穿刺点。穿刺点应选在血肿距头皮最近、无大血管或重要功能区处。

(2) 颅骨钻孔：采用常规头皮切口、乳突拉钩牵开、用颅钻钻孔；或在头皮行小切口后、乳突拉钩牵开、用颅钻钻孔。

(3) 或在头穿刺成功后，按术前计划行血肿直接吸除、血肿破碎吸除、血肿腔。内尿激酶溶解引流等。

(4) 脑实质出血量小于 40ml，可一次吸除出血量大，中线移位严重者，宜分次吸出。两次间隔时间依病情变化及复查 CT 所见而定，一般在 24h 左右。对血肿破入脑室者，可先吸除脑实质出血，再根据出血量行一侧或双侧脑室外引流，并可配合定期应用血肿液化剂。

钻颅吸除血肿法特别适用于幕上脑出血，如基底节出血、丘脑出血、脑实质出血、脑室出血。值得注意的是：由于本法难以一次抽净血肿，所以对出血量过大的患者尤其是已脑疝形成者，当穿刺效果不显著时，应及时采取相应措施，如改开颅手术。此外，对小脑出血者建议慎用。穿刺吸除血肿有其独特的优点，但应定位准确，适应证合理选择，抽吸方法、器械选择应科学微创。

4. 神经内镜技术

随着神经内镜的问世及配套机械设备的不断完善，神经内镜辅助下的显微手术治疗某些颅内疾病获得良好疗效。利用神经内镜辅助神经外科手术，可以缩小开颅范围，并放大手术野内解剖结构图像，增强局部光照，提高了手术效果，属微创神经外科的重要技术，促进了微创神经外科的发展。神经内镜技术在神经外科手术中的应用可分为 3 种类型：

(1) 单纯神经内镜手术 (ES)，即用内镜独立完成的手术。

(2) 内镜辅助的显微神经外科手术 (EAM)，就是在显微神经外科手术中，应用内镜辅助探查和处理显微镜难以发现的死角部位病变。

(3) 内镜控制显微神经外科手术 (ECM)，在神经内镜的照射系统及其显示系统引导下，应用常规的神经外科手术器械，通过小骨窗或锁孔外科来完成手术操作。与手术显微镜相比，神经内镜下手术有如下优点：

①内镜视管到达病变时可获得全景化视野，可对病变进行放大，辨认病变侧方和周围重要的神经、血管结构，引导切除周围病变组织。有角度的内镜显示一些手术显微镜难以达到的桥小脑角、基底池等部位。

②在术野较深在时，清晰程度明显优于手术显微镜。神经内镜用于高血压性脑出血治疗的报道已较常见。

（三）不同部位高血压脑出血的治疗方法选择

壳核出血包括侵及内囊和外囊的血肿以及血肿扩大突入岛叶或破入脑室者。虽然在高血压性脑出血中最常见，但治疗上亦争议最大。作者认为：血肿较小、神志清楚的患者，内科保守治疗可以获得良好的效果，而手术治疗则可能增加创伤，影响患者的神经功能恢复；深部巨大血肿，已重度昏迷的患者，不论接受何种治疗，预后总是很差；当血肿由小变大，患者由昏睡转至浅昏迷状态时，手术疗效较好。目前普遍认为，壳核出血的手术治疗可采用微创技术清除，以解除血肿的占位效应，迅速降低颅内压，减轻局部缺血，防止脑水肿发展，以利于脑神经功能恢复。因此，手术治疗一般选择 70 岁以下的病例，血肿量在 30ml 以上。血肿占位效应较大，中线移位较明显，或内科保守治疗病情进行性加重，患者意识状态一般处于昏睡至浅昏迷之间，GCS 评分不小于 5 分。

手术方法主要有骨瓣开颅血肿清除术、定向钻颅血肿抽吸术和小骨窗开颅血肿清除术。

2. 丘脑出血

是指出血源于丘脑或主要位于丘脑的血肿。巨大的丘脑血肿预后差，小量的丘脑血肿内科保守治疗预后较好。由于血肿位置深、开颅手术创伤大、效果差，所以血肿较小时不宜采取手术治疗。血肿较大时可以考虑采用立体定向血肿抽吸术治疗。如果血肿压迫第三脑室产生急性梗阻性脑积水则须行脑室外引流术。

3. 脑桥出血

多发生在脑桥顶盖与脑桥基底处，此处为基底动脉的旁正中穿支供血。微小的脑桥出血河，检查可发现，保守治疗预后尚好。血肿可破入第四脑室，如引起脑脊液系统梗阻可行脑室外引流。如果血肿位置偏向外侧，MRI 还可分辨出血肿的软脑膜包膜，采用显微手术经第四脑室底等入路，切开包膜清除血肿，有时会有良好的疗效。但脑桥出血往往预后较差。

4. 小脑出血

多发生在齿状核，小脑蚓部出血相对较少。由于后颅窝代偿空间小，一般认为当血肿量 > 10ml 时就可能对脑干产生较大的压迫作用，或压迫第四脑室产生急性脑积水。因此对 > 10ml 的血肿多主张采取积极的手术治疗清除之。如果有急性脑积水征象可行脑室外引流。

5. 脑叶皮质下出血

多为皮质下动脉穿支出血，少数是壳核外囊出血，沿阻力较小的白质延伸到与之相连的脑叶。血肿大多位于额叶或颞叶内。脑叶皮质下出血需要进一步检查以除外脑动、静脉畸形和其他脑血管畸形、肿瘤等。治疗方法的选择主要根据意识和血肿情况来定。在患者意识清醒时，应抓紧时机进行 MRI 或脑血管造影检查以明确诊断；如果患者意识状态下降或已需要急诊手术。手术一般采用大骨瓣开颅术，颞叶内侧的血肿易引起颞叶沟回疝，应积极及时手术。

6. 脑室内出血

虽然发病率低，但病情危重。根据 Graeb 脑室内出血评分标准，中、重度脑室内出血病死率高达 60% ～ 90%。小量的脑室出血有无梗阻性脑积水者可保守治疗，脑室出血量大、脑室铸型的治疗方法有单纯脑室外引流术、开颅脑室内血肿清除术。

（四）高血压性脑出血的外科治疗效果

高血压性脑出血的手术疗效，由于各家选择病例不同，以及影响疗效因素很多，所以差异甚大。CT 应用前，手术病死率一般多在 50% 左右。目前，由于对血肿准确的定位，采用早期或超早期手术，病死率已明显下降。影响高血压性脑出血疗效因素的分析：

(1) 意识水平：意识水平可直接反映病情程度。因此，术前意识状态与手术疗效有极大关系。王忠诚将患者初诊时意识状态分为五级：Ⅰ神智清楚；Ⅱ嗜睡；Ⅲ浅昏迷；Ⅳ昏迷；Ⅴ深昏迷。国内近年报道了 120 例手术结果，术前无昏迷的 39 例，无死亡；浅至中度昏迷 50 例，死亡 8 例 (16%)；深昏迷 31 例，死亡 17 例 (54.8%)。由上可见，术前意识障碍越重，疗效越差。

(2) 出血量及部位：出血部位深浅与预后关系密切。显而易见，深部出血可直接影响脑重要结构，病死率颇高。通常皮质下壳核外侧出血者，手术疗效满意。丘脑出血则较差，脑干出血更差。小脑出血如诊断治疗及时，外科疗效明显优于内科。术前明显意识障碍者可无死亡。另一组 21 例小脑出血的报道，术后仅 2 例死亡。出血量多少和脑组织破坏及受压呈正相关。因此，出血量越多，预后也越差。但是从治疗角度看，出血部位更为重要。临床常可看到皮质下出血数十毫升，但患者意识障碍较轻。而丘脑少量出血时，多数即可陷入昏迷。关于不同出血部位和能否手术的问题，过去已有众多讨论，并已基本统一了认识。但对出血多少才适合手术，目前尚无定论。有人根据出血量占颅内容积的比例来决定手术与否，即出血量占幕上容积 4% 以下很少手术；4% ～ 5% 需考虑手术；6% ～ 21% 是手术绝对适应证；> 21% 者预后不佳，不考虑手术。也有人认为，皮质下出血 > 30ml，壳核出血应手术。笔者认为，重要的是应根据病情分级、患者全身情况综合考虑，硬性规定多少量是不恰当的。但是从功能恢复角度来考虑，特别是在发病后早期采用穿刺吸除术者，手术尺度可以适当放宽，以争取好的疗效。

(3) 手术时机：脑出血致死病例大都在病后早期内死亡。因此，早期手术势必带来很多不理想的结局。但是早期需行手术者也多说明出血迅猛、出血量大，急需清除血肿减压。此类患者如不处理，恐生存机会极少。所以，从挽救生命出发，外科手术明显优于内科治疗。另外，根据脑出血后一系列病理生理变化，如能在这些继发性改变前采取措施，相信疗效是可以提高的，这也是提倡超早期手术的依据。事实上，其结果也是比较满意的。早年提出待出血平稳后再手术，虽然手术本身病死率可能降低，但实际的病死率及致残率并不能降低，使一些可以挽救神经功能的患者，丧失了机会，所以已不被人们接受。

(4) 手术方式：手术方式和疗效关系目前尚不好比较，但从发展趋势看，穿刺吸除法由于简便，患者负担小，反应轻，正在逐渐替代传统的开颅清除术，并已作出了一定成绩。如前所述，手术方式的选择还要根据病情、患者状况及各单位条件等多方面衡量决定。

(5) 其他：如年龄因素已被一些作者否定，但是年龄越大，越应除外并发疾患。又如病前患高病后血压及发病后血压≥26.6/16kPa(200/120mmHg)、伴眼底出血者，手术疗效差。术前合并心、肺、肾等疾患，影响手术疗效。

第四节　颅内静脉系统血栓形成

颅内静脉系统血栓形成(CVT)是由多种原因所致的脑静脉回流受阻的一组脑血管疾病，包括颅内静脉窦和脑静脉血栓形成。本病的特点为病因复杂，发病形式多样，诊断困难，容易漏诊、误诊，不同部位的CVT虽有其相应表现，但严重头痛往往是最主要的共同症状，约80%～90%的CVT患者都存在头痛。头痛可以单独存在，伴有或不伴有其他神经系统异常体征。以往认为颅内静脉系统血栓形成比较少见，随着影像学技术的发展，更多的病例被确诊。特别是随着MRI、MRA及MRV(磁共振动静脉血管成像)的广泛应用，诊断水平不断提高，此类疾病的检出率较过去显著提高。

本病按病变性质可分为感染性和非感染性两类。感染性者以急性海绵窦和横窦血栓形成多见，非感染性者以上矢状窦血栓形成多见。脑静脉血栓形成大多数由静脉窦血栓形成发展而来，但也有脑深静脉血栓形成(DCVST)伴发广泛静脉窦血栓形成，两者统称脑静脉及静脉窦血栓形成(CVST)。

一、颅内静脉系统血栓形成的影像

(一)CT扫描和CTV

CT扫描是诊断CVT有用的基础步骤，其直接征象是受累静脉内血栓呈高密度影，横断扫描可见与静脉走向平行的束带征；增强扫描时血栓不增强而静脉壁环形增强，呈铁轨影或称空三角征和δ征。束带征和空三角征对诊断CVT具有重要意义，但出现率较低，束带征仅约20%～30%，空三角征约30%。继发性CT改变主要包括脑实质内不符合脑动脉分布的低密度影(缺血性改变)或高密度影(出血性改变)。国外研究资料表明，颅内深静脉血栓形成CT平扫的诊断价值，无论是敏感性或特异性均显著高于静脉窦血栓形成。应用螺旋CT三维重建最大强度投影法(CTV)来显示脑静脉系统，是近年来正在探索的一种方法。与MRA相比，CTV可显示更多的小静脉结构，且具有扫描速度快的特点。与DSA相比，CTV具有无创性和低价位的优势。Rodallec等认为疑诊CVT，应首选CTV检查。

（二）MRI 扫描

MRI 扫描虽具有识别血栓的能力，但影像学往往随发病时间不同而相应改变。急性期 CVT 的静脉窦内流空效应消失，血栓内主要含去氧血红蛋白，T_1WI 呈等信号，T_2WI 呈低信号；在亚急性期，血栓内主要含正铁血红蛋白，T_1WI 和 T_2WI 均表现为高信号；在慢性期，血管出现不同程度再通，流空信号重新出现，T_1WI 表现为不均匀的等信号，T_2WI 显示为高信号或等信号。此后，信号强度随时间延长而不断降低。另外，MRI 可显示特征性的静脉性脑梗死或脑出血。但是 MRI 也可能因解剖变异或血栓形成的时期差异出现假阳性或假阴性。

（三）磁共振静脉成像 (MRV)

可以清楚地显示静脉窦及大静脉形态及血流状态，CVT 时表现为受累静脉和静脉窦内血流高信号消失或边缘模糊的较低信号及病变以外静脉侧支的形成，但是对于极为缓慢的血流，MRV 易将其误诊为血栓形成，另外与静脉窦发育不良的鉴别有一定的困难，可出现假阳性。如果联合运用 MRI 与 MRV 进行综合判断，可明显提高 CVT 诊断的敏感性和特异性。

（四）数字减影血管造影 (DSA)

数字减影血管造影是诊断 CVT 的标准检查。CVT 时主要表现为静脉期时受累、静脉或静脉窦不显影或显影不良，可见静脉排空延迟和侧支静脉通路建立，有时 DSA 的结果难以与静脉窦发育不良或阙如相鉴别。DSA 的有创性也使其应用受到一定的限制。

影像检查主要从形态学方面为 CVT 提供诊断信息，由于各项检查可能受到不同因素的限制，因此均可以出现假阳性或假阴性结果。

（五）经颅多普勒超声 (TCD) 检查

经颅多普勒超声技术对脑深静脉血流速度进行探测，可为 CVT 的早期诊断、病情监测和疗效观察提供可靠、无创、易重复而又经济的检测手段。脑深静脉血流速度的异常增高是脑静脉系统血栓的特征性表现，且不受颅内压增高及脑静脉窦发育异常的影响。在 CVT 早期，当 CT、MRI、MRV 甚至 DSA 还未显示病变时，脑静脉血流动力学检测就反映出静脉血流异常。

二、临床表现

近年来的研究认为，从新生儿到老年人均可发生本病，但多见于老年人和产褥期妇女，也可见于长期疲劳或抵抗力下降的患者，男女均可患病，男女发病比为 1.5：5，平均发病年龄为 37～38 岁，CVT 临床表现多样，头痛是最常见的症状，约 80% 的患者有头痛。其他常见症状和体征有视盘水肿、局灶神经体征、癫痫及意识改变等。不同部位的 CVT 临床表现有不同特点。

(一) 症状与体征

1. 高颅压症状

由脑静脉梗阻导致高颅压者，多存在持续性弥散或局灶性头痛，通常有视盘水肿，还可出现恶心、呕吐、视物模糊或黑、复视、意识水平下降和混乱。

2. 脑局灶症状

其表现与病变的部位和范围有关，最常见的症状和体征是运动和感觉障碍，包括脑神经损害、单瘫、偏瘫等。

3. 局灶性癫痫发作

常表现为部分性发作，可能是继发于皮质静脉梗死或扩张的皮质静脉"刺激"皮质所致。

4. 全身性症状

主要见于感染性静脉窦血栓形成，表现为不规则高热、寒战、乏力、全身肌肉酸痛、精神委靡、咳嗽、皮下瘀血等感染和败血症症状。

5. 意识障碍

如精神错乱、躁动、谵妄、昏睡、昏迷等。

(二) 常见的颅内静脉系统血栓

1. 海绵窦血栓形成

最常见的是因眼眶部、上面部的化脓性感染或全身感染所引起的急性型；由后路(中耳炎)及中路(蝶窦炎)逆行至海绵窦导致血栓形成者多为慢性型，较为少见。非感染性血栓形成更少见。常急性起病，出现发热、头痛、恶心、呕吐、意识障碍等感染中毒症状。疾病初期多累及一侧海绵窦，眼眶静脉回流障碍可致眶周、眼睑、结膜水肿和眼球突出，眼睑不能闭合和眼周软组织红肿；第Ⅲ、Ⅳ、Ⅵ对脑神经及第Ⅴ对脑神经1、2支受累可出现眼睑下垂、眼球运动受限、眼球固定和复视、瞳孔扩大，对光反射消失，前额及眼球疼痛，角膜反射消失等；可并发角膜溃疡，有时因眼球突出而眼睑下垂可不明显。因视神经位于海绵窦前方，故视神经较少受累，视力正常或中度下降。由于双侧海绵窦由环窦相连，故多数患者在数日后会扩展至对侧。病情进一步加重可引起视盘水肿及视盘周围出血，视力显著下降。颈内动脉海绵窦段感染和血栓形成，可出现颈动脉触痛及颈内动脉闭塞的临床表现，如对侧偏瘫和偏身感觉障碍，甚至可并发脑膜炎、脑脓肿等。

2. 上矢状窦血栓形成

多为非感染性，常发生于产褥期；妊娠、口服避孕药、婴幼儿或老年人严重脱水，以及消耗性疾病或恶病质等情况下也常可发生；少部分也可由感染引起，如头皮或邻近组织感染。也偶见于骨髓炎、硬膜或硬膜下感染扩散引起上矢状窦血栓形成。

急性或亚急性起病，最主要的临床表现为颅内压增高症状，如头痛、恶心、呕吐、视盘水肿、展神经麻痹，1/3 的患者仅表现为不明原因的颅内高压，视盘水肿可以是唯一的体征。上矢状窦血栓形成患者，可出现意识一精神障碍，如表情淡漠、呆滞、嗜睡及昏迷等。多数患者血栓累及一侧或两侧侧窦而主要表现为颅内高压。血栓延伸到皮质特别是运动区和顶叶的静脉可引起全面性、局灶性运动发作或感觉性癫痫发作，伴偏瘫或双下肢瘫痪。旁中央小叶受累可引起小便失禁及双下肢瘫痪。累及枕叶视觉皮质可发生黑矇。婴儿可表现喷射性呕吐，颅缝分离，卤门紧张和隆起，卤门周围及额、面、颈、枕等处的静脉怒张和迂曲。老年患者一般仅有轻微头昏、眼花、头痛、眩晕等症状，诊断困难。腰椎穿刺可见脑脊液压力增高，蛋白含量和白细胞数也可增高，磁共振静脉血管造影 (MRV) 有助于确诊。

3. 侧窦血栓形成

侧窦包括横窦和乙状窦。因与乳突邻近，化脓性乳突炎或中耳炎常引起单侧乙状窦血栓形成。常见于感染急性期，以婴儿及儿童最易受累，约 50％的患者是由溶血性链球菌性败血症引起，皮肤、黏膜出现瘀点、瘀斑一侧横窦血栓时可无症状，当波及对侧横窦或窦汇时常有明显症状。侧窦血栓形成的临床表现如下：

(1) 颅内压增高：随病情发展而出现颅内压增高，常有头痛、呕吐、复视、头皮及乳突周围静脉怒张、视盘水肿，也可有意识或精神障碍。当血栓经窦汇延及上矢状窦时，颅内压更加增高，并可出现昏迷、肢瘫和抽搐等。

(2) 局灶神经症状：血栓扩展至岩上窦及岩下窦，可出现同侧展神经及三叉神经眼支受损的症状；约 1/3 患者的血栓延伸至颈静脉，可出现舌咽神经（Ⅸ）、迷走神经（Ⅹ）及副神经（Ⅺ）损害的颈静脉孔综合征，表现为吞咽困难、饮水呛咳、声音嘶哑、心动过缓和患侧耸肩、转颈力弱等神经受累的症状。

(3) 感染症状：表现为化脓性乳突炎或中耳炎症状，如发热、寒战、外周血白细胞计数增高，患侧耳后乳突部红肿、压痛、静脉怒张等。感染扩散可并发化脓性脑膜炎、硬膜外（下）脓肿及小脑、颞叶脓肿。

4. 脑静脉血栓形成

(1) 脑浅静脉血栓形成：一般症状可有头痛、咳嗽，用力、低头时加重，可有恶心、呕吐、视盘水肿、颅压增高、癫痫发作，或意识障碍；也可出现局灶性损害症状，如脑神经受损、偏瘫或双侧瘫痪。

(2) 脑深静脉血栓形成：多为急性起病，1 ～ 3d 达高峰。因常有第三脑室阻塞而颅内压增高，出现高热、意识障碍、癫痫发作，多有动眼神经损伤、肢体瘫痪、昏迷、去皮质状态，甚至死亡。

三、诊断

颅内静脉窦血栓形成的临床表现错综复杂，诊断比较困难。对单纯颅内压增高，伴或不伴神经系统局灶体征者，或以意识障碍为主的亚急性脑病患者，均应考虑到脑静脉系统血栓形成的可能。结合 CTV、MRV、DSA 等检查可明确诊断。

四、治疗

治疗原则是早诊断、早治疗，针对每一病例的具体情况给予病因治疗、对症治疗和抗血栓药物治疗相结合。对其他促发因素，必须进行特殊治疗，少数情况下考虑手术治疗。

（一）抗感染治疗

由于本病的致病原因主要为化脓性感染，因此抗生素的应用是非常重要的。部分静脉窦血栓形成和几乎所有海绵窦血栓形成，常有基础感染，可根据脑脊液涂片、常规及生化检查、细菌培养和药敏试验等结果，选择应用相应抗生素或广谱抗生素，必要时手术清除原发性感染灶。因此，应尽可能确定脓毒症的起源部位并针对致病微生物进行治疗。

（二）抗凝治疗

普通肝素治疗 CVT 已有半个世纪，已被公认是一种有效而安全的首选治疗药物。研究认为，除新生儿不宜使用外，所有脑静脉血栓形成患者只要无肝素使用禁忌证，均应给予肝素治疗。头痛几乎总是 CVT 的首发症状，目前多数主张对孤立性头痛应用肝素治疗。肝素的主要药物学机制是阻止 CVT 的进展，预防相邻静脉发生血栓形成性脑梗死。抗凝治疗的效果远远大于其引起出血的危险性，无论有无出血性梗死，都应使用抗凝治疗。普通肝素的用量和给药途径还不完全统一。原则上应根据血栓的大小和范围，以及有无并发颅内出血综合考虑，一般首剂静脉注射 3000 ～ 5000U，而后以 25000 ～ 50000U/d 持续静脉滴注，或者 12500 ～ 25000U 皮下注射，每 12h 测定 1 次部分凝血活酶时间 (APTT) 和纤维蛋白原水平，以调控剂量，使 APTT 延长 2 ～ 3 倍，但不超过 120s，疗程为 7 ～ 10d。也可皮下注射低分子量肝素 (LMWH)，可取得与肝素相同的治疗效果，其剂量易于掌握，且引起的出血发病率低，可连用 10 ～ 14d。此后，在监测国际标准化比值 (INR) 使其控制在 2.5 ～ 3.5 的情况下，应服用华法林治疗 3 ～ 6 个月。

（三）扩容治疗

对非感染性血栓者，积极纠正脱水，降低血液黏度和改善循环。可应用羟乙基淀粉 40(706 羧甲淀粉)、低分子右旋糖酐等。

（四）溶栓治疗

目前尚无足够证据支持全身或局部溶栓治疗，如果给予合适的抗凝治疗后，患者症状仍继续恶化，且排除其他病因导致的临床恶化，则应该考虑溶栓治疗。脑静脉血栓溶栓治疗采用的剂量差异很大，尿激酶每小时用量可从数万至数十万单位，总量从数十万至上千万单位。阿替普酶用量为 20 ～ 100mg。由于静脉血栓较动脉血栓更易溶解，且更易伴发出血危险，静脉溶栓剂量应小于动脉溶栓剂量，但具体用量的选择应以病情轻重及改变程度为参考。

(五) 对症治疗

伴有癫痫发作者给予抗癫痫治疗，但对于所有静脉窦血栓形成的患者是否都要给予预防性抗癫痫治疗尚存争议。对颅内压增高者给予静脉滴注甘露醇、呋塞米、甘油果糖等，同时加强支持治疗，给予 ICU 监护，包括抬高头位、镇静、高度通气、监测颅内压以及注意血液黏度、肾功能、电解质等，防治感染等并发症，必要时行去除出血性梗死组织或去骨瓣减压术。

(六) 介入治疗

在有条件的医院可进行颅内静脉窦及脑静脉血栓形成的介入治疗，利用静脉内导管溶栓。近年来，采用血管内介入局部阿替普酶溶栓联合肝素抗凝治疗的方法，取得较好疗效。但局部溶栓操作难度大，应充分做好术前准备，妥善处理术后可能发生的不良事件。

第三章 中枢神经系统肿瘤

第一节 髓母细胞瘤

髓母细胞瘤这一名同由 Bailey 和 Cushing 于 1925 年首先提出，指的是一种位于小脑中线部位明显高度恶性的小细胞肿瘤。直到 1983 年，Rorke、Becker 和 Hinton 提出所有恶性小细胞肿瘤，包括髓母细胞瘤应统一命名为原始神经外胚层肿瘤 (PNETs)，并应根据肿瘤所在部位进一步区分。之前，Hart 和 Eade 曾使用 PNET 这个词来指起源于幕上的恶性小细胞肿瘤，并认为这些肿瘤来源于原始胚胎细胞。髓母细胞瘤是否应归于 PNET 还是应单列出来目前仍有争议。最新的 WHO 分型将髓母细胞瘤列为一种胚胎细胞性的肿瘤。一般来说，颅后窝 PNET 与髓母细胞瘤是同一个概念。2007 年 WHO 中枢神经系统肿瘤分类将髓母细胞瘤分为如下四个亚型：促纤维增生型 / 结节型髓母细胞瘤、伴广泛结节的髓母细胞瘤、间变型髓母细胞瘤、大细胞髓母细胞瘤。

一、影像表现

（一）X 线

幼儿颅内压增高常出现头颅增大、颅骨变薄和颅缝分离，年龄较大者亦可有脑回压迹增加，蝶鞍后床突和鞍背骨质吸收，肿瘤发生钙化者罕见。

（二）CT 表现

典型者表现为颅后窝中线上圆形或类圆形稍高或等密度肿块，边界清楚，密度多较均匀，瘤周可有低密度水肿带。注射对比剂后多呈均匀明显强化。肿块可有较小的囊变和坏死区，出血少见，10% ～ 15% 可见斑点状钙化。肿瘤压迫或突入第四脑室，致四脑室受压变形呈弧形或半月形前移，且伴有幕上梗阻性脑积水。肿瘤可从第四脑室经侧孔向外生长，延伸至小脑延髓池、桥小脑角池；肿瘤也可通过脑脊液循环弥散到脑池、脑表面或脑室系统。

儿童颅后窝中线上稍高密度肿块，增强后呈均匀明显强化，多考虑髓母细胞瘤；在实际工作中髓母细胞瘤常须与室管膜瘤、星形细胞瘤鉴别。室管膜瘤多位于第四脑室内，但当肿块较大时，常难以确定病变的部位，此时应注意观察第四脑室残腔的位置，髓母细胞瘤其第四脑室残腔多位于瘤体前方，室管膜瘤其第四脑室残腔常位于瘤体的后方；此外，室管膜瘤常有囊变，钙化多见。小脑星形细胞瘤多位于小脑半球，密度较低，易坏死、囊变，可见壁结节，增强后扫描囊性部分不强化，实性部分及壁结节明显强化。

（三）头颅 MRI

MRI 无特异表现，一般是长 T_1、长 T_2 信号，T_1 加权像肿瘤呈低密度信号，第四脑室受压前移；T_2 加权像呈类圆形高信号，肿瘤强化明显。由于肿瘤中心多位于小脑偏心侧的下蚓部，此特点有助于临床诊断。另外，矢状位像肿瘤一般位于第四脑室头端，这一点有别于自第四脑室尾端生长的室管膜瘤。

二、临床表现

髓母细胞瘤恶性程度高，生长快，病程短，平均病程在 4 个月左右，年龄越小病程越短。主要表现颅内压增高症状和小脑损害症状。

（一）颅内压增高症状

髓母细胞瘤生长迅速，可充满第四脑室，5%～10% 的髓母细胞瘤因肿瘤自发出血造成急性脑脊液循环梗阻，引起梗阻性脑积水，不具有特异性的颅压高症状；不同年龄的患者症状有所不同，婴幼儿由于不能进行语言表达，可表现呕吐、精神淡漠或易激惹，精神运动发育受限甚至倒退。年龄大的儿童或成人可主诉头痛，晨起明显或睡眠中痛醒。早期的头痛常位于额部，渐转为枕部，或伴有颈强直和头部歪斜，可能与小脑扁桃体下疝有关。颅内压增高和肿瘤压迫延髓呕吐中枢均可导致呕吐，呈喷射性，与进食无关。头痛、呕吐是髓母细胞瘤最常见的早期临床表现。颅内压增高还可引起患者眼底视盘水肿，而出现视物模糊；展神经麻痹患者可出现复视。尚可因颅内压增高而出现发作性强直性痉挛及枕骨大孔疝，压迫和刺激上颈段神经根或出现保护性反射，而发生颈强直及强迫头位。

（二）小脑损害症状

肿瘤主要破坏小脑蚓部，表现为身体平衡障碍，走路及站立不稳。因肿瘤侵犯下蚓部者更常见，所以多数患儿表现向后倾倒。肿瘤发生在小脑蚓部者或偏向一侧发展者，表现为有肢体共济运动障碍。肿瘤原发于小脑半球者可出现持物不稳，指鼻试验和跟膝胫试验阳性。有些患者尚有构音不良（小脑性语言）。肌张力和腱反射多数低下。眼球震颤。当肿瘤侵犯到脑干，患者可出现脑神经功能异常，如面瘫，吞咽和语言功能障碍。肿瘤自第四脑室侧孔向小脑脑桥三角发展时，第对脑神经麻痹则是疾病的早期表现。

（三）其他症状

慢性进行性颅内压增高可导致双侧展神经不全麻痹而出现复视，表现为双眼向内斜视，眼球向外侧注视时运动不到位。部分患儿可出现双侧锥体束征，这是肿瘤体积增大向前压迫脑桥所致。晚期患儿出现小脑危象，表现为意识突然丧失，呼吸缓慢，伴双侧病理征阳性或去大脑强直等，其原因为颅内压急剧升高，发生小脑扁桃体下疝或肿瘤对脑干的直接压迫加重等。髓母细胞瘤的转移症状为本病的一个重要特点。常见的部位是脊髓，尤其是马尾部。髓母细胞瘤就诊前约 1/3 患者已有软脑膜转移，年龄越小发生率越高，如出现背痛或局部放射性疼痛则高度支持脊髓转移。确诊时，伴随中枢神经系统以外的转移少见。本病常见的神经系统以外的转移，骨骼转移占 80%，亦可转移至骨髓、淋巴结、肝和肺。

三、诊断

儿童出现无明显诱因的持续性头痛，反复发作的呕吐或伴有走路不稳等症状，都应进一步检查。如发现眼球震颤、平衡障碍、走路不稳、强迫头位及 X 线有颅内压增高征象时，即应高度怀疑髓母细胞瘤的存在，可进一步采用头部 CT 或 MRI 检查，如表现为颅后窝中线部病变更有助于诊断。

四、治疗

在过去几十年中，髓母细胞瘤患者的生存期不断提高。目前主要的治疗办法包括尽可能地全切肿瘤、脑脊髓放射治疗及化疗。

（一）手术

是髓母细胞瘤的主要治疗手段，手术的目的在于：

(1) 明确病理诊断。

(2) 最大程度切除肿瘤。

(3) 恢复脑脊液循环通路。对于继发于髓母细胞瘤所致的脑积水，目前绝大多数作者认为，以大剂量皮质激素治疗，尽早手术切除肿瘤及术后脑室外引流为主，而不主张切除肿瘤之前行脑室分流术。真正需术后行分流术的占 10% ～ 30%。应注意，分流术后肿瘤有沿分流管弥散的可能。

1. 手术体位

可采取坐位、俯卧位及侧卧位。坐位在儿童手术中的应用已经减少。因为坐位更易出现空气栓塞、幕上硬膜下出血及术后出现血肿。此外，儿童取坐位较为困难，还易出现低血压的情况。侧卧位在某些方面比俯卧位更有优势。术者操作更舒适，对手术野的出血和脑脊液更容易清理，气管内插管的通路更方便，减少胸部所受压力从而缓解颅内静脉的充血。由于侧卧位需要用头架固定，因此并不适合于婴幼儿。4岁以上的儿童则完全可以使用侧卧位。2～3岁儿童使用侧卧位需要比较小心，2岁以下的儿童可用马蹄形头托，俯卧位是这一年龄段患儿手术的最好选择。

2. 手术切口

自枕骨粗隆上方到颈2水平的垂直中线切口。沿着枕骨对枕部肌肉进行分离，但一般应避免分离肌肉与颈2的附着，我们应做开颅术而不是颅骨切除术，因为这样关颅后可避免肌肉与脑膜的粘连，更符合解剖学要求。颅骨的切开应到达枕骨大孔水平，极少情况下需要切除颈1后弓，硬脑膜采用标准的Y形切开。

术中见肿瘤位于中线，可突出于正中孔，小脑扁桃体常被挤向外侧，可辨别出上段颈髓、第四脑室闩及第四脑室底的尾端。在切除肿瘤之前的关键一步就是要首先探明肿瘤与脑干的关系。如果肿瘤尚未侵犯脑干的话，这时可轻抬肿瘤，在肿瘤下方垫入脑棉以保护第四脑室底部。即使肿瘤已侵犯脑干，这一步骤也有助于探明肿瘤与脑干的相对位置。然后确定肿瘤向侧方侵犯的情况及与小脑脚的关系。一般需要由下向上切开小脑蚓部，以探明肿瘤的上界。充分打开小脑延髓裂有时可减少小脑蚓部的切开。肿瘤与小脑的界面一般清晰可见，在肿瘤内减压前最好先沿肿瘤边界做最大限度的游离。肿瘤上极切除后，即可进入第四脑室上端。在分离肿瘤下极时应严格保护双侧小脑后下动脉及小脑上动脉进入脑干的返动脉，以免误伤后引起脑干缺血和功能衰竭。在处理肿瘤上极时，关键要打通中脑导水管出口。

（二）放疗

髓母细胞瘤对放射线高度敏感，因此无论肿瘤是否完全切除或有残留，都应在术后尽早进行全头颅及椎管的放射治疗。一般主张在术后的4～6周开始放疗，最迟不要超过50d，因放疗开始时间的延长会使预后变差。放疗部位应包括全脑、颅后窝和脊髓。放疗剂量根据患者年龄而定，剂量要足。对于标准危险组有两种放疗方案可供选择：标准方案为全脑脊髓剂量为30～60Gy，颅后窝剂量为54～55.8Gy，放疗期间不进行同步化疗；减量方案为全脑脊髓剂量为23.4Gy，颅后窝剂量为54～55.8Gy，放疗期间辅以同步化疗。对于高危险组只采用上述标准方案。3岁以内暂不放疗，可行化疗，待4岁后再行全脑脊髓放疗。

（三）化疗

目前化疗已作为大多数患者的辅助治疗策略，而过去化疗只针对婴儿（＜3岁）患者延迟或不进行放疗的选择和高危险组患者的辅助治疗。对于标准危险组患者，在行放疗＋同步化疗（长春新碱）后，行8个周期的辅助化疗（洛莫司汀＋长春新碱＋顺铂）。对高危险组患者，推荐的辅助化疗方案为顺铂＋卡铂＋环磷酰胺＋长春新碱为了进一步改善患者的生存率，目前正探索大剂量化疗＋自体干细胞移植的化疗策略，应用于传统脑脊髓放疗和化疗后或术后为了延迟放疗的婴儿。

五、并发症

（一）手术并发症

1. 小脑缄默症

文献报道，小脑缄默症发生率约为12%，特征性表现是在术后24～48h患者突然停止说话，伴有明显的情绪不稳和小脑共济失调，伴有或不伴有偏瘫。患者情绪不稳和偏瘫可持续数周，小脑共济失调可持续数月。语言恢复之初可表现为语言节律不稳定，完全恢复语言功能需2～6个月。引起小脑缄默症的解剖部位尚有争议，可能位于齿状核、小脑脚和脑干。

2. 无菌性脑膜炎

主要表现为手术后头痛、畏光、发热、颈强直等。可能与切除肿瘤过程中血性脑脊液进入蛛网膜下隙有关。故术中应严格止血，注意蛛网膜下隙和脑室系统的保护，严密缝合硬脑膜。

3. 其他

随着显微神经外科技术的发展和麻醉技术的提高，髓母细胞瘤的手术死亡几乎为零。但手术后颅内血肿、小脑肿胀和脑神经损伤的发生率仍然很高，约为26%；术后最常见的并发症仍是小脑共济失调，多为暂时性，术后数周后可以恢复。手术后一过性同侧肢体辨距不良和脑神经功能异常，如展神经麻痹、面瘫和声带麻痹与损伤第四脑室底有关。

（二）放射治疗后并发症

由于髓母细胞瘤放射野较广，放射量大。放射损伤可累及多器官。血液系统的变化常是急性或亚急性损伤后的表现：而精神运动发育迟缓，内分泌异常等常是放射治疗后迟发的并发症。3岁以下的儿童应避免放射治疗。

1. 血液系统

放射治疗后的贫血常是暂时的，外周血中的淋巴细胞对放射治疗最为敏感，放射治疗后淋巴细胞可减少至放射治疗前的17%～35%，且恢复较慢，达正常水平计数需6年。在放射治疗中期血小板继中性粒细胞下降而迅速减少，血红蛋白亦逐渐下降。

2. 精神运动发育迟缓

精神运动发育迟缓是儿童髓母细胞瘤放射治疗后最为引人关注的严重的后遗症，主要表现为智力退化，发现放射治疗后儿童的智商进行性下降。

3. 内分泌异常

放射治疗后内分泌异常主要表现为下丘脑－垂体轴、甲状腺、生殖腺等功能的异常。当全脑照射量超过 24Gy，50% 的患者可出现生长激素分泌异常，有 70% ～ 80% 患儿放射治疗后出现对生长激素的刺激反应不足。放射治疗后患儿可出现身材矮小，放射治疗对生长激素作用的影响可以是潜在性的，甚至在放射治疗后数年才表现出来。甲状腺功能异常多为亚临床型，发生率为 43% ～ 68%。早期测定甲状腺激素水平有助于发现这种异常。甲状腺激素水平异常使儿童放射治疗后甲状腺肿瘤的发生率增加。性腺功能异常是因放射对卵巢或睾丸的损伤所致，女孩比男孩多见，占青春期髓母细胞瘤患者的 20%。

六、预后

髓母细胞瘤预后欠佳。但近年来随着手术技巧的提高，肿瘤全切或次全切除的比例增高，由于术后常规脑脊髓放疗的实施，患者的生存率有明显提高。目前，髓母细胞瘤的 5 年生存率为 50% ～ 60%，10 年生存率为 28% ～ 33%。在某些报道中，5 年生存率甚至达到 80% ～ 100%。患者的发病年龄、肿瘤的临床分期与治疗措施与患者的预后有关。年龄愈小，预后愈差，儿童患者的 5 年生存率明显低于成人患者，分别为 34% 与 79%，而 10 年生存率则较为接近，为 25% ～ 28%，无显著差别。

髓母细胞瘤的复发多见于术后第 2 ～ 4 年。对于复发髓母细胞瘤手术及放疗效果均不如初发肿瘤。复发后除个别患者可生存 5 年以上外，一般不超过 2 年。

第二节　听神经瘤

听神经瘤起源于听神经的鞘膜，应称听神经鞘瘤，为良性肿瘤，大多发生于一侧。少数为双侧者，多为神经纤维瘤病的一个局部表现。绝大多数听神经鞘瘤发生于听神经的前庭支，起于耳蜗神经支者极少。该肿瘤多先在内听道区发生，然后向小脑脑桥角发展。肿瘤包裹膜完整，表面光滑，也可有结节状。肿瘤主体多在小脑脑桥角内，表面覆盖一层增厚的蛛网膜。显微镜下主要有两种细胞成分：Antoni A 和 Antoni B 型细胞，可以一种细胞类型为主或混合存在，细胞间质主要为纤细的网状纤维组成。随肿瘤向小脑桥脑角方向生长及瘤体增大，与之邻近的脑神经、脑干和小脑等结构可相继受到不同程度的影响。往往向前上方挤压面神经和三叉神经；向下可达颈静脉孔而累及舌咽、迷走和副神经；向内后发展则推挤压迫脑干、桥臂和小脑半球。

本病好发于中年人，青少年很少见。临床上主要表现为桥小脑角综合征，即病侧听神经、面神经和三叉神经受损以及小脑的症状。首发或最常见的症状是患侧听力不同程度地下降。如肿瘤较大压迫第四脑室，从而引起脑脊液循环障碍，导致梗阻性脑积水，形成颅内压增高者有头晕、头痛等症状。

一、影像学表现

（一）CT

肿瘤位于以内耳道为中心的脑桥小脑角区，岩骨的后缘。肿瘤多为类圆形，少数为半月形。瘤灶的密度多与脑实质密度相近，也可呈低密度、高密度或混杂密度影。CT增强扫描瘤灶多数强化明显，强化均匀或不均匀。多数瘤体与岩骨相交呈锐角，少数为钝角，桥小脑角池闭塞，而相邻脑池扩大，瘤灶周围水肿较轻，瘤体大时可压迫脑干及小脑，使其变形移位，可引起脑脊液循环障碍，两侧脑室可见不同程度的扩大表现。多数病例可见内耳道呈喇叭状扩大，部分病例可见邻近岩骨骨质压迫吸收或破坏征象。

（二）MR

MR显示内听道扩大或岩骨骨质的吸收或破坏不如CT敏感和明确。但在显示局限于内听道内小的瘤灶及发现等密度的病灶优于CT。瘤灶在T_1WI上多呈低信号，在T_2WI上多高信号影，瘤灶内囊变区在T_1WI上为明显低信号；在T_2WI则为高信号。瘤灶内如伴有出血，瘤灶信号混杂。增强扫描瘤灶实性部分明显强化，囊变部分无强化。

病例：听神经瘤男性，39岁，左耳听力下降4个月（图3-1）。

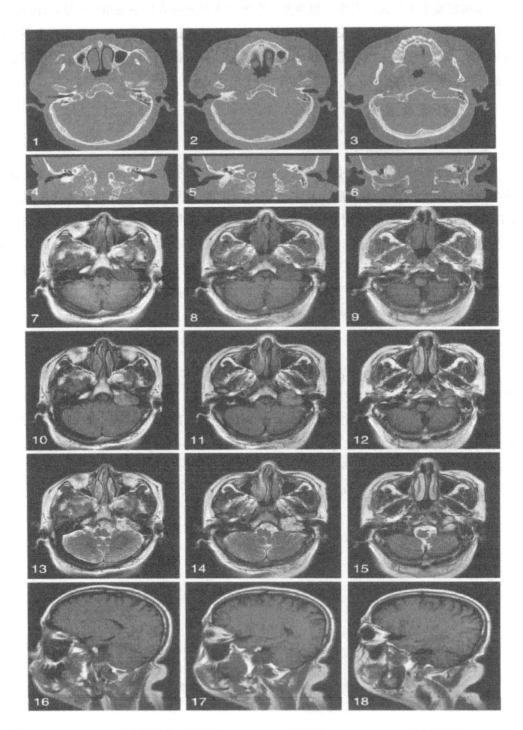

图 3-1　1～6.CT 骨窗横断位、冠状位；7～9.T₁WI 横断位；10～12.T₂WI 压水横断位；13～15.T₁WI 横断位；16～18.T₁WI 矢状位

二、临床表现

听神经瘤的病程较长，症状存在的时间为数月至数年不等。大部分患者就诊时主要症状是听神经受损的表现，包括头晕、耳鸣和听力下降，可三者同时、两者同时或先后出现。耳鸣常为高调音，似蝉鸣或汽笛声，并为连续性，常伴有耳聋。据报道，耳聋存在于 85.2%～100% 的病例中，而耳鸣存在于 63%～66.9% 的病例中。由于患者头晕症状较轻，迅速缓解，也不伴有恶心、呕吐，因此常不为患者和医师注意。病程的长短反映了肿瘤的生长速度、发生位置以及是否有囊性变。临床症状的发生率与肿瘤的发展程度有关。肿瘤越小头晕发生率越高，而且头晕症状持续时间与肿瘤的大小呈负相关，瘤体越大头晕症状持续时间越短。Matthies 和 Samii 总结 1000 例听神经瘤的临床症状，发现以耳蜗神经障碍最常见，为 95%，前庭神经受损为 61%，三叉神经、后组脑神经（Ⅸ、Ⅹ、Ⅺ）、展神经受损分别为 9%、2.7%、1.8%。因此，在听神经瘤的临床表现中听神经的症状和体征是非常重要的。对单侧进行性听力减退的中老年患者应特别引起重视，对怀疑有桥小脑角肿瘤的患者应详细询问听力减退的病史，并进行详细的神经耳科学检查。约有 6% 的听神经瘤患者听力正常，可能与肿瘤起源于听神经的近侧端、肿瘤对听神经的压迫较轻有关。有报道称虽然 95% 的患者出现耳蜗症状，但其中 15% 并没有注意到听力下降，对听力下降的确切时间不能做出回忆。对单侧进行性听力减退的患者不应忽视有听神经瘤存在的可能性。

(一) 首发症状

1987 年 Sterkers 等认为，听神经瘤是神经外胚层 Schwann 细胞肿瘤，起源于中枢性和周围性髓磷脂会合的前庭神经 Obersteiher-Redlich 区，而 1991 年 Thedinger 等进一步提出，此区位于内听道内，在突入到桥小脑角前肿瘤组织常充填整个内听道。因此，大多数患者的首发症状为进行性单侧听力减退伴耳鸣、眩晕，此症状持续时间较长，一般为 3～5 年。也有认为一部分 (20%～25%) 听神经瘤发生在前庭神经的内听道口至脑干段，由于没有骨壁的限制，早期不会对听力造成影响，其首发症状并非耳聋，而是头痛、恶心、呕吐、视力障碍。少数老年患者可出现精神方面改变，表现为萎靡不振、意识淡漠、对周围事物反应迟钝，可能与老年人脑动脉硬化及颅内压增高有关。向上扩展的肿瘤，患者以三叉神经刺激或破坏症状为首发，有时易误诊。

吕静荣等曾回顾性分析了 137 例听神经瘤患者的首发临床症状，以典型症状为首发者占 88.3%，以非典型症状首发者占 11.7%。其中以耳聋和耳鸣为首发症状者分别占 44.5% 和 27.7%，以三叉神经受累、眩晕以及行走不稳为首发症状者分别占 5.1%、2.2% 和 2.2%。非典型症状为首发症状的包括突发性聋 (5.8%)、头胀痛 (1.5%)、中耳炎 (1.5%) 和耳闷胀感 (0.7%)。

（二）症状和体征

各家报道的听神经瘤临床表现较复杂（表3-1），其症状并不完全一致，可轻可重，这主要与肿瘤起始部位、生长速度、发展方向、肿瘤大小、血供情况、是否囊性变等诸多因素有关，听力下降和耳鸣最常见，而肿瘤越大，出现的其他脑神经受累症状越多。

表 3-1　听神经瘤的临床表现

临床症状	Cushing	Mathew	Selesnick	Matthies	Mackle	吴皓
听力下降	100%	97%	85%	95%	91%	88%
耳鸣		66%	56%	63%	5%	64%
平衡失调		46%	48%	61%	27%	32%
眩晕			19%	61%	3.3%	12%
三叉神经	63%	33%	20%	16.5%		15%
面神经麻痹	77%	22%	10%	17%		1%
头痛	100%	29%	19%	12%		27%
视觉症状	87%	15%	3%	1.8%		0.5%
后组脑神经			0	2.7%～3.5%		0.1%
吞咽困难	53%		0			
视神经乳头水肿						
无症状			1.6%		0.25%	4%

1. 耳聋

听神经瘤最常见、最典型的表现为单侧感音神经性聋，发生于95%的患者，原因在于听神经纤维被压迫或浸润，以及神经或内耳的血供受到损害。2004年Forton等通过研究认为，听神经瘤患者的渐进性听力下降与肿瘤压迫耳蜗血管和（或）耳蜗神经有关，而与肿瘤是否在耳蜗神经内生长无关。近来也有研究发现肿瘤周围微环境改变，肿瘤释放肿瘤坏死因子(TNF)也是导致耳聋的可能原因。绝大多数患者渐进性听力下降可达数年，直至全聋。在早期阶段，听力下降是单侧的或非对称性的，多累及高频听力部分。言语识别率的下降与纯音听力损失不成比例。听力下降有3种形式，渐进性占87%，突发性占10%，波动性占3%。

突发性听力下降可能是肿瘤压迫所致的内听动脉痉挛或阻塞的结果，可由头部外伤或剧烈的运动诱发。听力下降可为全聋，并且有恢复的可能。临床上遇突发性耳聋的患者要排除听神经瘤。虽然仅1%～2%的突发性耳聋患者最后被证实有听神经瘤，但持积极的态度排除听神经瘤是必要的。

听力下降的不典型形式相当常见。早在 1977 年，在一组 500 例听神经瘤患者的大宗病例研究中，Johnson 发现其中 66％为高频听力损失，而近 20％为上升型或谷型听力图。在 2007 年 Mackle 等的 398 例听神经瘤患者中，3.7％具有不典型症状，其中包括听力正常。据 2000 年 Magdziarz 等报道，听神经瘤患者中，听力正常的发生率为 3％～ 12％。另有报道发现听神经瘤患者中的 15％主观听力正常，其中 4％听力学检查正常 (纯音听阈＜25dBHL，言语识别率＞ 85％)。

2. 耳鸣

在听神经瘤中，耳鸣是很常见的，高达 70％的患者有耳鸣。在大多数病例中，患耳耳鸣为高频音，常被描述为"汽笛声""哨音""蝉鸣音""轰鸣声"等。耳鸣可为间断性，也可为持续性，也有出现一段时间后自行消失。耳鸣十分顽固者，至听力完全丧失仍继续存在。耳鸣可为唯一症状，也可伴其他症状。耳鸣的发生是传入神经功能障碍，但耳鸣的持续存在不仅是传入神经的问题，更是听觉中枢可塑性改变的问题，因此听神经瘤术后耳鸣并不能消失，在很多病例即使术中切断耳蜗神经，术后仍存在顽固性耳鸣。

3. 眩晕、平衡失调、辨距障碍

因为前庭和小脑功能障碍，听神经瘤患者会出现很多相关症状。头位变化可诱发或加重眩晕，典型的症状是患者自诉旋转感，也可出现地面滚动或向后坠落。眩晕是阵发性的，而平衡失调则是持续的不稳定感，轻度的动作失调或笨拙，尤其是步态不稳定。尽管两者有一些重叠，但听神经瘤的患者眩晕和平衡失调的症状通常是明显不同的。

听神经瘤患者的真性眩晕并不常见，在 1993 年 Selenick 和 Jackler 报道的听神经瘤患者中，仅 19％主诉眩晕，其中大部分是小听神经瘤。在肿瘤发现之前，尽管一些患者主诉有几年的眩晕发作史，但大听神经瘤的患者在诊断时眩晕并不是其常见的症状。因此，眩晕出现在听神经瘤生长的早期，可能是前庭神经受到破坏或迷路的血供受到干扰所致。

平衡失调远较眩晕常见，出现于近一半的听神经瘤患者。随着肿瘤体积增大，眩晕发生率减少，而平衡失调则变得常见。直径大于 3cm 的听神经瘤平衡失调发生率超过70％。平衡失调最可能的机制是单侧前庭传入神经阻滞不能被有效代偿，以及患侧前庭持续输入反常神经冲动。

小脑障碍的特征性症状是意向震颤和步态共济失调。大听神经瘤挤压小脑外侧和小脑脚并损害同侧小脑半球的大部分输入。躯干共济失调较肢体共济失调更为普遍，但缺乏准确的发生率，患者易向肿瘤侧跌倒。

4. 面部麻木和疼痛

面部感觉障碍出现于约 50％直径大于 2cm 的肿瘤患者，很少见于小肿瘤者。面部感觉减退是最常见的症状。许多患者和医师常错误地将这些症状归为鼻窦或牙齿的疾病。

症状性三叉神经功能障碍患者的角膜反射通常减退或消失，三叉神经的上颌支和下颌支逐渐受累，演变为范围较广的感觉减退，最终发展成面部麻木。

听神经瘤会导致面部疼痛。三叉神经痛在大肿瘤中虽不常见但也并不少见，可能的病理机制是，小脑上动脉或岩静脉被肿瘤移位至三叉神经的根部入脑干区。肿瘤相关的面部疼痛和特发性的三叉神经痛一样，对卡马西平的治疗反应良好。对侧的三叉神经痛亦有报道，但非常少见。

三叉神经运动支的功能障碍仅见于晚期的听神经瘤。检查时可发现单侧的颞肌和咬肌萎缩，有时会导致错位。

5. 面肌无力和痉挛

虽然面神经处于肿瘤生长的中心，但在听神经瘤生长的自然病程中，面部运动功能的紊乱却不常见。面神经足够强壮，能够承受听神经瘤的持续压迫、伸展和扭转，而保持功能的完整性。除非在非常大的肿瘤，面肌无力并不常见，而一定程度的面部颤搐出现于 10% 的患者。面神经功能亢进与肿瘤的大小无关，最常见的临床表现是眼轮匝肌的颤动，功能亢进可与无力同时存在。绝大多数听神经瘤的患者面神经功能正常，但面肌电图偶尔可检测到亚临床的运动神经损害，表现为面神经功能正常但面肌电图和瞬目反射异常。

面神经是混合神经，拥有感觉成分 (由中间神经支配)，分布于外耳道后份和耳甲腔皮肤，这个区域的感觉减退是听神经瘤的一个体征，称为 Hitzelberger 征。

6. 头痛

听神经瘤患者头痛的发生率很大程度上依赖于肿瘤的大小。小的肿瘤几乎不会发生头痛。Selesnick 和 Jackler 报道，中等大小 (1 ～ 3cm) 的肿瘤引起的头痛的发生率约为 20%，而大肿瘤发生率则超过 40%。与听神经瘤有关的头痛最常见的是位于枕下区或没有显著特点的头痛。由脑积水引起的头痛仅出现于少数病例。

7. 眼科学表现

听神经瘤最常见的眼科表现是眼震和角膜反射减弱。水平眼震常见于小肿瘤，可能是前庭神经受累所致，眼震的方向多向健侧。垂直眼震见于大肿瘤，是脑干受压的结果。

另一重要的眼科表现是脑积水引起的视神经乳头水肿，但并不常见。在 Selesnick 和 Jackler 报道的病例中，仅 4% 的听神经瘤患者有脑积水。由于第四脑室的塌陷，脑积水通常是阻塞性的，但仍可能是交通性的，交通性脑积水原因可能是肿瘤释放到脑脊液中的物质损害了蛛网膜颗粒再吸收的功能。慢性颅内压力的升高可导致视神经萎缩，表现为进行性的外周视野丢失、管状视野发展，最终失明。并非所有颅内压增高的患者均出现视神经乳头水肿，也并非所有视神经乳头水肿的患者均出现视力丧失。尽管视力丧失程度常不对称，而视神经乳头水肿通常是双侧对称的。

在听神经瘤的患者中复视并不常见。滑车或展神经可因大的肿瘤而麻痹，但非常罕见。展神经的功能可因颅内压增高继发性地被损害。

8. 后组脑神经症状

后组脑神经（Ⅸ～Ⅻ）的功能紊乱能导致声嘶、误吸、吞咽困难和（或）同侧的肩无力。即使是很大的肿瘤也很少穿破颈静脉孔，这些神经的颅内段可悬挂在肿瘤的下极，但很少因受压导致后组脑神经功能障碍；如果出现后组脑神经症状，说明很可能颈静脉孔区同时存在神经鞘膜瘤。

我们对听神经瘤其他脑神经受累症状进行回顾性分析发现，出现面部麻木及角膜反射消失或迟钝者，肿瘤平均直径为 (32.1±9.6)mm(10～50mm)；周围性面瘫者，肿瘤平均直径为 (37.3±11.0)mm(20～70mm)；进食呛咳、声音嘶哑等后组脑神经症状者，肿瘤平均直径为 (45.3±11.3)mm(35～60mm)，肿瘤越大，其所伴脑神经症状亦越多。

9. 晚期症状

随着诊断方法的不断改进，现在听神经瘤的晚期症状已经很少见。长传导束体征的报道已经很少见于现今的研究中。患者可有晚期的脑干压迫、脑积水伴严重的平衡丧失，但四肢仍有运动和感觉功能。当颅内压较高时，从反射亢进到轻瘫到麻痹可进展得很快。损害的水平可直接由肿瘤压迫脑桥引起，或间接因小脑扁桃体疝压迫低位髓质引起。在听神经瘤自然病程的最后阶段，会出现意识不清和昏迷。最后，患者陷入深昏迷，死于呼吸停止。

10. 颅内自发性出血

肿瘤内出血很少见，可导致急性桥小脑角综合征，表现为突然的神经系统恶化。患者可出现耳聋、急性面肌痉挛或无力、面部感觉紊乱、声嘶，甚至嗜睡和长传导束征。出血可能是由剧烈的身体锻炼，或头部外伤诱发。

肿瘤外出血更为罕见，患者会突然出现蛛网膜下隙出血的症状和体征，伴剧烈头痛、恶心、呕吐、精神状态改变。蛛网膜下隙出血的可能原因是肿瘤表面的动脉破裂。其他的原因有肿瘤表面出血、囊性肿瘤出血破裂等。

三、诊断

（一）听神经瘤的诊断特点

典型的听神经瘤具有以下特点：

(1) 早期多为听神经损害表现，即单侧进行性听力下降、耳鸣、眩晕。

(2) 首发症状多为耳聋及耳鸣，耳聋症状发展缓慢，可持续数年到 10 年以上。

(3) 肿瘤相邻的脑神经受损表现，以三叉神经多见，患侧面部麻木，咬肌无力，甚至萎缩。

(4) 小脑共济失调表现，走路不稳，动作不协调。

(5) 颅内压升高症状，头痛、恶心、呕吐、视神经乳头水肿。

(6) 后组脑神经受损表现，吞咽困难、误咽、声音嘶哑。根据上述典型的临床表现结合影像学检查诊断听神经瘤并不困难，但关键是如何早期诊断。

当患者出现下列临床表现时，应警惕听神经瘤，并行进一步的检查：单侧进行性感音神经性耳聋不能用其他的病理机制；言语识别率下降，并与纯音听阈不成比例；伴有前庭症状；三叉神经功能障碍与不对称的感音神经性聋同时存在。

(二) 听神经瘤的诊断策略

常规的听力测试之后，如果判断患者听神经瘤的可能性不大，例如纯音听阈不对称程度小，不对称的听力损失达数十年之久，单侧耳鸣、两侧对称的听力，做听觉脑干反应 (ABR)。若 ABR 完全正常，要求患者 1 年之后复诊，做临床和听力随访，除非有新的症状出现。

若判断患者听神经瘤的可能性大，或 ABR 不正常，要求患者做钆增强的磁共振 (MRI)。MRI 的结果阴性足以排除听神经瘤。

有金属植入物不能做 MRI 的患者，做对比增强 CT。CT 常常会错过直径 1.5cm 以下的肿瘤，必要时可以做 CT 气体脑池造影。

已有研究显示，当肿瘤＞1cm 时，常规 ABR 潜伏期分析法几乎可以 100% 准确检出。而当肿瘤＜1cm 时，潜伏期法的敏感度在 63%～93%。MRI 对内听道内小至 3mm 的肿瘤均能准确识别其大小和位置。1991 年美国国家卫生研究院 (NIH) 认为增强 MRI 是检测听神经瘤的金标准，已成为目前诊断听神经瘤主要的、首选的检查方法。但是，相比之下，ABR 检查方便、价格低廉、普及率高，因此在临床上应根据患者的临床表现、听力学检查结果、身体状况 (有无植入物) 等综合判断。

四、治疗策略

(一) Ⅰ～Ⅱ期肿瘤建议随访

由于听神经瘤属于良性肿瘤，且生长缓慢，大宗临床资料观察发现并不是所有肿瘤都会生长。进一步肿瘤分子生物学研究发现散发性听神经瘤中存在 NF2 基因的不同突变类型，在某些肿瘤中仍然存在着有功能的肿瘤生长抑制蛋白 merlin，这就意味着肿瘤可能长期稳定，为随访观察提供了理论和临床依据。初次就诊的小肿瘤应在诊断后 6 个月行 MRI 增强扫描，观察肿瘤是否增大，随后每年进行一次 MRI 检查。如随访过程中出现肿瘤生长且患者存在实用听力，可以考虑采取立体定向放疗或者保留听力的手术治疗，如患者已无实用听力，首选手术治疗，但对于 70 岁以上、全身条件差无法耐受手术的患者，首选立体定向放射外科治疗。

对于小肿瘤尤其是初诊的小肿瘤的随访观察在国际上已达成共识，但仍有不少有争议的情况需进一步讨论。

需要随访观察的小肿瘤，在定义上就有争议，本书采用的是吴皓分期Ⅰ～Ⅱ期，即肿瘤小于 1.5cm，是国际上较为公认的标准；也有相当多的医师建议以 2cm 为界判定随访或干预；北欧如丹麦、挪威学界的主流观点认为年龄在 40 岁以上，无脑干小脑压迫症状的患者初诊都应随访。直到目前为止，国际上尚无公认的小肿瘤标准。并非所有听神经瘤均为活动期肿瘤，有些肿瘤长期保持稳定甚至萎缩。因此，如果听神经瘤瘤体小，可对有手术禁忌证的患者和主观不愿手术的患者采用随访观察，等待其出现听力学、神经等相关并发症或影像学瘤体增大，再早期选择手术或放射治疗。

眩晕在小肿瘤中是常见的症状，而在大肿瘤中往往已代偿，顽固性眩晕是否需要手术干预目前仍无定论，有学者认为 6 个月以上严重影响生活质量的病例应采用手术治疗，术中切断前庭神经。临床实践中，眩晕往往迅速代偿，多数病例甚至并无眩晕病史，因此小听神经瘤伴发眩晕必须随访至少 6 个月。晚近有报道对顽固性眩晕的病例采用肿瘤随访同时鼓室内注射庆大霉素取得良好的眩晕控制效果，但病例仅有 4 例，不能证明是庆大霉素的作用还是患者本身代偿。

年龄因素是治疗策略中需要重点考虑的因素。一般原则下，对于年轻病例，手术治疗选择较为积极；对于老年病例，可适当放宽随访或放射外科治疗指征。听神经瘤好发年龄是 40～60 岁，青年人肿瘤往往较大，生长迅速。研究表明青年人的肿瘤 merlin 蛋白往往完全失活。

如果在患者的唯一听力耳发现有听神经瘤，策略是等待和观察 (wait and scan)。每半年随访 1 次，随访内容包括钆增强磁共振、纯音听力、言语识别率、听觉脑干反应。如果听力开始下降，或肿瘤生长速度快，或两者均有，如果有可能选择听力保留手术，但要告知患者听力保留并不一定能成功。对患者来说，如果术后出现耳聋，学习其他的交流方法 (如读唇) 是有帮助的，将会促进康复。

如果有可能 (经济条件许可、对侧耳有耳蜗植入的适应证)，我们会建议在对侧耳植入人工耳蜗，在听神经瘤手术之前或之后均可。神经纤维瘤病 2 型 (神经纤维瘤病 2 型) 患者的情况类似，将另述。

对有慢性消耗性疾病、麻醉高风险、康复差可能性大的听神经瘤患者，这些疾病增加了长时间全身麻醉的风险，建议用放射治疗，或者每隔 6 个月 MRI 密切随访观察。

在选择随访观察时，应该向患者详细解释选择的原因、听神经瘤自然生长的风险以及可能由此带来的治疗策略上的改变。

随访方法有症状随访、听力随访和影像学随访。随访过程中，要求患者每 6 个月复诊 1 次，询问症状有无变化，以及有无新的症状出现。检查听力 (纯音听阈 PTA 和言语识别率 SDS)，以及全身状况、前庭功能、神经系统功能等。每 12 ～ 18 个月行桥小脑角 MRI 检查，了解肿瘤的生长速度。

（二）Ⅲ期以上肿瘤手术

手术切除适合于大多数听神经瘤病例，尤其是Ⅲ期以上的肿瘤，除非有手术禁忌证或患者拒绝手术。小肿瘤随访增大也是手术指征，小肿瘤随访中听力下降而肿瘤不增大的治疗，目前仍有争议，应根据肿瘤部位具体分析。依据肿瘤的大小、生长速率、患者选择，以及一些特殊情况，放射外科治疗也是一种治疗选择。放射外科治疗避免了开颅手术，且肿瘤控制率大于 80%，但放射外科治疗是控制肿瘤而不能切除，术后需要终身随访，15% ～ 20% 的肿瘤在放疗后会继续生长，这时肿瘤与脑干、脑神经紧密粘连，蛛网膜平面也会被放疗破坏。听神经瘤被放疗后会变得纤维化、质硬，血管更多，造成手术困难，对面神经、其他脑神经、脑干损伤严重；另外，虽然可能性较小，放疗后有可能造成肿瘤恶变，必须告诉患者放疗的优劣。

五、听神经瘤的手术

（一）听神经瘤手术径路的选择

目前，迷路径路、乙状窦后径路、颅中窝径路是听神经瘤手术的三种基本径路，可以满足大多数情况下的肿瘤切除。在一些特殊情况下，可以用耳囊径路和耳蜗径路。手术径路选择的主要依据是肿瘤的大小（亦即肿瘤的分期）和术前听力水平。AACHHNS 听力分级 A 级和 B 级定义为听力好，C 级和 D 级定义为听力差。

1. 迷路径路或扩大迷路径路

根据我们的经验，迷路径路手术距离短，磨除内听道骨质等操作全在硬脑膜外进行，对脑组织几乎没有刺激，面神经保留率高，术后头痛和脑脊液漏发生率低，术后神经系统并发症最少，可用于摘除任何大小的听神经瘤。因此，如果不考虑保留听力，应选择迷路径路：适应证如下：

(1) 内听道外肿瘤＞ 1.5cm，不保留听力。但唯一听力耳和一些神经纤维瘤病 2 型患者例外。

(2) 内听道外肿瘤≤ 1.5cm，但听力差，听力保留无意义。肿瘤延伸到内听道底。

(3) 乙状窦后径路术后听神经瘤复发。

如果术前听力明显下降(C、D 级)，意味着耳蜗神经已经被肿瘤侵犯，所以即使是小肿瘤，听力保留的可能性也非常小。另外，术前已经比较差的听力被保留下来并不算是一种成功，因为如此低的听力水平和差的言语分辨率对患者来说没有实用意义。因此，术前应权衡利弊，并与患者充分讨论。迷路径路的另一优势是内听道底的肿瘤不会残留 3 对于内听道外＞ 3.0cm 的肿瘤，采用扩大迷路径路，最大限度地暴露桥小脑角，以便肿瘤摘除。除此之外，复发的听神经瘤也常采用扩大迷路径路。

2. 听力保留手术径路

听神经瘤术后的听力保留主要有三重含义：术中保留蜗神经的完整性；术后纯音测听显示存在可测听力；术后听力水平具有社会实用性，也称具有实用听力。

确切地说，保留实用听力的手术才能称为听力保留的手术。

(1) 听力保留手术的指征

①肿瘤≤1.5cm。

②术前听力好(AAO-HNS 听力分级 A 级和 B 级)，术前 ABR 波形分化可辨。

另外，术前患者已放疗，或者肿瘤囊性变，听力保留率低。

(2) 乙状窦后径路：乙状窦后径路适用于各种大小以及生长方向的听神经瘤，解剖标志明确，出血少，能充分暴露桥小脑角区，能在脑干侧和内听道口识别面听神经，术中可直接监测蜗神经动作电位。

乙状窦后径路的适应证：任意大小肿瘤；或内听道外肿瘤≤1.5cm，肿瘤未及内听道底，术前听力为 A 级和 B 级。

(3) 颅中窝径路：颅中窝径路的优点是从正上方暴露内听道中间部分，减少内耳的损伤，避免对脑干的挤压。缺点是手术野小，解剖标志不易识别，定位内听道相比乙状窦后径路困难，所以术中损伤面神经的概率相对较高。由于术中需轻抬颞叶，易造成脑组织水肿，术后有发生癫痫、失语、肢体偏瘫的可能。

颅中窝径路的适应证：桥小脑角肿瘤＜0.5cm，术前听力为 A 级和 B 级，年龄＜60 岁。

(4) 其他径路：肿瘤侵犯颞骨或耳蜗，可采用耳囊径路。较大的复发性肿瘤，术前面瘫时间长，可用耳蜗径路。

(二) 听神经瘤近全切除和次全切除

听神经瘤手术的肿瘤切除范围可分为全切除、近全切除、次全切除和部分切除。

1. 听神经瘤近全切除和次全切除的定义

不同作者对听神经瘤近全切除和次全切除的定义不一，国际上并没有统一共识。有学者认为，肿瘤切除后的残余肿瘤组织≤5%为近全切除，＞5%为次全切除。Bloch 等将近全切除定义为残余肿瘤组织≤25mm^2 或者≤2mm 层厚，而次全切除时的肿瘤残余组织＞25mm^2 或者＞2mm 层厚。对近全切除和次全切除定义的一个重要局限在于：与原发肿瘤总体体积相比，残留肿瘤的百分比只是一个相对指数。例如，桥小脑角中直径分别为 2cm 和 4cm 的原发肿瘤，切除后同样残留 5%的肿瘤组织，前者残留体积远远较后者要小。因而，用肿瘤的绝对残余量来定义听神经瘤近全切除和次全切除可能是一种值得提倡的方法，但国际上并没有统一的标准。

根据 2014 年发表于《中华耳鼻咽喉头颈外科杂志》的"听神经瘤诊断和治疗建议"，全切除者无残留肿瘤；近全切除者仅限于为保留面、听神经完整性，在神经表面残留小片肿瘤 (≤ 2%)；次全切除者为保留面、听神经和脑干完整性，在这些结构表面残留小块肿瘤 (≤ 5%)；部分切除者，其残留肿瘤比例 > 5%。

根据 2016 年发表于《中华医学杂志》的"听神经瘤多学科协作诊疗中国专家共识"，全切除是指术中肿瘤全切除，影像学无肿瘤残余；近全切除仅限于为保留面、听神经完整性，在神经表面残留小片肿瘤，影像学无肿瘤残余；次全切除者仅限于为保留面、听神经、脑干等结构的完整性，在这些结构表面残留块状肿瘤；部分切除者，其残留肿瘤较大。

残留肿瘤大小用互相垂直的直径表示 (如 5mm×4mm)，同时注明残留肿瘤位置，如内听道内残留、桥小脑角内沿神经残留、脑干表面或小脑表面残留等。

2. 听神经瘤近全切除和次全切除与面神经功能

听神经瘤的近全切除和次全切除方案与面神经功能的保护密切相关，通常应用于大听神经瘤的手术方案中，特别是肿瘤在桥小脑角中的直径 > 3cm。听神经瘤越大，面神经与肿瘤的关系越复杂，面神经与肿瘤粘连越严重，同时肿瘤对面神经的推挤、拉长、压扁，面神经常表现为单束或多束纤维状，随着肿瘤进一步生长，面神经可能位于肿瘤的表面，也可能被肿瘤浸润，面神经在桥小脑角中的形态及位置发生了明显变化，这都增加了术中面神经确认和分离的难度，从而增加了损伤面神经的风险。值得指出的是，随着显微神经外科技术的发展和神经电生理监测技术的广泛应用，外科医师在术中寻找面神经方面有了极大的提高，增加了面神经解剖的保留率。Sammi 是公认的听神经瘤手术经验丰富的神经外科医师，其报道的听神经瘤全切除率为 98%，术中面神经解剖保留率为 98.5%，术后面神经功能良好率为 81%，术后面神经功能良好率比术中面神经解剖保留率要低得多，这意味着即使面神经解剖保留，也有很大可能面临长期的面瘫。众多研究结果显示，导致面神经功能损害的往往是与面神经粘连紧密的最后少量肿瘤，对这部分肿瘤，即使能够辨认出面神经，但由于其与面神经粘连紧密，切除时的机械性损伤和面神经血供的破坏，导致术后面神经功能障碍。因而，听神经瘤近全切除和次全切除多仅限于为保留面神经完整性，在神经表面残留小片肿瘤。

多项大规模研究报道显示，肿瘤越大，术中越易损伤面神经，大听神经瘤 (> 3cm) 全切除术后 1 年面神经功能良好 (H-B 分级Ⅰ/Ⅱ级) 的概率仅为 27% ~ 58%。Bloch 等通过多因素回归分析了听神经瘤患者的肿瘤大小、年龄、手术径路等与术后面神经功能的关系，结果显示，仅肿瘤大小与术后面神经的功能密切相关。

近全切除和次全切除策略在听神经瘤手术中的应用近年来是研究的热点。Seol 等报道 116 例大型听神经瘤患者，手术全切除率为 22%，近全切除率为 28%，次全切除率为 50%，术后面神经功能良好率近全切除、次全切除组明显优于全切除组。虽然该组报道全切除率低，但通过残留少量肿瘤增加面神经功能保留的做法得到了部分医师的认可。

对于大听神经瘤患者，非全切除提高了术后面神经功能。在大听神经瘤中，为避免术中损伤面神经，提高术后面神经功能，部分医师采取术中肿瘤次全切除，术后行立体定向放射治疗。目前，多项回顾性研究报道了此策略在大听神经瘤 (桥小脑角肿瘤直径 > 3cm) 患者中的应用，并评估了术后面神经的功能情况，在 141 例平均随访时间为 32 ~ 68.8 个月的患者中，85.7% ~ 95% 的患者术后获得了 H-B 分级 I / II 级的面神经功能，与类似大小肿瘤全切除后的同期数据相比较，次全切除相当大地改善了面部神经功能的结果，且放疗对残余肿瘤的远期控制率约在 90%。

对于放疗后肿瘤再次生长的听神经瘤患者中，肿瘤非全切除对于保护面神经是一个值得考虑的方案。Friedman 等报道了 73 例放疗失败后行肿瘤切除的听神经瘤患者，全切除患者术后 1 年面神经功能良好 (H-B 分级为 I / II 级) 的概率为 50%，非全切除患者良好神经功能的概率高达 85.7%，两者具有显著的统计学差异，同时对全切除组和非全切除组分别进行平均 7.3 年和 5.7 年的随访，结果显示两个治疗方案组中均无患者需要进一步治疗。

术中神经电生理监测在听神经瘤手术中已得到广泛的应用，为外科医师在术中寻找面神经提供了极大的帮助，增加了面神经解剖的保留率，同时为手术方案提供了一定的参考。Haque 等报道了通过面神经监测决定是否肿瘤全切除和次全切除的方案：当面神经刺激阈值超过 0.3mA 或在神经基线刺激量的基础上至少需要增加 0.1mA 时，选择肿瘤次全切除；若神经监测保持稳定时，选择肿瘤全切除，通过这种方案，在 151 例患者中，36% 为全切除，64% 为次全切除，整个患者中的术后面神经功能良好 (H-B 分级为 I / II 级) 的概率高达 97%。另外，Amano 等报道，在肿瘤切除的过程，将电极放在面神经出脑干行连续面神经刺激监测对于预测术后面神经的功能有一定的帮助，当面神经刺激振幅降低 50% 时，面神经术后功能相对较差，术中该参数的应用可提醒术者面神经损伤的发生，并修改肿瘤的切除方案。

3. 听神经瘤近全切除和次全切除后的肿瘤复发情况

听神经瘤的切除程度与肿瘤的复发发生率密切相关，各家报道不一。Seol 等报道，听神经瘤完全切除、近全切除及次全切除后的肿瘤复发率分别为 3.8%、9.4% 及 27.6%，通过统计学分析，肿瘤全切除与近全切除的肿瘤复发率没有显著差别，这两者与次全切除后肿瘤的复发率有显著的统计学差异，后者复发率明显升高。Bloch 等通过对 52 例近全切除和次全切除的听神经瘤患者进行了平均 5 年的随访研究，结果发现近全切除后的肿瘤复发率为 3% (1/33)，次全切除后的肿瘤复发率为 32% (6/19)，并对两者的随访时间和肿瘤大小进行统计学上的矫正，结果显示次全切除后的肿瘤复发率是近全切除的 12 倍，两者有显著的统计学差异。EI-Kashlan 等对 39 例非全切除听神经瘤患者进行了长达平均 6.2 年 (3.5 ～ 10.2 年) 长期随访研究，结果发现 43.6% 的患者残留肿瘤再生长。Fukuda 等对 41 例全切除、25 例次全切除 (肿瘤切除部分达 90%～ 99%) 及 8 例部分切除 (肿瘤切除部分＜ 90%) 的听神经瘤患者进行至少 5 年的术后随访研究，结果显示肿瘤的再生长发生率分别为 2.4%、52% 及 62.5%，全切除与非全切除 (次全切除与部分切除) 之间的肿瘤再生长率有明显的差别，后者的肿瘤再生长率明显升高。同时，该作者对多个因素与非全切除后的肿瘤再生长率之间的关系进行了分析，结果提示：初次手术后面神经表面残留肿瘤的厚度及 MIB-1 指数 (细胞增殖的一个标志物) 与肿瘤再生长呈正相关，即术后面神经表面残留的肿瘤越厚及 MIB-1 指数越高，残留肿瘤再生长的发生可能性越大，另外也证实肿瘤再生长率与患者的年龄、性别、原发肿瘤的大小、是否囊性变无关。另外，不完全切除的听神经瘤术后是否复发与术后影像学评估方法及肿瘤残留体积也有密切关系。Siavosh Vakilian 等对 30 例不完全切除的听神经瘤进行了长期的术后影像学随访研究，结果发现：通过三维测量瘤体体积的大小，40% (12/30) 的残留肿瘤在体积上进一步增大，平均增长速度为 0.53cm³/ 年，18 例残留肿瘤在体积上保持稳定不变；结果也显示，所有术后肿瘤残留体积超过 2.5cm³ 的患者都出现进一步增大，通过比较，二维测量肿瘤的大小时仅有 26.7% (8/30) 的残留肿瘤表现为进一步增大，单因素统计学分析发现，残留肿瘤体积与术后肿瘤的生长密切相关，残留体积超过 2.5cm³ 的肿瘤患者具有极高的复发率。

听神经瘤的切除程度与复发率成反比，这一观点得到众多文献支持，但部分报道显示肿瘤的远期复发率在统计学上并没有显著差异。Sughrue 等对 571 例全切除、89 例近全切除及 112 例全切除的听神经瘤患者进行长期的随访研究发现，5 年复发率分别是 10%、16%、18%，10 年复发率分别为 22%、19%、18%，在统计学上并没有显著差异。

4. 听神经瘤近全切除和次全切除后的诊疗方案

听神经瘤近全切除或次全切除后的诊疗方案同原发肿瘤，包括：连续随访观察、立体定向放射治疗和再次手术。在连续随访观察后如果发现残余肿瘤生长，如何行进一步诊治？考虑到残余肿瘤已经存在再生长情况，后续需进一步治疗的可能性非常大，继续进行随访观察并不推荐。另外，Freeman 等对残留肿瘤再次生长的听神经瘤患者进行再次手术，并与首次手术相比较，发现再次手术难度加大，且患者术后并发症的发病率高，特别是面神经功能较首次手术者要差，究其原因可能是术后瘢痕增生、面神经正常解剖位置改变、肿瘤与周围神经血管等组织粘连等。

随着立体定向放射外科的发展，该治疗方案已经成为手术的重要补充，即使手术未能将肿瘤完全切除，通过立体定向放射治疗也可以很好地控制肿瘤生长。Arthurs 等报道，通过对听神经瘤患者12～17Gy的立体定向放射治疗，91％～95％的瘤体便能控制生长，而面神经的病变率低于10％。最近，多项报道证实，肿瘤非全切除后通过立体定向放射治疗，并进行32～68.8个月的随访观察，肿瘤再生长的控制率在79％～100％。不仅如此，立体定向放射治疗在对中小型听神经瘤生长的控制及面神经保护方面显示出良好效果。有研究表明，伽马刀治疗中小型听神经瘤患者，10年肿瘤无进展率达92％，面神经功能良好率为96％。

总之，听神经瘤的切除程度与术后面神经功能及复发率密切相关，是一对矛盾的问题。听神经瘤切除越彻底，术中损伤面神经的可能性越大，术后良好面神经功能的概率可能性越小；相反，听神经瘤切除越彻底的患者术后肿瘤复发的可能性越大。神经电生理监测为手术中是否采取近全切除及次全切除提供了一定的参考。术后立体定向放射可作为残余肿瘤再生长的推荐治疗方案。值得指出的是，作为外科医师，应将全切除肿瘤并保留神经功能作为始终目标。但对那些全切除确有困难者，采取近全切除及次全切除不失为一个较好的选择。

六、听神经瘤外科的基本手术技术

有别于传统的耳科手术，耳神经和侧颅底外科手术有其独具的特点。除了基本的外科知识和技巧，手术医师应该熟悉颞骨、颅底和桥小脑角的解剖，掌握综合了显微外科、耳科和神经外科的特殊技术，不仅要有熟练的颞骨解剖技能，也应该具备神经外科的处理脑组织和止血的技巧。

（一）颞骨钻磨的一般原则

执钻柄的方法应该像握笔，小指和环指放在患者的头部作为支撑，这样省力而且稳定。为防止钻头妨碍术者的视线，应该用钻头的侧面磨，而不是钻头的尖端。手给钻头施加的压力要最小，特别是在邻近重要结构时，防止钻头突入薄弱处，造成重要结的损伤。

小钻头易磨出一个深洞，而大的钻头磨出来的是一个面，因此尽可能用大的钻头。根据所钻磨区域的深度调换不同长度的钻头，但应注意钻头越短，越好控制、稳定性高。在做听神经瘤手术的径路时，绝大部分的钻磨都用切割钻，而金刚钻用于纤细、脆弱的结构，如面神经、乙状窦、内听道或硬脑膜附近。金刚钻也用于控制骨面的渗血。钻磨的方向应总是与重要结构平行，并开始于最危险的区域，停止于最安全的区域。

在钻磨过程中，必须持续地冲洗吸引，以清除骨粉，防止骨粉阻碍手术视野、凝结在钻头的沟缝中。冲洗也会给所钻磨的骨性结构降温，防止热损伤。当接近面神经、半规管蓝线时，充分的冲洗很重要。吸引器头随钻头移动，可以放置在钻头和重要结构之间，这样万一钻头打滑，碰到的是吸引器头而不是重要结构。

（二）出血的处理

耳神经外科和侧颅底手术中的止血技术不同于其他手术，因为不可能通过结扎血管而止血。

(1) 单极电凝用于皮肤切口和肌骨膜组织的止血。

(2) 双极电凝是耳神经外科和侧颅底手术中最重要的器械。细头用于精细操作，如颅内止血、电凝肿瘤的供血血管、脑干前方的血管等；粗头用于脑膜外的结构、肿瘤囊内切除、电凝肿瘤和肿瘤表面的血管。

用滴水双极电凝或电凝时应反复冲水，以防止电凝头粘在血管或其他组织上，否则会造成再出血、撕裂或损伤。电凝头必须经常清洁，以防止烧焦的组织在上面凝结，造成易粘连、不能电凝。清洁电凝头应该用刮擦板，而不是手术刀，后者会引起电凝头表面毛糙而影响使用。

乙状窦表面小的破口可用双极电凝处理。把双极电凝的功率调小，持续冲洗，然后将电凝头靠近破口边缘电凝。但是，颈静脉球有小破口出血时不要用双极电凝处理，因为这时会把破口拉大。

(3) 骨面少量出血用金刚钻处理，打磨时所产生的热足以止血。出血量多时用小块骨蜡止血，用手指压实在出血点上，如果出血部位深，就要借助鼻中隔剥离子将骨蜡抹在出血点上，然后用脑棉压迫。

(4) 氧化纤维素止血纱布 (surgicel) 能够与血液相互作用产生红棕色的物质，像人造血凝块起止血作用。另外，止血纱布还被证实有杀菌作用。止血纱布主要用于：

①毛细血管渗血，在小脑表面弥漫性静脉渗血时尤其有用。

②脑干出血，因为不能用双极电凝，用止血纱布覆盖脑干出血处。

③乙状窦损伤、破口略大时，用小块止血纱布嵌顿在破口处止血。此时应当用吸引头和显微剥离子（神经钩针）配合完成。

④扩大迷路径路手术中，遇颈静脉球高位阻碍磨除内听道下壁，或者意外损伤颈静脉球时，可将止血纱布和骨蜡混合成饼状，盖在颈静脉球上，然后用鼻中隔剥离子下压，同时止血。

⑤当意外损伤或作为手术径路一部分时，腔内填塞静脉窦（乙状窦或岩下窦）。但是应注意，由于止血纱布的组织反应，过多遗留在桥小脑角会引起术后发热。另外，止血纱布遇血膨胀，在有限的空间应用时应格外当心，防止压迫附近的神经。

(5) 脑膜表面有很多小血管，分离时应在直视下止血，尽量避免创面边缘骨质与脑膜的分离，这时往往会有持续性的少量渗血，这时不能用骨蜡或止血纱布填塞，否则会引起更大范围的骨质与脑膜分离，这时应该用吸引器吸除血液并判断出血部位，金刚钻磨除骨质暴露出血的脑膜小血管，直视下双极电凝止血。

（三）脑组织和其他神经血管结构的处理

如有可能尽量避免脑组织牵拉。长时间持续、用力牵拉脑组织将是灾难性的。但在一些径路中，如颅中窝径路，在开始的时候用牵开器，如有可能在肿瘤摘除时应去除。这时用吸引器头或双极电凝间断地轻压颞叶脑组织即可获得显露。

在乙状窦后径路中，轻柔地下压小脑以暴露脑池。然后打开脑池的蛛网膜，引流脑脊液。这会引起小脑回缩，为肿瘤摘除提供必要的空间。在摘肿瘤前就应完成这一步，可避免小脑的过度牵拉。

应避免器械与脑表面直接接触。一旦硬脑膜被打开，就用脑棉覆盖在脑组织表面提供保护。当肿瘤与神经血管结构分离后，用一块止血纱布隔在它们之间以便在后续的肿瘤摘除中保护这些结构。也可以隔在肿瘤与正常组织之间，逐渐地分开它们。

在乙状窦后径路中，需要磨除内听道后壁时，应将脑棉撤出，换成明胶海绵，防止脑棉被电钻头卷走，造成对周围结构不可意料的破坏。

一旦硬脑膜被打开，就开始用带侧孔的 Brackmann 吸引器头，以避免对脆弱的神经血管结构的直接吸引。

在从受累的神经节段分离肿瘤之前，必须在肿瘤的近端和远端，即移位和变形最小的地方辨认这个神经，这一点非常重要。在摘肿瘤之前应尽可能辨认面神经。迷路径路中，可在肿瘤的远端，特别是内听道底辨认面神经。在乙状窦后径路中，只能在桥小脑角辨认，或者肿瘤的体积缩小后在内听道底的外侧找到面神经。而在颅中窝径路中，面神经在开始的时候就被辨认，然后再确定内听道的位置。

在神经表面和邻近处避免使用双极电凝。如确需使用，要降低双极电凝的功率。

试图保留听力时保留部分前庭神经，对耳蜗神经有物理支撑作用，还能避免损伤迷路动脉。

（四）获得较好的肿瘤显露

因为侧颅底肿瘤深在，位于复杂的神经血管结构区域中，是否能足够地暴露是关系到手术效果的问题。传统的神经外科技术颅板切除相对较小，需要靠脑牵拉获得肿瘤切除的径路，而现代侧颅底外科是要去除骨质，避免推压脑组织。切除足够的骨质提供必要的空间，因此避免了脑的过度牵拉。

在迷路径路和耳蜗径路中，大范围的切除乙状窦后硬脑膜表面的骨质和乙状窦表面的骨质，可以将乙状窦下压，极大地拓宽了视野。轻轻划线式电凝硬脑膜和乙状窦，可使其回缩，提供更多的工作空间。

根据需要，在手术的不同阶段，改变手术床的位置、显微镜的角度，必要时调整手术者的位置也是一个重要方法，可以改善手术视野，更好地暴露受肿瘤累及的结构。即使是同一手术野，改变上述三者之间的相对位置，可为术者提供不同的视角。

七、肿瘤摘除技术

在侧颅底和耳神经外科中，肿瘤摘除不同于别的手术，由于大多数肿瘤是良性的，可以被囊内切除、小块切除。许多肿瘤（脑膜瘤、副神经节瘤、脊索瘤）具有侵袭性，侵犯硬脑膜和骨质，为求术后不复发，肿瘤全切需要切除受累的硬脑膜和骨质。

摘肿瘤之前，在持续吸引、冲洗下，用双极电凝烧灼肿瘤表面，特别是血管丰富的肿瘤，以减少肿瘤的包囊被打开时的出血。

肿瘤通常被双层的蛛网膜包被。在摘肿瘤之前，发现这个蛛网膜平面很重要。停留在蛛网膜平面可确保脑膜内的神经血管结构免受损伤，避免出血。

摘肿瘤时需要的器械不多，如显微刮匙、显微剪刀、双极电凝镊、Brackmann吸引器头、神经钩针、面神经刺激探针。

肿瘤摘除时，必须用温盐水持续地冲洗术野，可以清除血液和血凝块，保持视野清楚；冲洗也使脑组织保持在比较生理性的环境中。

在分离蛛网膜、切割肿瘤表面时，用双极电凝烧灼，可避免出血。如果断裂的小血管回缩到蛛网膜下隙，可能很难找到并控制出血。

来源于重要动脉（如小脑前下动脉）的肿瘤小血管应在紧贴肿瘤组织处电凝，然后切断。双极电凝必须沿肿瘤血管烧灼一个较长的节段，在切断之前应确认血管完全闭合。

除了小肿瘤以外，囊内切除是肿瘤摘除的第一步。肿瘤的核心区出血用双极电凝控制，或者用止血纱布填塞，这样术者就可以继续其他区域的操作而不担心此处出血。

肿瘤比较大时，不要盲目地分离藏在肿瘤后面的结构。囊内切除之后才分离周围结构。到最后，肿瘤的体积已经大大缩小，囊壁还留在神经血管结构（面神经、脑干）表面。此时将囊壁推向一边，肿瘤与这些结构的界限就很清楚，可以完全摘除。

分离肿瘤和神经时应锐性分离，尽可能少牵拉面神经或耳蜗神经。

第三节　颅咽管瘤

颅咽管瘤是沿胚胎颅咽管的发生路径生长的颅内先天性上皮性肿瘤。Zenker在1857年即描述了在腺垂体远侧部及结节部的鳞状上皮细胞巢。Saxer在1902年描述了一例由这些细胞成分组成的肿瘤。1903年，奥地利病理学家Erdheim确认了肿瘤的基本病理学特点，而"颅咽管瘤"这一名称由Gushing在1932年最终确定并沿用至今。从发现至今的一百多年来，其先后被称为拉克囊肿瘤、垂体管肿瘤、颅咽管囊肿瘤、Erdheim肿瘤、釉质瘤、表皮瘤、垂体柄肿瘤、髓样癌等。从名称的演变反映了人们对该肿瘤的认识过程，其确切细胞起源至今仍存在争论。

现有的资料表明颅咽管瘤占原发性颅内肿瘤的2%～5%，儿童颅内肿瘤的5.6%～15%，是儿童最常见的鞍区肿瘤，也是儿童中非胶质细胞来源肿瘤中发病率最高的颅内肿瘤。其发病有两个显著的年龄高峰：5～14岁和50～74岁。国内2587例颅咽管瘤的年龄分布中，0～10岁586例，占22.7%；11～20岁778例，占30.1%，胎儿及新生儿期诊断颅咽管瘤的报道也屡见不鲜。

颅咽管瘤的人群发病率目前了解不多。Bunin GR统计全美1990～1993年135例患者年人群的年发病率为0.13/10万，而儿童人群发病率略高于全年龄组，在5～9岁以及10～14岁儿童中的年发病率为(0.18～0.20)/10万。美国每年新发病例300余例，无种族差异。个别西方国家脑肿瘤注册机构资料显示该患者群的年发病率约0.14/10万，而亚洲与非洲发病率略高于西方国家。国内尚缺乏基于人口学的颅咽管瘤流行病学资料。

一、影像学表现

影像学检查手段包括颅骨X线、头颅CT扫描及MRI扫描。尽管颅骨X线已很少使用，但对于钙化及蝶鞍骨性结构改变仍有一定价值。

CT扫描对于骨质改变及钙化有很好的使用价值，同时对肿瘤囊变及实质部分、脑积水的判断也有意义。肿瘤钙化可以是碎屑样、也可见大块钙化，一般位于鞍上池内(图3-2A)。钙化碎屑沿肿瘤囊壁被覆则更为常见。鞍膈下肿瘤常常形成沿肿瘤囊壁被覆的蛋壳样钙化(图3-2B)。鳞状乳头型颅咽管瘤通常无钙化，以实质为主(图3-2C和D)。

MR扫描可更清晰地显示肿瘤解剖部位及与周边结构间的关系，是目前最重要的影像检查手段。

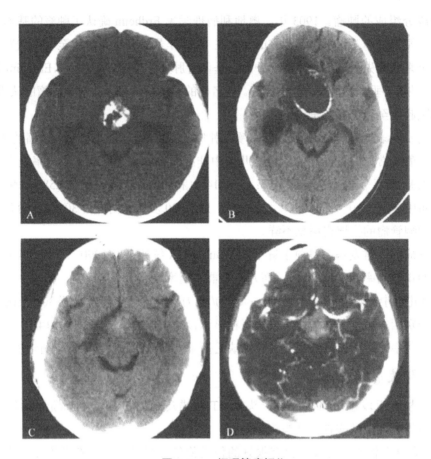

图 3-2　　颅咽管瘤钙化
A. 典型鞍上池内"爆米花"样钙化；B. 鞍膈下起源颅咽管瘤"蛋壳样"钙化；D. 鳞状乳头型颅咽管瘤
头颅 CT 扫描平扫（C）和增强扫描（D）表现。可见肿瘤呈实质性，无钙化表现

成釉细胞型颅咽管瘤：MR 扫描肿瘤质地常常表现为囊实混合性，完全实性及完全囊性者少见。肿瘤实质和（或）钙化通常位于肿瘤前下部（第三脑室前部结节漏斗部），而囊腔向后上方扩展（而事实上是沿第三脑室壁的神经组织层内扩展）并占据第三脑室空间，因此典型肿瘤呈倒置的"梨形"，由于占据第三脑室空间，因此肿瘤较大时，常导致梗阻性脑积水。

由于肿瘤在第三脑室底神经组织层内扩展生长，目前大多数的 MR 扫描无法分辨肿瘤囊壁与第三脑室底的神经组织。尽管有学者认为 MRI 重 T_2 成像及三维真稳态快速成像序列有助于区分肿瘤及第三脑室底的神经组织，但这样的肿瘤仅占少数，多数肿瘤特别是肿瘤向第三脑室外扩展的或沿漏斗柄扩展时，肿瘤与第三脑室底神经组织的区分仍存在困难。一个有益的认识是颅咽管瘤在第三脑室壁内的扩展有时是有优势侧的，即肿瘤可能对一侧脑室壁侵袭严重而对侧第三脑室壁侵袭较轻，对于术中处理肿瘤有一定帮助。

鳞状乳头型颅咽管瘤：相较于成釉细胞型颅咽管瘤，鳞皮型颅咽管瘤生长方式较为单一，肿瘤通常呈实质性或实性为主的混杂性质地，主要位于第三脑室前部漏斗结节部，钙化罕见，肿瘤增大时可充满第三脑室空间并导致梗阻性脑积水。鳞状乳头型颅咽管瘤一般肿瘤外形较规律，多数呈类圆形，肿瘤受到第三脑室空间塑性特征明显。鳞状乳头型颅咽管瘤有时也发生囊性变，囊变方式与成釉细胞型颅咽管瘤显著不同。

二、临床表现

由于影响患者的下丘脑-垂体柄-垂体轴，因此，咽管瘤的临床表现十分复杂，总体上可以归结为两大类：

(1) 肿瘤导致的内分泌改变。

(2) 肿瘤导致的鞍区占位表现。

(一) 颅咽管瘤导致的内分泌改变

最常见的内分泌改变为腺垂体功能障碍，在儿童主要表现为生长发育迟缓，青春期患儿第二性征发育迟钝；而在成年人主要表现为男性性功能障碍或缺失，女性月经紊乱、闭经或不孕，少数女性患者可表现高泌乳素血症临床改变。虽然颅咽管瘤是一种沿垂体柄长轴生长的肿瘤，但术前尿崩的发生率却不高，文献报道术前尿崩发生率在15%左右。少数患者由于肿瘤累及第三脑室壁下丘脑结构，可以出现认知功能障碍、昏睡、精神障碍等，多见于成人。也有少数患者可以出现肥胖、摄食过度或消瘦、恶病质等表现，可能为垂体功能障碍与下丘脑结构受损综合表现。

(二) 肿瘤导致的鞍区占位表现

肿瘤占位可导致头痛、呕吐等高颅压表现，颅咽管瘤导致的高颅压表现在儿童更为常见。当肿瘤阻塞脑脊液循环通路导致梗阻性脑积水时，可表现剧烈头痛、喷射性呕吐，甚至昏迷，需要急诊手术处理。肿瘤占位导致的另一类临床表现为视力、视野障碍，约见于半数颅咽管瘤患者。值得注意的是，儿童患者特别是幼儿期患者常无法早期发现视野缺损，因此病史可能较长，就诊时视力已严重损害。

三、诊断

当患者备鞍区肿瘤的临床表现时，颅咽管瘤是重点考虑的疾病之一。颅咽管瘤导致的临床表现的特点(例如视力障碍的特点、内分泌改变的特点等)对于正确诊断该病有十分重要的意义，但相关的研究十分少见，值得提出的是 Defoort-Dhel-lemmes 等及 Hopper 等的研究，Defoort-Dhel-lemmes 等分析了颅咽管瘤导致的视力障碍的特点，提出中央型视野障碍是其特征性改变，而这种视力障碍表现在儿童患者容易被忽视，因此对于眼科学检查中央型视野缺损的患者特别是儿童患者行 MR 扫描是十分必要的。Hopper 等强调了对于颅咽管瘤术前术后内分泌功能评价的必要性，并认为这对于减少术后严重的并发症及降低病死率有重要的意义。

根据典型的临床及影像学表现，颅咽管瘤的诊断一般不难，主要的诊断要点包括：

(1) 好发年龄。

(2) 典型的鞍区肿瘤临床表现，如视力视野损害，颅高压表现，复杂的内分泌功能障碍 (儿童生长发育异常、病态肥胖；成人性功能障碍及月经紊乱、闭经、不孕，乏力、力弱、肤色苍白、细腻等皮质功能低下表现，其他少见的表现，如癫痫、脑神经麻痹、复视、步态不稳、平衡功能障碍等)。

(3) 特征性的影像学表现，如 CT 扫描鞍区病变合并钙化、囊变，MRI 扫描鞍内和 (或) 鞍上第三脑室区域囊性和 (或) 实性占位，基本沿垂体柄长轴生长。

四、治疗

颅咽管瘤虽然组织学上良性，但术后复发率高，文献中未能手术全切除的病例复发率高达 70% ～ 100%，而在得到影俶学全切除的病例远期复发率将明显降低 (10% ～ 20%)。因此颅咽管瘤手术原则是在尽量减少重要结构损害的前提下追求肿瘤的全切除。

(一) 手术入路选择

总体来讲，可以将手术入路根据术中分离肿瘤时采用的手术间隙分为轴外路径以及轴内路径两大类。而轴内路径主要包括经终板第三脑室路径及经胼胝体前部 - 侧脑室 - 室间孔或透明隔 - 穹窿间第三脑室入路。手术治疗时应考虑肿瘤大小、质地、累及部位及肿瘤与鞍上膜性结构的形态学关系等因素来选择手术入路。

对于鞍膈下及鞍上脑室外肿瘤手术入路选择以轴外路径为主，包括经蝶窦路径、额颞部路径 (包括翼点、额下、颞下等及各种联合入路) 等；而结节漏斗型肿瘤几乎无一例外需要使用轴内第三脑室入路，根据肿瘤扩展范围可能单纯或联合轴内、轴外路径进行切除。肿瘤切除过程中肿瘤与鞍上蛛网膜的关系是决定手术操作间隙最重要的因素。

(二) 不同分型肿瘤的手术原则

1. 鞍膈下起源颅咽管瘤

根据肿瘤大小、累及的部位及肿瘤质地等可选择经面、经口、经鼻蝶窦等入路；累及颅内部分较小时可经蝶窦手术，当颅内部分较大，位置较高时目前仍多选择经颅切除，巨大肿瘤常常需要联合入路。鞍膈下起源颅咽管瘤与鞍上结构，特别是第三脑室底下丘脑结构常常为推挤毗邻关系，手术切除对下丘脑功能的损害较小，因此应该追求激进的手术全切除。从我们的经验看，该类型肿瘤的复发部位总是位于鞍内特别是胚胎颅咽管在鞍底的遗迹，因此鞍内肿瘤的全切除是减少复发，追求远期疗效的关键。

2. 鞍上蛛网膜下隙颅咽管瘤

由于上述起源部位及生长方式的特点，一般与第三脑室底下丘脑结构粘连不十分紧密，肿瘤起源于鞍膈上垂体柄的蛛网膜下隙段，该类型肿瘤多数为 Hoffman 分型视交叉前型，视交叉及前交通动脉常常推挤抬高，多数肿瘤有向视交叉前间隙突出的部分，该类型颅咽管瘤成人多见，手米全切除率高，治愈率高，随访结果表明该类型颅咽管瘤得到全切除者术后很少复发。手术入路一般选择轴外蛛网膜下隙入路即可满足肿瘤暴露及切除的要求，可选用额颞部入路，骨瓣的开放根据肿瘤大小、质地及累及方向给予改良，术中操作空间均在蛛网膜下隙，部分病例处理肿瘤在垂体柄的生长根基时可能对垂体柄产生部分损害，但只要垂体柄的形态、连续性存在，术后反应常常轻微，尿崩也多为一过性容易恢复。

3. 鞍上向第三脑室腔或第三脑室旁脑实质内生长的颅咽管瘤

主要向第三脑室内或第三脑室旁脑实质内累及的颅咽管瘤其起源部位在垂体柄正中隆起、灰结节，肿瘤实质常常位于第三脑室底内，其顶端被覆第三脑室室管膜层及神经组织层，而底端是漏斗柄与第三脑室底神经组织层的延续部，其蛛网膜下隙面被覆软脑膜层，位于第三脑室底、侧壁神经组织层的下丘脑核团在术中无明确的解剖定位，为该型肿瘤切除时下丘脑结构损伤的主要原因。尽管有学者认为，随着肿瘤的生长，颅咽管瘤可以向上突破室管膜层及神经层突入第三脑室腔内而形成假性第三脑室内肿瘤 (A 型)；向下可以突破软脑膜层进入脚间池、斜坡等蛛网膜下隙 (A + B 型)，但从数百例手术中发现垂体柄延续至第三脑室底的后壁在所有该型颅咽管瘤中均保持完整，这可能也是所有颅咽管瘤均未真正突破 Lil-idqus 膜的原因。而肿瘤顶端覆盖的第三脑室室管膜层及神经组织层尽管在大型肿瘤呈菲薄、萎缩形态，但其解剖结构仍然存在，因此并没有发现真正意义上的真性第三脑室内颅咽管瘤，对该解剖概念的认识是术中处理肿瘤时保护第三脑室底神经组织层的关键。该类型肿瘤是颅咽管瘤中最常见的类型，经轴外入路颈内动脉内外侧及视交叉前间隙探查时常见第三脑室漏斗部位蛙腹样扩张，少数情况肿瘤穿垂体柄漏斗生长导致垂体柄全长膨胀，甚至穿鞍膈孔累及鞍内 (A + C 型)，由于肿瘤主体突向第三脑室方向，因此常需要经终板第三脑室入路手术，蛛网膜下隙的操作主要起到辅助作用。术中操作对于第三脑室前部下丘脑结构及其血供不可避免地会产生损伤，充分认识该型肿瘤的生长方式，术中采取正确的操作技巧是减少术后下丘脑反应，提高远期生活质量的关键。文献中对于颅咽管瘤是否应该追求全切除的争论主要集中在该类型的肿瘤。

总之，颅咽管瘤是一种组织学表现良性的肿瘤，只有真正意义上的全切除才有可能使患者获得治愈的机会，今后研究的重点应着重于降低手术难度和手术风险、改善术后患者生活质量。

第四节　脑膜瘤

脑膜瘤是常见的中枢神经系统良性肿瘤，其发病率占全部中枢神经系统肿瘤的第二位，约为 20%。国人发病率约为 6/10 万，发病年龄以中老年居多，女性发病率高于男性。脑膜瘤起源于蛛网膜帽细胞，肿瘤多呈圆形或类圆形，呈膨胀性生长，与周围组织分界清，多数肿瘤以宽基底与硬脑膜相连。脑膜瘤几乎可发生于硬脑膜的任何位置，常见的发生部位包括大脑镰和 (或) 矢状窦旁、大脑凸面、颅前窝底、岩斜区、小脑幕、脑室内等。脑膜瘤常见的病理类型包括内皮型、成纤维型、血管型、砂粒型、混合型等。脑膜瘤的治疗主要为手术切除，其他治疗方式如立体定向放射治疗可单独用于治疗部分类型脑膜瘤，或作为手术后的一种有效的辅助治疗方式。除不典型脑膜瘤 (WHO Ⅱ级) 和间变性脑膜瘤 (WHO Ⅲ级) 外，绝大多数脑膜瘤预后良好，不易复发，有文献报道其复发率为5% ～ 15%。

一、影像学表现

(一) CT 表现 (图 3-3)

CT 平扫脑膜瘤多为圆形或类圆形均匀稍高密度影，少数为扁平状或不规则形，以广基底与颅骨或硬脑膜相连，边界清楚锐利。少数为等密度，极少数脑膜瘤由于囊变、坏死、胶原纤维化、陈旧性出血或脂肪沉积而表现为低密度。15% ～ 20% 脑膜瘤可见钙化，钙化灶大小不等、形态多样，一般为点状、斑片状钙韩化，少数肿瘤边缘有弧线状钙化，有的甚至瘤体完全钙化。注射对比剂后肿瘤多呈均匀明显强化，典型者增强后可出现 " 脑膜尾征 "，即脑膜瘤邻近脑膜发生鼠尾状强化；少数脑膜瘤为轻度强化或呈边缘环形增强。约 60% 的脑膜瘤有瘤周水肿存在，表现为肿瘤周围不增强的低密度带，随白质纤维蔓延。水肿的程度与肿瘤部位、组织学类型和血供等有关，矢状窦旁脑膜瘤几乎都伴有瘤周水肿，上皮型和过渡型脑膜瘤比纤维型水肿明显，有脑皮质血管供血的脑膜瘤瘤周水肿重于单纯由脑膜动脉供血的脑膜瘤。脑膜瘤在瘤周水肿与肿瘤之间可有一低密度环，称为肿瘤假包膜，是由瘤周小血管、薄层脑脊液、神经胶质增生带以及受压萎缩的脑皮质构成。

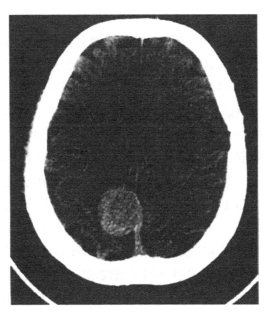

图 3-3　　脑膜瘤
CT 平扫示大脑镰右旁圆形稍高密度肿块，边缘光整，邻近脑实质受压移位

脑膜瘤为典型的颅内脑外肿瘤，还常有以下表现：

(1) 肿瘤以广基底与颅骨或硬脑膜相连，肿瘤与硬膜相连处呈钝角。

(2) 白质塌陷征：脑膜瘤位于脑外，嵌入脑灰质，脑白质受压变平，受压的脑白质与颅骨内板之间的距离加大，这种表现称为白质塌陷征。

(3) 邻近脑池、脑沟的改变：肿瘤所在的脑池、脑沟闭塞，邻近脑池、脑沟扩大。有时脑膜瘤与脑组织间有扩大的蛛网膜下隙相隔，呈半月形囊状低密度，为局部脑脊液循环不畅而形成的瘤周囊腔。

(4) 骨质改变：脑膜瘤附着处颅骨可受压变薄或增生硬化，少数表现为骨质破坏，甚至穿破颅骨形成颅外软组织肿块。

(5) 静脉窦闭塞：脑膜瘤位于静脉窦旁时，可压迫或浸润而造成静脉窦闭塞，增强扫描静脉窦无强化或为局部充盈缺损。

大多数脑膜瘤具有平扫均匀稍高密度、广基与硬膜相连、伴或不伴瘤周水肿，增强扫描显著强化、伴有局部颅骨改变等典型的 CT 表现，但有少数脑膜瘤 CT 表现不典型，称之为不典型脑膜瘤。不典型脑膜瘤约占 2%～14%，主要有囊性脑膜瘤、出血性脑膜瘤、完全钙化性脑膜瘤、扁平型脑膜瘤、多发性脑膜瘤、恶性脑膜瘤等。尽管不典型脑膜瘤 CT 诊断有一定困难，但仍具有脑外肿瘤的一些特征而能够做出准确判断。

（二）磁共振弥散加权成像

弥散是指分子在温度作用下随机运动的方式。MRI 弥散加权成像 (DWI) 技术是测量氢原子在生物体内的弥散系数，弥散系数又通过表观弥散系数 (ADC) 得以量化，生物组织内水分子的弥散高度依赖细胞内外空间比。弥散加权成像 (DWI) 已被有效用以急性中风的处理，最近，也被用来评估原发性脑瘤。研究已显示出 ADC 值、瘤细胞结构与肿瘤级别的关系：具有高增生瘤细胞构成的原发脑瘤或典型的高级别原发脑瘤，较低级别脑瘤相比 ADC 值下降。恶性脑瘤的低 ADC 值区很可能反映了瘤细胞结构紧密的潜在组织学类型，相对降低了细胞外分数，抑制了水分子的运动或弥散。

脑膜瘤周组织 DWI 和 ADC 图不如 T_1 增强像清晰。典型的脑膜瘤 DWI 表现为与周围白质等密度，ADC 值轻度增高。实质性胶质瘤、转移瘤和脑膜瘤 ADC 值均相近。

分析 DWI 鉴别典型与非典型和恶性脑膜瘤潜在作用的研究结果迥然。(图 3-4)。这些研究有一个共同的缺陷，即样本量小，故可能导致其结果不同。一项研究调查了 DWI 评估脑膜瘤瘤周水肿的潜在作用，发现典型及非典型脑膜瘤之间的 ADC 值没有显著差异。此外，脑膜瘤与星形细胞瘤和转移性疾病的瘤周水肿 ADC 值也无显著差异。因此 DWI 在脑膜瘤影像检查中的作用还有待于发展，还应采取更大样本的研究。

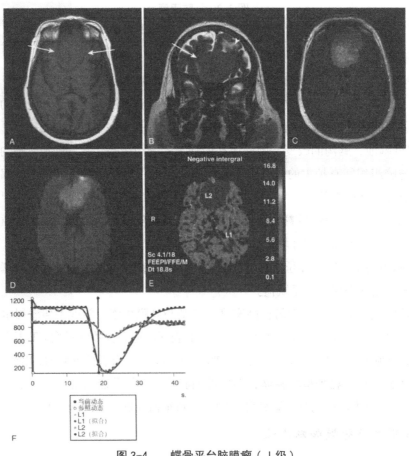

图 3-4　蝶骨平台脑膜瘤（Ⅰ级）

A：MRI 轴位加 T_1 加权像，B：冠状位 T_2 加权像拔等密度均匀占位（箭头），有明显占位效应，侧脑室额角受压。左额叶可见血管源性水肿（箭头）。增强 T_1 加权像 (C) 可见均匀强化，弥散加权 (DWI)(D) 示尽管病变级别低，但呈高信号；动态磁敏感灌注彩图 (E) 显示肿瘤血供丰富；(F) 时间－信号曲线图，显示随时间其灌注的变化，曲线下区表示 rCBV，肿瘤（绿色曲线）与正常门质（红色曲线）的 rCBV 比率大约是 9.0。

（三）磁共振灌注成像

肿瘤磁共振灌注成像的总体原理是，肿瘤生长代谢的增加需要细胞的快速增长和更新；反过来，又促使新生血管形成或再生，从而导致瘤床内高血流容积和高血流量。考虑到微血管密度和脑血容量 (rCBV) 之间的关系，以及相关微血管密度与肿瘤分级的关系，高级别的肿瘤一般会有更高的脑血容量 rCBV。

利用磁共振评估组织灌注的最好方法是动态磁敏感成像，该技术利用了顺磁性造影剂 T_2 敏感效应，此方法 T_2 信号的下降与特定组织内的造影剂浓度成正比。用动态对比增强 MR 测量脑血容量 (rCBV) 显示出与肿瘤级别（世界卫生组织 WHO 的肿瘤分级方案）良好的相关性。

脑膜瘤富含血管，因此常规的 MRI 影像明显强化；相应的，脑膜瘤 rCBV 值升高，甚至超过高级别胶质瘤。尝试用 rCBV 评估脑膜瘤分级基本无效。

磁共振灌注成像的另一方法为动脉自旋标记法 (ASL)，该技术属于内源性对比法；原理为患者自身的血液进入欲成像的肿瘤体积前，通过 MRI 脉冲被磁性标记。因为使用了纯内源性扩散示踪剂，动脉自旋标记 (ASL) 技术可直接测量组织的血流灌注，而不受血脑屏障破坏的影响。而利用外源性造影剂的动态磁敏感成像技术则相反。

最新研究认为，通过磁共振灌注成像评估内皮渗透率以区分脑膜瘤级别尚有作用；尤其发现非典型性脑膜瘤较典型的脑膜瘤通透性显著增高。可以假设，是由于非典型脑膜瘤的毛细管通透性高及内皮细胞间隙大所致。

有时，传统的 MRI 并不能区分脑膜瘤与单侧脑膜转移瘤；但由于脑膜瘤膜的血容量 (rCBV) 高，若测得较低的脑血容量 (rCBV) 则提示为转移瘤。另一方面，血管丰富的转移瘤，诸如肾细胞癌、黑色素瘤或神经内分泌癌 (Merkel 细胞癌) 可表现为 rCBV 值升高，此时，则无法与脑膜瘤相鉴别。

（四）磁共振质子波谱

磁共振质子波谱 (MRS) 属于非侵袭成像技术，可提供额外的活体组织生化信息，是解剖成像极有用的补充。采集的波谱数据以频谱（线或峰图）的形式进行分析，每个谱峰的特征是由其谐振频率、高度、宽度和面积组成。高度或峰下面积可计算出质子的相对浓度。由磁共振质子波谱检测到的主要脑代谢物有：胆碱、肌酸、N- 乙酰天门冬氨酸 (NAA)、乳酸、肌醇、谷氨酰胺和谷氨酸、脂质、氨基酸亮氨酸和丙氨酸。

利用 MRS，依据丙氨酸的升高，大多数的脑膜瘤可与其他颅内肿瘤明确鉴别。脑膜瘤丙酮酸激酶被 L- 丙氨酸所抑制，导致丙酮酸池的增加，从而转化为丙氨酸峰，为一个位于 1.47ppm 的倒置双峰，被认为是脑膜瘤相对特异的波峰。然而，在一些文章报道，却没有发现脑膜瘤的内氨酸峰，仅瘤内坏死区呈现少量丙氨酸，在 0.9ppm 和 1.30ppm 处低的或缺失的脂质峰是区别脑膜瘤与胶质瘤的一个特征性波谱特点。

MRS 也可以用来鉴别典型脑膜瘤与非典型或恶性脑膜瘤。在一项意在比较脑膜瘤 MRS 特征的研究中，25 例良性脑膜瘤 WHO I 级，5 例脑膜瘤 WHO II 和III极，非良性脑膜瘤组 (7.85±3.23) 与良性脑膜瘤组 (2.56±1.26) 相比较，胆碱与肌酸平均比率明显增高。同一研究还报道了，位于 1.3ppm 处的亚甲基峰与瘤内坏死和高级别肿瘤高度相关。胆碱浓度的增加在 MRS 表现为一个大的胆碱峰，很可能反映了细胞膜合成与细胞结构的增加。胶质瘤恶性级别与胆碱高浓度的相关性已被证实。有特征性的亚甲基峰所提示的脑膜瘤坏死，若之前未做过肿瘤栓塞，要高度怀疑恶性乳酸和脂质含量的增加提示有梗死区，是脑膜瘤患者接受栓塞治疗后 MRS 的特征性表现。只行栓塞而未做手术的脑膜瘤患者，长期随沴 MRS 显示瘤内脂肪变性。

(五) 脑膜瘤正电子发射体层扫描

目前，已广泛应用 PET 诊断颅外恶性肿瘤，很多恶性肿瘤相对于周围组织的葡萄糖高代谢率使其极易被 PET 显示。脑组织的葡萄糖代谢占身体总额的 25%，皮质新陈代谢活跃的背景下，肿瘤的放射敏感性降低。影像结构相似的病变，如典型的脑膜瘤，肿瘤的诊断更为困难。而此时通过 FDG-PET 发现脑膜瘤有时却很容易。

目前，[18F] 氟代脱氧葡萄糖 (FDG) 是 FDA 批准的唯一中枢神经系统放射示踪剂。除了恶性级别很高的肿瘤，大部分颅内肿瘤都显示较正常灰质低的 FDG-PET 活动，其中包括脑膜瘤。病理分级高的脑膜瘤显示出高，[18F]FDG 摄取率。一项研究表明，FDG-PET 有助于鉴别低级别与高级别或恶性肿瘤 (图 3-5)。

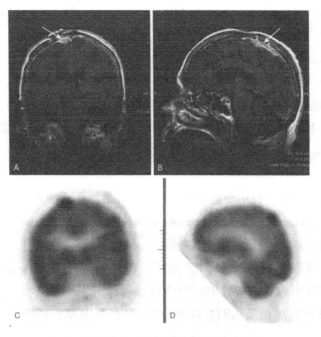

图 3-5 非典型复发脑膜瘤

A：冠状位，B：矢状位 T₁加权增强显示大脑凸面顶部宽基底、强化不均匀性占位（白箭头），C：冠状位，
D：矢状位 FDG-PET 成像显示邻近皮层的占位呈示踪剂高摄取灶。

当前，正在进行新的中枢神经系放射示踪剂研究，如利用正电子发射体标记肿瘤蛋白质代谢中的氨基酸。大量研究显示，正电子标记的氨基酸显示肿瘤较 FDG-PET 更为敏感。此外，原发颅内肿瘤（包括脑膜瘤）放射示踪剂还有：[¹¹C] 甲基蛋氨酸 (¹¹C[MET])[42]、[¹⁸F] 氯胸苷 ([¹⁸F]FLT)[47] 和 [¹⁸F] 氟代酪氨酸 [¹⁸F]TYRPET[45]。[¹¹C] 甲基蛋氨酸相当短的半衰期限制了其应用。

肿瘤对氨基酸示踪剂的摄取取决于许多方面，如脑血流、血脑屏障的完整性及与组织的结合力等因素。建议用不同的氨基酸示踪剂来探测蛋白的跨膜转运及其在瘤内的合成。不论是 [¹¹C] 甲基蛋氨酸 (¹¹C[MET]) 还是 [¹⁸F] 氟代酪氨酸 [¹⁸F]TYRPET 似乎都与瘤内蛋白跨膜转运有良好相关性，而 ¹⁴C 亮氨酸 ([¹⁴C]Leu) 则有良好的蛋白合成相关性。进一步报道显示，L-[1-¹¹C] 酪氨酸 PET 也可用来估算蛋白合成率，还有研究显示了高级别肿瘤血脑屏障的破坏致瘤内 [¹¹C] 甲基蛋氨酸 ([¹¹C]MET) 像代谢一样的被动转运和"泄漏"。

通过受损的血脑屏障放射性示踪剂被摄入坏死的各种瘤组织内，并不显示特别的肿瘤特征。但它的确提示了通常的侵袭过程。而且，在病理类型相似的肿瘤间，以及生长部位不同的同一肿瘤间扩散率不同。

目前，已经在用 [¹¹C]METPET 来评价干扰素治疗术后残留或无法手术的脑膜瘤。这一研究表明，PET 可以弥补脑膜瘤术后 MRI 随访的不足。PET 还可以更清楚地显示 MRI 和 CT 影像无法清楚显示的微小脑膜瘤。

同样的，贴近颅底、静脉窦和眼眶的小脑膜瘤，在传统影像上不易评估其大小，而 [^{11}C]METPET 则显出其优势。一项研究表明，将 PET 图像与 MRI 和 CT 图像相融合可以更精确地显示脑膜瘤。经 [^{11}C]METPET 影像测算体积后，40% 的微小肿瘤由于被低估，而改变了先前依 MRI 和 CT 融合所制订的治疗计划。相反，有 20% 的微小肿瘤体被高估。进一步的大样本研究，可以更好地揭示肿瘤实际大小与治疗计划的相关性，以免重要组织结构受损。

FDG-PET 已被当做一种用于鉴别复发肿瘤与放射性坏死的无创方法。但高代谢的放射性坏死在 MRI 影像上呈现强化，且 FDG 摄取率与复发肿瘤相似。几项研究证实，颅外的炎性病变也有与复发肿瘤相似 FDG 摄取率。

众所周知，脑膜瘤载有生长抑素受体。在一组应用 DOTA-d-Phe1-Tyr3 奥曲肽 (DOTA-TOC) 的 28 例患者的研究中，用 ^{68}Ga 放射标记生长素拟物，竟发现脑膜瘤。小至 7mm 的脑膜瘤可通过相当高的 [^{68}Ga]DOTA-TOC 摄取率得以发现。这项研究证实，带有生长抑素拟物的脑膜瘤 PET 影像，较之周围的脑、骨和软组织，有更高的 [^{68}Ga] DOTA-TOC 摄取率。这会影响颅底脑膜瘤的治疗方案。此外，该方法有助于区别脑膜渗出与脑膜反应。

在一组 13 例脑膜瘤患者的研究中，研究人员发现 PET/CT、[2-^{18}F] 氟代酪氨酸 ([^{18}F] TYR)、L 氨基酸转运蛋白 1(LAT$_1$) 可以互补，后两者分别为氨基酸的一个转运标志物和 L- 型氨基酸转运底物。其中 38% 的病例中肿瘤的大小被 MRI 高估，而 8% 的病例被低估。这一研究结果证实了早期的研究，即 PET、MRI 和 CT 在脑膜瘤的评估方面可以互补。

虽然 CT 仍是评价骨质的金标准，但 METPET 和 [^{18}F]TYR 可以提供其他信息。来自颅底脑膜瘤手术骨质增生的评估显示 51% 有瘤细胞浸润。

目前尚无证据表明肿瘤对颅骨的直接浸润，但已知脑膜瘤放射示踪剂亲和力的升高。局灶性升高的肿瘤及受侵组织信号和 PET/CT 更精细的分辨率可以更准确地评估受侵颅骨的手术方案和放射治疗计划。

PET 还可以早期发现肿瘤术后功能的异常变化。而这些改变通过 MRI 或 CT 无法测得。且这些信息还可能会影响后续手术或放疗的时间间隔。研究还发现，经过质子射线治疗的脑膜瘤，尽管体积并无变化，但其 [^{11}C]MET 摄入率较治疗前降低，这一现象产生的机制目前尚不清楚；可能的解释有：放疗后细胞再生能力下降，细胞凋亡，放疗影响了小血管致其栓塞。

脑膜瘤核成像的研究评估目前相对不足，关于其临床位用仅得出一些有限的结论。随着很有前景的新放射示踪剂被不断地发现，核成像的应用有可能更加普及和特异。

二、临床表现

（一）颅内压升高

绝大多数脑膜瘤生长缓慢，患者可长期无症状。初期症状可能仅为轻微头痛，当患者出现明显的颅内压升高症状时，肿瘤常已很大。典型的颅内压升高症状为头痛、呕吐、视盘水肿。压迫静脉窦的脑膜瘤，因脑水肿出现更早且严重，颅内压升高症状可更明显。长期视盘水肿可导致视神经萎缩，引起视力下降。

（二）癫痫发作

有文献报道，脑膜瘤引起的最常见症状为癫痫。对于部分患者而言，癫痫可能是唯一的症状。脑膜瘤致癫痫发作的类型包括大发作、局灶性发作、精神运动性发作等。对于某些类型的癫痫如失神发作，诊断常存在一定困难。易引起癫痫发作的脑膜瘤多位于额顶部，压迫大脑皮质。患者脑电图检查可呈现不同程度的异常或边缘状态脑电图。

（三）局灶性神经功能损害

肿瘤压迫运动功能区可导致偏侧肢体肌力下降；位于优势半球的肿瘤可能引起语言功能障碍；颅前窝底脑膜瘤压迫额叶可能导致精神异常；鞍结节脑膜瘤压迫视交叉可导致视力下降和视野缺损；脑桥小脑角区脑膜瘤可压迫第 V～IX 脑神经引起面部麻木、面瘫、听力下降、声音嘶哑、饮水呛咳等。

（四）梗阻性脑积水

巨大的脑室外肿瘤压迫脑室系统可导致脑积水，脑室内的脑膜瘤也可引起脑积水。脑积水可加重患者颅内压升高症状，患者出现持续且强烈的头痛，频繁呕吐，甚至可诱发脑疝形成。

（五）其他表现

部分脑膜瘤可侵犯颅骨。引起颅骨增厚，若肿瘤位于大脑凸面，有时可在头皮触及颅骨包块。

三、手术治疗

（一）术前评估

术前应详细询问病史，了解患者有无高血压、哮喘、糖尿病、肾病等基础疾病。对高龄患者应重点评估心肺等重要脏器功能。术前常规检查包括血常规、血液生化、凝血功能、心电图、心胸部 X 线等检查。对于静脉窦附近的脑膜瘤，MRV 检查很有必要，可明确有无静脉窦受压或闭塞，为手术方式提供依据。全脑 DSA 检查虽不作为常规检查，但对于了解肿瘤血供情况有重要帮助。对于癫痫发作的患者，脑电图检查可帮助了解病情。

（二）术前准备

患者术前应剃除手术区域头发。术前12小时禁食，4小时禁水。大多数脑膜瘤为富血供的肿瘤，因此术前备血应充分，必要时可做好自体血回输的准备。对于体积巨大，血供非常丰富的肿瘤，术前可用介入手段超选择性栓塞肿瘤供血动脉，可以显著减少手术中出血，对于幕上肿瘤，无论患者术前有无癫痫发作，均应口服抗癫痫药物控制和预防术后癫痫。若患者术前有明显脑水肿或脑积水表现，可应用甘露醇等脱水药物降低颅内压，改善患者症状。术前呕吐频繁的患者，应改善营养状态，纠正水电解质紊乱，可酌情应用止吐药物。对于幕下肿瘤压迫第四脑室致脑积水的患者，术前应行侧脑室穿刺置管引流脑脊液，防止术中打开硬脑膜后幕下压力骤然减低引发小脑幕切迹疝。

（三）脑膜瘤手术切除的Simpson分级法

决定脑膜瘤术后复发率的最主要因素是手术切除程度。国际上多采用Simpson分级法来评价脑膜瘤的切除程度。Ⅰ级：肿瘤全切除并切除肿瘤累及的硬脑膜和颅骨；Ⅱ级：肿瘤全切除并用激光或电灼肿瘤附着硬脑膜；Ⅲ级：肿瘤全切除，肿瘤附着的硬脑膜没有任何处理；Ⅳ级：部分切除肿瘤；Ⅴ级：单纯肿瘤减压或活检。

在Simpson分级的基础上，有学者又提出了Simpson 0级切除，即切除肿瘤边缘2cm以内的硬脑膜，实践证实这种切除方式较Simpson Ⅰ级切除有更低的肿瘤复发率。

四、手术要点、难点及对策

（一）大脑凸面脑膜瘤

大脑凸面脑膜瘤的手术相对比较容易，尤其对于体积较小或中等的肿瘤，应以争取Simpson 0级切除为目标。根据肿瘤所处的部位设计头皮切口，切口多为弧形或马蹄形，位于发际内骨窗大小应完全包括肿瘤所在范围，使肿瘤边缘位于骨窗内。对于体积较小的肿瘤，可沿瘤脑界面仔细分离肿瘤，注意保护瘤脑界面处的皮质组织，可边分离边以脑棉片分隔保护正常脑组织。待肿瘤与脑组织完全分离后，完整切除与肿瘤相连的硬脑膜，并可适当切除肿瘤边缘1～2cm以内的硬脑膜，减少肿瘤复发。切除后的硬脑膜缺损以人工硬膜一期修复。若肿瘤体积较大，则上述方式操作困难，且可能加重脑组织损伤，此时应先从肿瘤基底部入手，将硬脑膜上与肿瘤相连的血管逐步电凝封闭，并将瘤体与硬脑膜逐步分离。瘤体与硬脑膜彻底分离后，则肿瘤的大部分血供均已断绝，此时分块切除肿瘤，可明显减少出血量。对于受肿瘤侵犯的颅骨应一并予以切除，切除后的颅骨缺损以颅骨修补材料予以修复。

（二）大脑镰及矢状窦旁脑膜瘤

大脑镰及矢状窦旁脑膜瘤是所有部位的脑膜瘤中最常见者。大脑镰及矢状窦旁脑膜瘤虽起源有所差异，而手术入路设计及手术技巧有相似之处。控制术中出血、肿瘤分块切除、保护脑功能是完成肿瘤全切必须遵循的 3 个基本原则。将其手术要点概述如下。

1. 手术入路

多采用经纵裂入路。皮瓣及骨瓣应超出肿瘤各边界 2cm，骨瓣内侧缘应超出矢状窦外侧缘。若肿瘤跨侧生长，则切口应相应扩大以利于从对侧协同切除肿瘤。

2. 肿瘤切除方式

显露肿瘤时应尽量避免矢状窦出血。若蛛网膜颗粒出血，可用明胶海绵贴附止血；若矢状窦破裂，可用缝线快速修补破口，并以蛋白海绵加少量肌肉组织贴附，加压片刻便可止血。对于较小的肿瘤，可从肿瘤与大脑镰相连处分离，电凝基底部硬脑膜，再分离瘤脑界面。对于较大的肿瘤，以分块切除为主，分块切除应尽量在肿瘤包膜内进行避免损伤正常脑组织和血管，最后沿蛛网膜界面切除瘤壁。分块切除时，应逐步电凝止血的同时切除肿瘤，避免出血过多。对于跨侧肿瘤，先切除较大一侧的肿瘤。若对侧肿瘤体积小，可切开大脑镰，通过大脑镰的缺口切除对侧肿瘤；若对侧肿瘤体积较大。应牵开对侧脑组织显露纵裂，切除肿瘤。切除肿瘤时应注意保护可能位于肿瘤深面的胼周动脉。对于受累的大脑镰，应予以切除。若肿瘤基底与矢状窦相连，则切除肿瘤后电凝矢状窦壁。对于向矢状窦内部生长的肿瘤，有学者提倡切除肿瘤及受侵犯的矢状窦壁并行矢状窦重建，但可能导致难以控制的大出血或术后静脉窦栓塞。

3. 矢状窦及重要静脉的保护

术前行 MRV 检查明确矢状窦及主要引流静脉的情况十分必要。若矢状窦已经闭塞，则术中在闭塞部位结扎矢状窦并切除肿瘤是有可能实现的；若矢状窦未完全闭塞，则需仔细保护矢状窦，避免矢状窦破裂出血或术后血栓形成。术前应结合 DSA 及 MRV 仔细辨认肿瘤的血供及与肿瘤伴行的正常血管，不可贸然损伤辨认不清的血管。术中对于脑组织的牵拉不可过度，否则可能损伤皮质引流静脉，引起术后严重的脑组织水肿；若肿瘤巨大难以充分显露，可考虑切除部分脑组织以利于显露，这比离断皮质引流静脉更加合理，对患者损害也更小。位于非功能区的皮质静脉若明显阻碍手术操作，可予以阻断。对于中央沟静脉的保护须非常仔细，中央沟静脉一旦损伤，则患者常出现明显的对侧肢体偏瘫。术前应通过 MRV 明确中央沟静脉的走行，以及与肿瘤的关系，若肿瘤包绕中央沟静脉，则应在中央沟静脉的前后方分别切除肿瘤。保持术野处于最高位，有利于静脉回流及减少出血。

（三）颅前窝底脑膜瘤

1. 手术入路

颅前窝底脑膜瘤的手术入路比较多样，应根据肿瘤的大小、具体部位、与周围神经血管的关系等因素综合决定。原则是应尽可能接近颅前窝底，尽可能显露肿瘤基底部及肿瘤各面，易于分辨和保护重要的神经血管结构，对脑组织牵拉较小。可选择的手术入路包括下述几种。

(1) 经前纵裂入路：适用于肿瘤位于中线区域者，但单纯的前纵裂入路对于肿瘤基底部显露不佳，因此多联合额下入路或翼点入路。

(2) 单侧额下入路：适用于偏向一侧的嗅沟区脑膜瘤或向颅前窝底发展的鞍结节脑膜瘤，其优点为操作简单，只牵拉单侧额叶，对侧额叶和嗅神经可免受损伤。

(3) 冠状切口双侧额下入路：适用于体积较大的嗅沟区脑膜瘤，肿瘤向两侧均有发展，此入路的优点为显露范围较广，有较充分的操作空间。

(4) 翼点入路：适用于局限于鞍区的鞍结节脑膜瘤，此入路的优点为可解剖侧裂池释放脑脊液，降低颅内压，以利于肿瘤显露，还可较清晰地分辨肿瘤与视神经、颈内动脉、动眼神经的关系，并且不易损伤嗅神经。

(5) 额下 - 翼点联合入路：对于肿瘤广泛侵及颅前窝底的情况，可选用此入路。

(6) 扩大经鼻内镜入路：适用于前床突、鞍结节、鞍旁、蝶骨平台等鞍区肿瘤的切除，其创伤小，且可直接处理肿瘤基底部。

2. 肿瘤切除方式

肿瘤的显露对于肿瘤切除程度而言至关重要。有学者将鞍区脑膜瘤的手术显露程度进行分级：Ⅰ级，肿瘤自然显露，基本无须牵拉脑组织便将肿瘤切除；Ⅱ级，对脑组织间断性略加牵拉，去除牵拉后，局部组织外观与未牵拉部位无异；Ⅲ级，牵拉处脑组织有伤痕；Ⅳ级，脑损伤较明显或呈不同程度肿胀。良好的肿瘤显露应达到Ⅰ或Ⅱ级标准。切除肿瘤时应尽可能先处理肿瘤基底部，切断肿瘤的血供。处理体积较大的肿瘤时，可先行瘤内切除，待肿瘤部分减压体积缩小后，再分离切除残余瘤壁，分离肿瘤与周围神经血管时需格外小心，避免损伤。颅前窝底肿瘤常伴有颅底硬脑膜和颅骨的侵蚀及破坏，原则上应尽可能切除受侵犯的硬脑膜和颅骨，并行颅底重建，若肿瘤基底巨大，侵犯范围较广，则可酌情保留基底部薄层肿瘤组织，避免颅底重建困难而导致脑脊液漏、继发颅内感染或脑组织疝出。

3. 神经及血管的保护

嗅沟区脑膜瘤主要侵犯嗅神经对于偏向一侧的嗅沟脑膜瘤，可采用单侧额下入路，并且尽可能辨认并保护嗅神经，尤其是保护对侧嗅神经免于受损。采用翼点入路切除肿瘤时，牵拉额叶不应过度，脑压板前端距离中线 1～2cm，可避免嗅神经损伤：鞍区血管及神经集中，此部位肿瘤可能推挤或包绕视神经、颈内动脉及分支等，肿瘤包膜上也可有视神经、下丘脑的穿支血管分布，因此手术需非常谨慎。处理肿瘤包膜时，严格沿肿瘤与蛛网膜之间的间隙分离，肿瘤包膜上的血管，若穿入肿瘤则为肿瘤的滋养血管，可电凝离断，若沿肿瘤表面绕行，则勿轻易损伤。对于包绕在肿瘤内部的血管，若肿瘤质地较软，可用超声吸引器吸除血管周围肿瘤组织，若肿瘤质地坚硬，则宁可残留少量肿瘤组织于血管表面，切勿损伤血管造成大出血或血管闭塞。在邻近血管神经的部位操作时，双极电凝器功率应适当调低，且电凝过程中需不断滴入生理盐水降低局部温度。防止热传导造成神经损伤和血管痉挛。对于侵入海绵窦的肿瘤，若肿瘤只是附着于海绵窦的外侧壁、上壁，力争全切除肿瘤，切开过程中需注意保护脑神经。若肿瘤长入窦腔内，则常与脑神经粘连紧密，强行切除肿瘤容易损伤脑神经，因此只姑息性切除部分肿瘤。

4.颅底重建

肿瘤完全切除后，探查颅前窝底。若鼻窦开放，则以浸透庆大霉素和活力碘的明胶海绵填塞，以骨蜡封闭瘘口。对于较小的骨质缺损，不需修复骨质，只需将硬脑膜严密缝合即可。对于较大的骨质缺损，应以钛合金板修复缺损，恢复颅底正常结构，并取颞肌筋膜或骨膜修补硬脑膜缺损。颅底重建应达到下列标准：消除死腔，在颅腔与鼻腔、鼻旁窦、口咽部间建立永久性屏障，以促使伤口愈合，防止颅内积气和颅内容物疝出；选择合适的材料严密修复硬脑膜，必要时修复颅底骨缺损，以防止发生脑脊液漏和颅内感染；手术入路应尽量有利于病灶切除，并获得较满意的整容、美容效果；不影响术后复查有无肿瘤复发。

（四）岩斜区脑膜瘤

1.手术入路

(1) 颞下经岩骨前入路 (Kawase 入路)：在颞下入路的基础上磨除岩椎前部。其要点是以颧弓根部为中心，磨除颧弓上缘，咬除颞鳞至平颅中窝底水平，磨除岩椎前部，切开小脑幕。此入路可显露鞍旁、海绵窦、同侧坏池、脚间池、鞍上池、中斜坡、脑桥小脑角区等部位，其优点是显露岩斜区充分，操作空间大，对颞叶牵拉轻微，Labbé 静脉损伤概率低，对动眼神经和脑干的显露较好，对于同时向鞍区、颅中窝底和脑桥小脑角区发展的巨大岩斜区肿瘤，可联合切除颧弓，以获得更好的肿瘤显露效果。

(2) 乙状窦前入路：有学者认为，此入路是处理岩斜区肿瘤的适宜入路，其优势在于对小脑、颞叶的牵拉轻微，容易处理肿瘤基底、阻断肿瘤血供，到达斜坡距离较其他入路最短，可多角度直视脑干腹侧面，乙状窦、Labbé 静脉不受影响；但其缺点也同样明显，手术耗时长、创伤大，破坏迷路会导致同侧听力丧失，开放乳突气房容易导致颅内感染和脑脊液漏等。

(3) 枕下乙状窦后入路：对于斜坡型的岩斜区肿瘤有良好的显露效果，该入路通过脑桥小脑角池，显露中上岩斜区，岩斜区外侧部视野显露较满意。然而，深部区域及幕上视野显露不佳，在此入路的基础上联合磨除内听道上结节并切开小脑幕，可增加对幕上岩斜区及颅中窝的显露，但对脑干腹侧及深部斜坡的显露仍不佳，Samii 将此入路称为经乙状窦后内听道上入路，有学者认为，经乙状窦后内听道上入路可以将乙状窦后入路的手术野扩大显露到颅中窝的中线部、上斜坡侧方，并可显露 Meckel 腔内三叉神经，是切除主体位于颅后窝，同时累及颅中窝的岩斜区肿瘤的良好途径。

(4) 联合入路：乙状窦前和乙状窦后入路的联合适用于累及全斜坡的肿瘤，通过前者可鉴别外侧的脑神经，应用后者鉴别内侧靠近脑干的脑神经。乙状窦前入路联合经岩骨前方入路可切除扩展到颅中窝、颅后窝的病变。联合颞下耳前入路、颞下窝入路，提供了舌咽神经、迷走神经和颈静脉球的显露。与远外侧入路联合并磨除枕髁的外 1/3，向下延伸显露枕下三角和寰椎后弓，可切除枕骨大孔处的病变。

2. 手术操作要点

由于岩斜区的解剖关系复杂，重要的神经血管密集，因此这一部位脑膜瘤手术有一定难度与风险。有国外文献报道，岩斜区脑膜瘤的手术全切率仅为 30% ~ 40%，而脑神经功能障碍的发生率可达 20% 以上。因此，有学者认为，岩斜区脑膜瘤手术治疗的首要目标是脑干减压及尽可能恢复神经功能，而并非追求肿瘤全切。岩斜区脑膜瘤的手术处理除了保护好神经血管以外，同其他脑膜瘤的处理原则是一样的，即首先离断其供血，而后分块切除。大型肿瘤则采用边离断肿瘤基底边分块切除的方法。对于与神经、血管和脑干粘连紧密的肿瘤，可先尝试分离，难以分离者不必勉强全切肿瘤。手术操作应尽可能轻柔，避免过度牵拉脑组织。沿蛛网膜界面分离可减少神经血管的损伤。若脑组织压力过高影响手术操作，术中可静脉滴注甘露醇或过度换气以使颅内压下降，也可穿刺侧脑室释放脑脊液。

（五）小脑幕脑膜瘤

1. 手术入路

根据肿瘤的生长部位不同，可选择不同的手术入路。

(1) 幕上脑膜瘤：幕上前部脑膜瘤可选择扩大翼点入路，幕上侧方脑膜瘤可选择颞下入路，幕上后方脑膜瘤可选择枕叶下幕上入路。

(2) 幕下脑膜瘤：肿瘤位于小脑后方可选择幕下小脑上入路 (Krause 入路)，位于幕下侧方可选择枕下乙状窦后入路。

(3) 哑铃型脑膜瘤：可选用幕上、下联合入路。

2. 手术操作技巧

术中充分打开脑池释放脑脊液可使脑组织塌陷，有利于显露。若颅内压仍较高，术中可行腰椎穿刺引流脑脊液降低颅内压。术中应尽可能早地切开小脑幕 (在肿瘤边缘环形切开小脑幕或大脑镰，以保留部分与肿瘤伴行的静脉或静脉窦)，尽早阻断肿瘤血供，减少出血，根据需要切开一侧或双侧小脑幕。但是如果直窦闭塞，小脑幕静脉扩张明显，尽量不要切开小脑幕，以免引起静脉回流障碍。术中充分显露肿瘤与周围结构的关系，尽量采用锐性分离，避免盲目电凝，可有效减少神经血管的损伤。

3. 静脉窦保护

术前应行 MRV 及 DSA 了解静脉窦受压及闭塞情况。若肿瘤贴附于静脉窦壁生长而未侵入窦腔内，可将肿瘤仔细分离并予以全切除；若肿瘤已致静脉窦完全闭塞，则可结扎静脉窦并切除肿瘤；若肿瘤侵入静脉窦内而未完全闭塞静脉窦，则需权衡手术风险：若受累的横窦为较粗的优势侧，则不可使其闭塞，可选择放弃全切肿瘤保证静脉窦的完整性，或切除后行静脉窦重建；若受累的横窦较细，则多数情况下可选择结扎后切除肿瘤。

（六）脑室内脑膜瘤

1. 手术入路

脑室内脑膜瘤多数位于侧脑室三角区，其手术入路可选择下述三种。

(1) 颞中回入路：于颞中回的中 1/3 处起始，横向后 1/3 处切开皮质 4～5cm，经扩大的颞角进入侧脑室三角区。颞中回入路的优点是不易致视放射损伤，能避免损伤角回和缘上回，但有可能损伤感觉性语言中枢。

(2) 顶枕入路：在大脑纵裂旁开 3～4cm，中央沟后方 1cm 至顶枕沟纵向切开顶叶 4～5cm，直达侧脑室三角区。该入路在感觉区后方、角回和缘上回上方操作，避免损伤角回和缘上回，正对肿瘤表面，对脑组织的破坏小。缺点是不利于优先处理肿瘤基底部血供。

(3) 额中回入路：起源于室间孔附近的肿瘤可选用此入路。

2. 手术操作技巧

牵开皮质的动作要轻柔，不可过度牵拉，否则易损伤丘脑和内囊膝部。显露肿瘤的同时要保护好脑室及脑室旁静脉系统，防止深静脉血栓形成而引起的术后神经功能缺损。对于体积较小、在脑室内活动度较大的肿瘤，可先显露和处理肿瘤基底部，然后完整切除肿瘤；对于体积较大的肿瘤，可先行瘤内减压，分块切除肿瘤，再逐步剥离瘤壁；若肿瘤包绕重要血管或与脑室壁粘连紧密，则不必勉强追求完全切除。切除过程中，可用脑棉片填塞于室间孔，防止出血流向对侧脑室和第三、四脑室。彻底止血后用大量生理盐水冲洗脑室腔，脑室内不放置明胶海绵，避免术后脑积水形成。侧脑室脉络丛可部分电凝，以减少术后脑脊液的分泌。

第五节　恶性胶质瘤

中枢神经系统肿瘤是严重威胁人类健康的主要疾患之一。根据美国脑肿瘤注册中心的新近统计，恶性脑肿瘤的年发生率为 7.25/10 万。在全球范围内，每年有超过 25.6 万人被诊断为恶性脑肿瘤，其中有 19 万人死于脑肿瘤。尽管诊疗技术不断进步，但近年来我国脑肿瘤的发病率仍无明显下降趋势。根据 2016 年发表于《CA：ACancerJournalforClinicians》的统计显示，2015 年我国脑肿瘤发患者数为 101600 人，其中男性 52300 人，女性 49300 人；因脑肿瘤而死亡的人数为 61000 人，其中男性 35800 人，女性 25200 人。根据 2011 年中国脑和神经系统肿瘤发病率的统计来看，恶性脑肿瘤的发病率为 6.47/10 万，占全部恶性肿瘤的 2.59%，位居全部恶性肿瘤发病的第 9 位，病死率为 3.77/10 万，占全部恶性肿瘤病死率的第 8 位。1973—2007 年，上海地区原发性中枢神经系统肿瘤的男性和女性患者发病率均呈上升趋势，分别从 3.5/10 万与 3.03/10 万上升至 5.88/10 万与 7/10 万。

在中枢神经系统原发恶性肿瘤中，脑胶质瘤最为常见。美国 2007—2011 年的统计显示，脑胶质瘤在美国的年发病率为 6.61/10 万，约占原发脑肿瘤的 28%、恶性脑肿瘤的 80%。而 2003—2007 年上海地区，神经上皮组织来源的肿瘤占上海市原发性中枢神经系统肿瘤的 25%，且更好发于男性。1951—2011 年复旦大学附属华山医院神经病理统计的 38994 例原发性中枢神经系统肿瘤标本中，神经上皮组织来源的肿瘤占 41.13%，脑膜瘤占 35.33%，脑与脊髓等神经来源的肿瘤占 14.43%。

一、影像学表现

最初关于恶性胶质瘤诊断恰当的影像学措施是头部 CT 和脑部 MRI。在 CT 上，AA 可表现为边界不清楚的低密度或混杂密度影，可引起占位效应和水肿，并可以有不同程度的增强效应。GBM 主要表现为更为不均匀的密度影，并可有出血、坏死、囊肿。少突神经胶质瘤也是低密度影，并常伴有钙化灶。

MRI 是目前恶性胶质瘤诊断的最佳影像学检查方式，可评估胶质瘤的大小和范围，且较 CT 更为准确。AA 和 GBM 的 MRI 检查均发现较高的异质性。这两种肿瘤大多采用钆造影剂进行增强检查，但存在变异性，一些研究发现 30%～50% 的 AA 无增强表现，而 GBM 患者仅 5% 无增强表现。GBM 由于中心坏死多表现为环形强化；也有的沿着胼胝体、前联合、后联合等白质传导束扩散，像这些跨过中线，呈"蝴蝶样"表现在胶质母细胞瘤中更常见。

然而，恶性胶质瘤在增强 MRI 中的表现并不能完全代表肿瘤的范围，肿瘤常是高度浸润的。在显微镜下经组织病理学分析可清晰观察发现肿瘤细胞浸润进正常的脑组织中，且 MRI 显示未涉及其位置或无明显增强。鉴于此现象，手术医师往往尝试着最大程度安全地切除到 T_2/流体衰减反转恢复 (FLAIR) 像提示的无增强肿瘤区域。目前放射肿瘤学家认为，影像学明确的肿瘤边界 2cm 远处均需要注意。这些治疗策略均被尸检证实，弥散浸润的细胞被发现存在于增强灶外，通常远到对侧半球。

更新的影像学方法正在被大量应用于神经外科手术的制订和肿瘤切除，也被用来监测患者对治疗的反应。当切除位于或靠近功能区的肿瘤时，外科医生利用功能磁共振成像 (fMRI) 和弥散张量成像 (DTI) 在功能区描绘出可以安全切除的范围，例如语言和运动皮质及相关的传导束区域，如果被不恰当切除，可致严重的神经缺损。术中 MRI(iMRI) 引导肿瘤切除中的应用显著提高。

磁共振波谱分析 (MRS) 通过检测相关代谢产物浓度有助于区分坏死和良性病变。恶性胶质瘤的典型表现为胆碱 (Cho) 的相对升高和 N- 乙酰天冬氨酸 (NAA) 的降低，前者主要与细胞膜的合成相关，后者体现神经元的健康程度。其他代谢产物，如脂质和乳酸可用于区分脓肿、放射性坏死、肿瘤实体的假性进展等。正电子发射断层扫描 (PET) 通过使用多种示踪剂 (FDG、FLT、DOPA) 同样可用于肿瘤的诊断，并可揭示肿瘤恶性倾向、引导手术切除、立体定向活检、靶向放射治疗以及监测患者对治疗的反应。

二、临床表现

恶性胶质瘤患者存在有一系列症状，主要取决于肿瘤大小、部位和相对占位效应。首发症状通常包括头痛、癫痫发作、局部神经功能缺损、精神恍惚、记忆丧失和人格改变。目前临床未发现各肿瘤亚型间的特征性表现 (间变性星形细胞瘤、间变性少突神经胶质瘤、胶质母细胞瘤)；然而，侵袭性强、病程进展快的患者其发病更快、症状更为严重，而低级别胶质瘤患者其病程更为隐蔽。这些年，由于神经影像学诊断的应用日益增加，使得从临床症状出现到确诊的时间间隔逐渐缩小。传统上，颅内压升高所致的头痛和占位损伤在清晨醒后更重，并在一天中逐渐缓解。然而，大多数患者难以将恶性肿瘤所致头痛和非恶性肿瘤所致疼痛相区别。当严重时，头痛可伴有恶心和呕吐，表明颅内压升高。后颅窝肿瘤患者具有较高的梗阻性脑积水发生率，并可额外发现共济失调、头晕、不协调等症状。

三、恶性胶质瘤的治疗

（一）手术

1. 新诊断的恶性胶质瘤的手术治疗

尽管手术是治疗的主要措施，但手术治疗并不能根治恶性胶质瘤。早在 20 世纪 20 年代，Walter Dandy 就尝试着完全切除 GBM 患者的下脑半球，但所有患者最终均因疾病死亡。尽管广泛切除不能治愈恶性胶质瘤，但确实改善了许多患者的生活质量，提高了特定患者的生存时间。广泛切除后，患者生存期、神经状态得到了快速和持续的改善。若不进行治疗，95% 的 GBM 患者会在 3 个月内死亡。胶质母细胞瘤手术治疗的目的是最大程度安全地切除肿瘤，并保留或恢复神经功能。手术切除恶性肿瘤的依据如下：

2. 恶性胶质瘤手术切除需要考虑的实际问题

手术依据：

(1) 获取组织诊断。

(2) 改善症状。推迟新症状的发生。

(3) 提高生存期。

(4) 为辅助治疗提供时间。

(5) 减少类固醇剂量。

最近的 SEER 数据发现，接受手术切除患者的存活率较未切除患者提高，但并未评估手术切除程度 (EOR)。一项最近的研究对 500 例患者手术切除程度进行了评估，发现手术切除程度达到 78％具有改善患者生存期的统计学意义。手术切除程度达到 100％、90％、80％和 78％的患者，其总体生存期分别为 16 个月、13.8 个月、12.8 个月和 12.5 个月。这些发现佐证了一项早期关于 1000 多例患者的回顾性队列分析，认为加大手术切除程度可改善患者生存期。

最大程度手术切除的标准取决于一系列复杂的条件，包括患者个体具体情况、年龄、KPS 评分、肿瘤与脑部功能区的邻近程度、切除可行性 (包括卫星病灶数量及部位) 以及患者健康情况。

胶质母细胞瘤部分切除具有较高的术后出血且发展为被称为 " 脑胶质瘤综合征 " 的严重脑水肿及脑疝的风险。在这个意义上，由于肿瘤体积的减少，广泛切除具有较好的预后表现，从而为术后脑肿胀提供空间。次全切除的意义目前并不清楚。当完全切除可行时应考虑手术治疗。老年 (通常 > 80 岁)、KPS 评分 < 70、肿瘤呈多病灶并侵及大脑左右半球 (如，蝴蝶样胶质瘤) 或主要优势半球等并不适合手术切除的患者，建议进行影像学引导下的有框架或无框架穿刺活检。

使用精湛的外科手术技巧，采用最新的术中神经导航影像和脑成像技术，并尝试应用皮质类固醇降低术前和术后脑水肿严重程度，可以使恶性胶质瘤手术治疗中神经症状的发生率小于 10％，死亡率小于 5％。最新的研究进展，如术中皮质或皮质下刺激定位、术中 MRI 引导下肿瘤切除等，为恶性胶质瘤的手术切除提供了先进的新型医疗设备。

神经外科技术的改进可确保手术的安全性，获得更好的治疗结果。现代治疗中最重要的一项基础技术便是术中皮层电刺激 (ECS) 测绘，通过术中唤醒麻醉技术，ECS 可用于明确重要的运动和语言功能区域。鉴于皮质语言区域存在的个体位置差异，患者清醒条件下语言功能定位可将肿瘤切除所致语言功能的缺失程度降到最低。经验治疗认为，皮质、皮质下语言区测绘是优化手术切除安全有效的辅助技术，可以保留重要的语言区域，即使是在阴性测绘结果的情况下。

可在胶质瘤手术治疗中应用的其他技术包括神经导航和术中 MRI(iMRI)。一项基于

12 项术中 MRI 研究的系统性回顾性分析认为术中 MRI 引导下手术切除较传统神经导航手术治疗具有更好的效果，其对胶质母细胞瘤的手术切除程度更高。然而，术中 MRI 对于改善恶性胶质瘤患者生活质量和总生存期的真正临床价值并未得到证实。

3. 复发性恶性胶质瘤的手术治疗

针对复发性恶性胶质瘤，重复手术切除有许多原因。第一，较大肿瘤切除可缓解占位效应，改善患者症状和生活质量，并可减少类固醇类激素的使用剂量。第二，再次手术可将恶性胶质瘤患者的总生存期延长 2～5 个月最后，减轻疾病的负担，从理论上说有助于改善其他辅助治疗的效果。

一项最近设计的量表可以识别哪些患者可从再次手术治疗中受益。量表评定值包括：KPS 评分是否达到 80 分或更低，肿瘤体积是否达到 50cm^3 或更高，或是否涉及脑部具体的功能区。术后存活患者可根据总体评分进行分层，分数范围为 0～3 分。优 (0分)、一般 (1～2 分)、差 (3 分) 三组患者术后生存时间分别为 10.8 个月、4.5 个月和 1.0 个月。

(二) 放疗

1. 新诊断的恶性胶质瘤

恶性胶质瘤的标准放疗 (RT) 采用三维适形外放射治疗，总放射剂量 60Gy，分为 30 次进行，每次放疗 200cGy，每周 5 次。替代性分割技术目前正在试用中，例如过高或过低分割放疗，给予更高的累积剂量或更短的治疗时间，为患者制订可耐受的个性化放疗措施。放疗区域为肿瘤所在处及其边缘外，通常为 T$_2$/FLAIR 像显示的高密度区域，其被认为是无增强现象的肿瘤浸润区域。这个边界在脑部功能区可能较为局限。

无论患者是否接受手术切除以及切除程度大小如何，放疗均可增加恶性胶质瘤患者的生存期。年龄、KPS 评分校正后的单因素分析或多因素分析均表明 RT 的即刻反应与患者生存期密切相关。其他放疗方式的研究包括立体定向放射外科治疗、分次定向放疗、近距离放疗和调强适形放疗 (IMRT) 等，无一项过度使用常规外放疗作为恶性胶质瘤治疗的标准。放疗被推荐应用于除了婴儿、小儿和功能状态极差的老年人以外的几乎所有胶质瘤患者的治疗中。

放疗并发症可立即出现，也可过段时间后出现。急性副作用可在治疗期间出现，包括脑水肿增加所致局部神经功能缺损，并需要类固醇激素治疗；其他急性副作用包括恶心、呕吐、吞咽困难和暂时性脱髓鞘所致的脑或小脑功能障碍。从长期上看，放射性坏死是其最主要的并发症。10%～15% 脑肿瘤患者在接受放疗后可出现放射性坏死，放射性坏死与肿瘤复发症状相似，如表现出占位效应、脑水肿、MRI 表现出肿瘤的对比增强效应，被称为"假性进展"。新的影像学技术，例如 MRS、MRI 弥散灌注成像已逐渐应用于二者的鉴别。放射性坏死疑似患者的处理措施包括组织活检诊断、切除坏死组织、使用高剂量类固醇激素或上述治疗联合使用。尽管高压氧治疗还存在争议，但其常常被当做辅助治疗措施。最近，贝伐单抗的出现成为严重放射性坏死最有希望的治疗措施。

立体定向放射外科治疗 (SRS) 将多源的多束电离辐射汇聚并精确聚焦于颅内靶点，给予高剂量放射，而相邻的健康组织所受放射水平明显低于传统放疗治疗。采用直线加速器或伽马刀进行的放射手术可用于新诊断胶质母细胞瘤的治疗。然而，其临床应用效果证据还不足。由于胶质瘤弥散侵袭性的特点，上述非常精准的治疗技术疗效较为局限。放射手术主要局限于治疗直径小于 3cm 的病变，并具有放射性坏死风险，其发生率为15％。一项由 RTOG 开展的前瞻性随机试验未能比较放射手术治疗和传统放疗措施在患者生存期和生活质量改善程度方面的差异。后续关于原发性脑肿瘤放射手术治疗的调查研究正在进行，但目前关于恶性胶质瘤首选治疗的指南并不推荐 SRS。

近距离放射治疗可通过立体定向植入碘 -125 粒子或使用球囊导管系统进行腔内传递（例如，GliaSite®，IsoRay Medical，Inc.，Richland，WA），从而使局部高剂量放射可行并应用于恶性胶质瘤的治疗中。然而，两项关于碘 -125 粒子植入近距离放射治疗的前瞻性试验中，发现患者经治疗后生存期无明显改善，并具有更多的并发症。

2. 复发恶性胶质瘤

对于复发恶性胶质瘤，结合立体定向放射治疗 (SRT) 进行深入放疗的作用较为局限，因为恶性胶质瘤患者在他们初次治疗时已接受了全过程的外照射治疗。来自超过 300 例患者的联合数据证实，仅接受姑息性再放疗，而不联合化疗时，6 个月无进展生存期 (PFS) 为28％～ 39％，1 年存活率为18％～ 48％，同时临床症状改善、类固醇依赖性降低、中毒发生率低。这与靶向系统性地治疗复发性多形性胶质母细胞瘤的评价结果相近。如上所述，放射手术局限于小型肿瘤（直径＜ 3cm），且不适合新发恶性胶质瘤的治疗。然而，SRS 在复发性且难以进行手术治疗的患者中具有治疗潜力。

（三）化疗

在 TMZ 治疗出现之前的时代，恶性胶质瘤的化疗是否有效存在较大的争论。过去主要选择的治疗药物包括亚硝基脲、卡莫司汀 [亚硝脲氮芥 (BCNU)] 或洛莫司汀 (CCNU) 等，因为它们可有效穿透血脑屏障 (BBB)。这些药物配合 DNA 烷化剂、丙卡巴肼、微管解聚剂、长春新碱，构成治疗恶性胶质瘤的 PCV 化疗方案。尚没有单一研究证实这些药物在胶质母细胞瘤的治疗中具有效果，但一项针对 12 项随机对照试验、超过 3000 例患者的荟萃分析记录了化疗患者 1 年生存率从 40％略微升高至 46％。然而，这些药物的回顾性研究发现，低级别病变，如 AA 和少突神经胶质瘤患者，经 PCV 治疗后，长期观察结果证实其生存期得到显著改善，尤其是存在 1P/19q 共缺失的患者，提示这种染色体共缺失可能使患者对化疗的敏感性增强。

1. 替莫唑胺

替莫唑胺是一种非典型的烷化剂类化疗药物，在 2005 年经美国食品与药物管理局 (FDA) 批准应用于新诊断胶质母细胞瘤的治疗中。一项标志性 3 期临床试验结果在 2005 年发表，使得 TMZ 的应用得到批准并成为目前治疗的标准。在这项研究中，患者被随机分为切除术后仅放疗或切除术后放疗联合 TMZ 化疗两组。证实放疗联合 TMZ 化疗组平均生存期和 2 年生存率的改善均有统计学意义，分别从 12.1 个月升至 14.6 个月，以及从 10.4% 升至 26.5%。在这项研究接下来的 5 年随访分析中，接受 TMZ 治疗的各组均证实了 TMZ 的临床预后效益。放疗联合 TMZ 治疗组 5 年总生存率为 9.8%，而仅接受放疗组为 1.9%。TMZ 联合治疗的标准剂量是 $75mg/(m^2 \cdot d)$，放疗期间每日给药，随后每 28 天服用 5 天，剂量为 $150 \sim 200mg/(m^2 \cdot d)$，连续治疗 6 个疗程化疗最常见的毒性反应——骨髓抑制在替莫唑胺中的耐受性较好，Ⅲ级或Ⅳ级接受 TMZ 治疗的患者出现率约为 15%。如上所述，MGMT 甲基化可能对 TMZ 治疗的效果产生进一步影响。

2. 卡莫司汀植入膜剂

植入可生物降解的卡莫司汀 (BCNU) 片 (Gliadel®, Arbor Pharmaceuticals, Atlanta, GA) 是 FDA 批准可用于新发或复发恶性胶质瘤的治疗措施。这些药片在手术切除期间植入切除物腔内，药物在接下来的数周内可弥散入周围肿瘤浸润区和脑组织，并达到全身用药浓度的 100 倍。其在恶性胶质瘤中的使用经复发 GBM 多中心、安慰剂对照试验证实可改善患者生存期。在一项包括 240 例患者的 3 期临床试验中，恶性胶质瘤患者手术期间接受卡莫司汀片植入治疗后，其总生存期从 11.6 个月升至 13.9 个月，显著改善。然而，亚组分析并未证实胶质母细胞瘤患者具有治疗意义。

尽管卡莫司汀片植入治疗被大量临床试验和 FDA 证实安全有效，但其作为临床一线治疗药物的应用并不普遍。正如 3 期临床试验所见，治疗存在一系列的副作用，以至于部分临床医师认为超过了其治疗意义，如伤口破裂增加，脑水肿需要类固醇接受时间延长，以及癫痫发作频率增加。

3. 贝伐单抗

贝伐单抗是抑制血管内皮细胞生长因子 A(VEGF-A) 的单克隆抗体，VEGF-A 是血管发生过程中重要的生长因子。2009 年，基于 2 期临床试验证实其可延缓肿瘤生长和显著改善影像学表现，贝伐单抗 (Avastin®, Genentech, South San Francisco, CA) 被 FDA 批准应用于治疗复发性胶质母细胞瘤。针对 15 项研究中 548 例患者的荟萃分析回顾了复发性胶质母细胞瘤患者应用贝伐单抗治疗的效果，中位生存期为 9.3 个月，6 个月无进展生存率为 45%，6 个月存活率为 76%。尽管需要进一步的临床试验进行证实，但分析发现贝伐单抗使用剂量分别为 5mg/kg、10mg/kg 和 15mg/kg 时无明显差异。贝伐单抗经动脉内给药的 1 期临床试验无明显优势。贝伐单抗存在一系列潜在的副作用，包括颅内出血，以及深静脉血栓、肺栓塞、缺血性脑卒中等血栓事件。

最近，在 2013 年美国临床肿瘤学会 (ASCO) 会议上，两项多中心试验报道并未证实在标准放化疗中给予贝伐单抗治疗对患者总生存期的改善。其中一项基于 TMZ 放化疗治疗 637 位患者的随机对照研究中 (RTOG 0825)，患者随机给予或不给予贝伐单抗治疗。贝伐单抗组患者于放疗第 4 周给药，持续 6 ～ 12 个疗程。结果表明使用贝伐单抗治疗组患者平均生存期为 15.7 个月，而未使用组为 16.1 个月，无进展生存期则稍有改善 (10.7 个月对 7.3 个月)，但上述差异并无统计学意义。而另一项更大规模的 AVAglio™ 试验 (Roche，Indianapolis，IN)，涉及 921 例患者，其结果同样表明标准放疗联合 TMZ 化疗并辅以贝伐单抗治疗，患者生存期并无明显改变。尽管上述观察结果表明，贝伐单抗对新发病例的治疗并无积极意义，但其在复发性肿瘤治疗中的作用仍不清楚。

第六节　颅内转移瘤

颅内转移瘤是最常见的颅内肿瘤之一，人群年发病率约为 8.3 ～ 11/10 万人口。随着人类寿命的延长，癌症患者生存率的提高以及诊疗手段的发展，颅内转移瘤的发生率也会相应增加。

一、影像学表现

头颅 X 线片、CT 和 MRI 是诊断颅内转移瘤最常用的影像学检查方法，由于不同来源的转移瘤影像学特点有所差异，因此结合多种影像学检查方法有助于提高转移瘤的诊断率。

(一) 颅骨 X 线检查

能发现转移瘤侵犯颅骨引起的溶骨或骨质硬化，若发现颅骨出现多发性溶骨或出芽性病灶，则强烈提示有转移性肿瘤。若能结合 CT 骨窗扫描，常有助于减少假阳性的发生。肺癌和乳腺癌的转移最容易侵犯颅骨；多发性骨髓瘤引起的溶骨性破坏表现为散在性的小病灶；出芽性转移瘤可见于原发性前列腺癌或接受治疗的乳腺癌患者；来源于原发性的腺癌、骨肉瘤、肺癌和乳腺癌的转移灶可呈现钙化现象。

(二) CT 扫描

转移瘤大多位于脑皮质或皮质下区域，为圆形或类圆形，呈现低密度、等密度、高密度或混杂密度。也可系囊性肿块，囊腔内可有结节，伴有出血时可显示为高密度影或液平面。若肿瘤生长较快，可显现出瘤中心的部分坏死及囊性变。病灶周围伴有明显的低密度指状水肿，丘脑及脑干的转移瘤常无明显的脑组织水肿。邻近脑池受压变小或消失，同侧侧脑室受压变形及移位等。位于颅后窝者，常引起较明显的梗阻性脑积水。增强扫描显示肿瘤呈环状均匀或团块状强化。对于无法进行 MRI 检查的患者，可以采用显影剂增加和延迟扫描的方法，用以提高转移瘤的检测率。有硬脑膜外转移者，可见沿颅骨内板下呈梭形或新月形高密度、等密度病变。弥散型转移者可见基底池、脑桥－小脑角池等部位的高密度影。另外，不同病理类型的转移瘤有其特有的 CT 表现，如肺腺癌和小细胞未分化癌的转移，通常为高密度结节性或环状病变，多系均一强化，水肿较为明显。鳞癌通常为类圆形低密度肿块，并有较薄的环状强化，半数为单发病灶。CT 骨窗位可较为清楚地显示颅骨受累情况。

（三）MRI 扫描

典型的转移瘤表现为等信号，或长 T_1、长 T_2 信号，周边为更长信号的水肿带。有些转移瘤的 T_2 加权像上可表现为等信号或略低信号，由于 T_2 加权像上水肿常呈明显的长 T_2 信号，因而较之 T_1 加权像更易于发现病变。瘤内有出血者，可显示不同时期出血的特有 MRI 表现，由于血－脑脊液屏障的破坏，转移瘤可表现为明显的强化。增强 MRI 扫描是检查肿瘤脑膜转移的最好方法。对于多发性脑转移瘤，该法的检出率很高，可清晰地显示肿瘤的部位和大小不一的瘤子形状。

（四）核素扫描

典型颅内转移瘤表现为颅内多发性高活性区域，但是其敏感性和特异性较低，在颅内转移瘤诊断方面并不优于 CT 或 MRI。因此该法目前不作为颅内转移瘤的常规检查方法。

二、临床表现

（一）颅内压增高症状

头痛为最常见的症状，也是多数患者的早期表现，多发病灶的患者出现头痛的概率较高。此症常出现于晨间，开始为局限性头痛，多位于病变侧（与脑转移瘤累及的硬脑膜有关）。以后发展为弥散性头痛（与脑水肿和肿瘤毒性反应有关），此时头痛剧烈并呈持续性，伴恶心与呕吐。由于脑转移瘤引起的颅内压增高发展较迅速，因此头痛和伴随的智力改变、脑膜刺激症及视盘水肿等均较明显。

（二）癫痫发作

见于约 40% 的患者，多发性脑转移易于出现癫痫症状，其发作形式为多样性，但以全身强直性阵挛发作和局灶性癫痫多见。早期出现的局灶性癫痫具有定位意义，如局灶性运动性癫痫往往提示病灶位于运动区，局灶性感觉发作则提示病变多累及感觉区。局灶性癫痫可连续发作，随病情发展，部分患者表现全身强直性阵挛发作，伴随肢体无力、谵妄、幻视及思维紊乱等症状。

（三）精神症状

见于 1/5 ～ 2/3 患者，特别是有额叶和脑膜弥散性转移者。部分可为首发症状，表现为韦尼克－科尔萨科夫综合征 (W-KS)、痴呆或攻击行为等。

（四）脑膜刺激征

多见于弥散性脑转移瘤的患者，尤其是脑膜转移和室管膜转移者。有时因转移灶出血或合并炎症反应也可出现脑膜刺激征。

（五）常见体征

根据脑转移瘤所在的部位和病灶的多少而出现不同的体征。常见的有偏瘫、偏身感觉障碍、失语、脑神经麻痹、小脑性共济失调、脑膜刺激征、视盘水肿等。其中对侧肢体无力的发生率仅次于头痛，居第 2 位。体征与症状的出现并不同步，一般前者晚于后者，定位体征多数在头痛等颅高压症状出现后的数天至数周后开始出现。

三、诊断

（一）对已有颅外肿瘤病史

近期又出现颅内压增高及局灶性神经症状者，应高度怀疑颅内转移瘤，需行头颅 CT 或 MRI 扫描。若在灰白质交界处发现增强的多发病灶，周围水肿明显，则应考虑颅内转移瘤诊断的可能性。

（二）对于无颅外肿瘤病史

年龄在 40 岁以上，出现颅内压增高症状和神经系统定位体征，并且症状进行性加重者，应想到有颅内转移瘤。在行头颅 CT 或 MRI 扫描后宜注意寻找原发病灶，以便进一步明确诊断。

（三）颅外原发病灶的寻找

胸部 X 线检查，必要时行支气管镜检和胸部 CT 扫描，腹部 B 超或 CT 检查，消化道钡餐、直肠镜检，妇科盆腔 B 超，全身骨扫描或 PET 检查等，以尽可能早期发现原发癌瘤。

四、治疗策略

（一）手术治疗

开颅手术切除颅内转移瘤可延长患者生命，因此应创造条件，积极有效地施行肿瘤切除术。手术切除适用于对于放疗不敏感的那些转移瘤，如黑色素瘤、肾细胞瘤、甲状腺癌以及来源于胃肠道的肿瘤脑转移。对放疗中度敏感者如乳癌及非小细胞性肺癌,有条件能手术者应尽量进行手术,尤其对危及生命的转移瘤更应行手术治疗。但是对放疗敏感者如淋巴瘤及小细胞性肺癌一般不选择手术切除治疗。患者有下列情况应首选手术治疗:

(1) 位于可切除部位的单个孤立性病变,预计术后不会引起明显的并发症者。

(2) 患者全身情况较好,能耐受开颅手术,且无其他手术禁忌证者。

(3) 颅内压增高症状明显,或因瘤卒中等引起患者神经功能障碍,甚至病情危笃,需行开颅手术以减轻严重颅内高压所带来的危急情况。

(4) 不能明确诊断者,需采用立体定向活检或开颅手术,用以确定诊断。

(二) WBRT

由于颅内转移瘤多以血行弥散转移为主,其瘤栓可能较广泛地存在于脑血管或脑实质内,WBRT 可进一步杀灭这些瘤栓,因此一度被作为颅内转移瘤的标准治疗方法。例如 WBRT 加化疗对非小细胞性肺癌来源的颅内转移瘤病灶具有较好的敏感性。对于多发性转移病灶者,WBRT 加放射增敏剂治疗较之单用 WBRT 在延长患者生存期方面效果要好。若为单一病灶采用手术切除有一定困难者,WIBRT 加 SRS 比单纯使用 WBRT 在延长患者生存期方面效果更好,但若为多发性病灶则差别不甚明显。常规的治疗方案为:每次 3Gy,每周连续治疗 5 天,持续 2 周,共治疗 10 次,总剂量为 30Gy。70% ~ 90%的患者在接受 WBRT 治疗后临床症状有所缓解,约 60% 以上的患者会出现完全或部分反应。由于颅内转移瘤患者生存期较短,因此 WBRT 引起的长期不良反应尚无大宗病例报道。放疗期间可应用脱水药物及激素治疗,用以减轻放疗的反应。WBRT 适用于下列情况:

(1) 多发性转移瘤病灶,不适合采用手术切除或 SRS 治疗者。

(2) 患者全身情况较差,不能耐受开颅手术,或病灶位于重要脑功能区,预计手术可能引起严重并发症者。

(3) 作为手术切除和 SRS 的补充治疗方式。

(三) SRS

放射治疗学的应用和发展进一步拓宽了颅内转移瘤的治疗手段。对于单发病灶,SRS 加 WBRT 能使患者生存期延长 4.9 ~ 6.5 个月。对于多发病灶,虽然对患者的生存期无明显影响,但是能改善患者的神经功能。但是由于 SRS 本身的局限性,一般选择直径在 3 ~ 4cm 以下的实质性肿瘤,囊性病变者可先穿刺抽吸囊液后再行治疗。SRS 适用于下列情况:

(1) 患者全身情况较差,不能耐受开颅手术者。

(2) 转移瘤位于重要脑功能区,手术会造成严重并发症、影响生存质量者。

(3) 多个转移瘤无法一次手术切除，或开颅将主要转移瘤切除，对不易同时切除的瘤体进行辅助性治疗。

(4) 对 WBRT 不敏感的病灶或不适用手术切除的肿瘤类型，如淋巴瘤、小细胞性肺癌等脑转移。

(5) WBRT 或手术切除后，再次出现新的病灶，不适于继续使用 WBRT 或手术切除治疗者。

（四）化疗

由于血-脑脊液屏障的作用，化疗不是一种有效的手段，现有临床证据未发现单纯使用化疗药物对延长患者生存期有显著效果者。而采用放、化疗可优于任何单一的治疗措施。通常情况下，放疗可影响血-脑脊液屏障，使 BBB 开放为化疗药物进入脑组织打开了一条通道，进而提高了肿瘤区域有效的药物浓度，从而改善了疗效及患者预后；另一方面，化疗可杀灭颅外原发癌瘤器官的亚临床病灶，能有效地控制可见肿瘤病灶的发展，它与放疗协同作用，更进一步改善了患者的预后。

（五）局部放化疗

将化疗药物或放射性物质直接放置于瘤腔，能提高对瘤细胞的有效杀伤力，同时可减轻全身的毒不良反应。但是对此方案目前尚缺乏大宗病例的临床试验验证。

五、外科治疗

（一）手术入路选择

鉴于颅内转移瘤分布广泛，且易出现多发病灶，因此要根据术前头颅 CT、MRI 合理设计手术入路，力争以最小的创伤、以达到最大限度地切除病灶。多数颅内转移瘤位于大脑半球灰白质交界处，一般对于距脑皮质 1cm 左右的肿瘤可选择经皮质入路，如果肿瘤位于运动区或肿瘤距皮质 1.5cm 以上，可选择经脑沟入路，以减少对脑皮质的损伤。但经脑沟入路一般显露的视野有限，对于较大的肿瘤可采用经皮质、脑沟相结合的入路方式；也可以依据病灶的不同位置，选择适宜的入路方式进行手术切除。

（二）术前计划与准备

(1) 影像学明确转移瘤病灶的部位、体积、数量，有助于制订合理的手术路线，确定手术方式。

(2) 一般准备颅内转移瘤患者由于颅内高压以及原发肿瘤等对全身的影响，易于出现营养不良、身体衰弱等问题，因此术前需要纠正这些内环境的紊乱。

（三）手术要点与随访

脑转移瘤多属于快速膨胀式生长方式，与脑胶质细胞瘤等原发肿瘤生长方式有所不同：它们的边界稍显清楚，瘤周的水肿带可形成假性包膜。但研究表明，距转移瘤边界 5～10mm 左右仍有瘤细胞的侵袭与浸润，因而手术宜沿肿瘤边界 5～10mm 的假性包膜内或包膜外进行分离，尽可能完全地切除肿瘤。这样做可以减少瘤细胞弥散及早期复发。但位于脑重要功能区附近的肿瘤常难以做到这一点。体积较大的肿瘤多有囊性变，术时可打开囊壁，吸除囊液之后肿瘤随即塌陷，继之行完全切除，对于位置较深的肿瘤，术中可通过 B 超或神经导航等方法行精确定位，精细地施行切除术，以减少对脑组织的损伤。若累及邻近的脑重要结构，则不宜强行地施以切除术，对于残余的瘤组织，术后可行 SRS 或化疗，并进行定期随访及影像学复查，以了解疗效或跟踪治疗。

（四）术后并发症与处理

与原发性脑肿瘤的手术相比，颅内转移瘤病灶的手术切除并发症较少，这与病灶本身血供较少的特点有一定关系。常见术后并发症包括：

1. 颅内出血

与患者凝血机制障碍或手术操作有关，随着监测手段、手术显微镜的应用以及手术操作技术的提高，此并发症已较少发生。采取术中随时监测血液情况，肿瘤切除后创面仔细止血，关颅前反复冲洗，见无活动性渗血后进行切口缝合，即可减少或避免术后颅内的出血。

2. 脑水肿及术后颅内高压

可用脱水药物降低颅内压以及糖皮质激素减轻脑水肿对于病变范围广泛、或恶性程度高的肿瘤，应尽可能多地予以切除，也可以将非功能区的脑组织行适当切除，同时去除骨瓣，施行内、外减压术。

3. 神经功能缺失

与肿瘤切除后血供障碍或手术操作有关，术中尽可能细致地操作，避免对大的血管造成损害。若有发生可作相应的治疗，尽量减少或避免严重并发症。

第四章 中枢神经系统感染

第一节 脑脓肿

脑脓肿是由化脓性细菌感染后在脑实质内形成的局限性包裹性化脓性病灶，少部分也可由真菌或原虫侵入形成。

脑脓肿可根据感染源进行分类，感染源往往决定着感染的部位和病原体的种类。脑脓肿最常见的感染途径包括局部感染的直接蔓延、远处感染的血源性播散、创伤及神经外科手术的并发症。有报道称，多达30%的脑脓肿其病因不明。中耳乳突炎、鼻窦炎和牙源性脓肿均通过骨髓或者无瓣膜的导静脉进行播散，成为感染直接蔓延的主要来源。额窦和筛窦的炎症及牙源性感染常与额叶脓肿相关。

由远处感染源经血源性播散引起的脓肿通常为多发性病灶，且主要位于灰白质交界处和大脑中动脉分布的区域。血源性播散的来源是多种多样的，确定感染的来源是预防疾病复发的关键一步。在儿童，先天性发绀性心脏病是脑脓肿的一个高危因素。其他感染源有肺脓肿、肺动静脉畸形、细菌性心内膜炎和腹腔感染。牙源性脓肿可引起菌血症，导致局部血栓性静脉炎或血源性播散。

脑脓肿的流行病学趋势在不断变化中。一般来说，男性的发病率高于女性，其原因不明。尽管各个年龄阶段均可发病，但大部分发生于40岁以下的人群。在中国和印度这样的发展中国家，耳源性感染仍然是脑脓肿的一个主要来源。但在发达国家，由于对中耳炎进行了积极的内科治疗及外科手术治疗，耳源性脑脓肿的发病率明显下降。

一、影像学表现

从最初脑炎到脓肿形成，影像学表现与检查时机有关。Britt和Enzmann根据手术后的大体标本、病理组织学及CT表现，把脑脓肿的发展过程分成了四个期，即脑炎早期、脑炎晚期、包膜形成早期及包膜形成晚期。

在脑炎早期阶段，细菌到达脑实质，产生炎症反应，严重者可导致脑实质软化，其病理组织学改变表现为相应的血管周围炎症，白细胞呈油口状聚集，与周围正常脑组织区分界不清。平扫CT表现为边界不清的低密度区域，伴有多种形式的强化，可为无强化到结节状强化或环状强化。在注射对比剂30～60mm后的延迟图像上，这种强化方式可保持不变或进一步强化。

在脑炎晚期，病理上表现为中央坏死区扩大，成纤维细胞沉积在脓肿周边的早期网硬蛋白基质中。平扫 CT 表现为持久的边界不清的低密度水肿，增强扫描则出现一个厚壁环状或结节状强化，在延迟期强化可能更加明显。

在包膜形成期，中央的脓腔可是圆形、卵圆形或多房的，周围为包膜环绕。在包膜形成早期，包膜由一种缺乏胶原蛋白的网硬蛋白网构成，在晚期逐渐形成由周围神经胶质增生构成的成熟胶原包膜。CT 平扫时，中心的脓腔表现为圆形或卵圆形的低密度区，有时隐约可见周围包膜环。在增强延迟图像上，病变呈环状强化，对应于包膜的肉芽组织。由于包膜血供不同，脓腔的内侧壁或室侧壁比外侧壁要薄，因此使得脓肿易于破裂并导致脓肿的形成。

相比 CT，MRI 对组织水含量的变化更为敏感。在脑炎和脑脓肿形成的早期，水肿的脑组织和正常脑组织间的对比更为明显，因此在检测脑脓肿时 MRI 比 CT 更敏感。在脑炎早期，病变边界不清，T_1WI 呈非特异性高信号，T_2WI 呈稍低或等信号，增强扫描时可见轻微强化。成熟脑脓肿 MRI 体现在中央坏死区的信号上。T_1WI 上脓腔信号高于脑脊液但低于白质。T_2WI 上其信号与脑脊液相似，但高于灰质。这种信号特征相对于正常脑组织 T_2 延长及相对于脑脊液 T_2 缩短，是因为脓液里含有蛋白质。脓腔周围的血管源性水肿在 T_1WI 上呈低信号，在 T_2WI 上呈高信号。在脓腔和血管源性水肿之间是脓肿包膜，呈一个光滑的环，在 T_1WI 上与白质相比呈等到高信号，在 T_2WI 上呈等到低信号，增强扫描时出现强化。在 T_2WI 上，包膜表现出独特的低信号（相对于白质），这是由于进入包膜的巨噬细胞产生的自由基引起其 T_1、T_2 缩短。

化脓性脑脓肿形成的病理和影像学特征反映了免疫功能正常的患者在遏制感染时宿主免疫系统所进行的正常免疫应答反应。一项在免疫功能正常小鼠的实验性脑脓肿模型的研究表明，小胶质细胞和星形胶质细胞释放趋化因子和细胞因子，这些因子导致炎症反应，旨在遏制和消除感染。与免疫功能正常者相比，免疫功能低下患者的炎症反应减弱，可不出现环形强化，且血管源性水肿较轻，这些表现提示预后不良。

影像上可见到其他表现，包括占位效应、脑疝、脑积水、脑膜炎和脑外积液。局部血栓性静脉炎可以导致静脉窦血栓形成。脓肿破入脑室可引起脑室炎，使得病情恶化，伴有很高的病死率。影像学表现为脑室内出现碎屑和异常的室管膜强化。

CT 和常规 MRI 上见到的环形强化是脓肿包膜期的典型表现，但不具有特异性。非化脓性脓肿、中枢神经系统高级别原发性肿瘤、转移瘤、梗死、血肿、巨大的血栓性动脉瘤、放射性坏死和脱髓鞘疾病等也可出现环形强化。尤其需要注意免疫受损的患者，因其易患各种机会性感染和肿瘤性病变。此类患者也可能出现弓形虫感染、原发性中枢神经系统淋巴瘤和非化脓性脓肿。结合临床资料可能有助于脑内环形强化病灶的鉴别诊断。但是，由于脓肿患者不一定出现明确的感染征象，在鉴别脓肿与转移瘤或高级别胶质瘤时临床资料的诊断价值往往比较有限。支持脓肿的影像特征包括：① 2 ～ 7mm 连续、光滑、薄环形强化。② T_2WI 低信号环。③与外侧壁相比，内侧壁变薄。但是这些特征并不会自始至终地出现，其特异性也并非 100%。因此，还需要使用其他无创性影像技术来鉴别环形强化的肿瘤与脑脓肿。

核医学对脑脓肿的诊断价值较为有限，因为患者出现头痛或其他神经系统疾病的征象时，通常采用 CT 或 MRI 进行定位。核医学的主要应用在于鉴别 HIV 患者的中枢神经系统淋巴瘤和弓形虫感染，对淋巴瘤的诊断敏感性为 92%，特异性为 89%。

DWI 有助于区别环形强化的肿瘤与化脓性脓肿。环形强化的肿瘤的中央无强化部分常表现为弥散不受限，而弥散受限是脑脓肿的特征表现 (但不具有病原体特异性)。DWI 上脓肿的中央呈现明亮信号，ADC 值降低。其原因可能是坏死的碎屑、大分子物质和黏稠的脓液限制了水分子的运动，但是 Mishm 等人进行了在体和离体实验，其结果提示脓腔内炎性细胞和存活的细菌导致弥散受限。而且，脓肿治疗后的 ADC 值升高。还有研究报道，如脓腔内表现为持续性的低 ADC 值或反复出现低 ADC 值，则提示感染复发或治疗失败。DWI 上肿瘤和脓肿的表现很少重叠，罕见弥散受限且不伴有感染。

在体 ^{1}H-MRS 可以作为常规 MRI 和 DWI 的补充成像方法。^{1}H-MRS 有助于脓肿与囊性或坏死性肿瘤的鉴别诊断。在包膜形成晚期，细菌性脓肿中心坏死区缺乏正常脑组织代谢产物，如胆碱 (Cho)、N- 乙酰天门冬氨酸 (NAA) 和肌酐 (Cr)。未经治疗的化脓性脓肿脓腔的特征性表现是胞内氨基酸 (0.9ppm) 和乳酸 (1.3ppm) 的水平升高，伴或不伴醋酸 (1.9ppm) 和琥珀酸 (2.4ppm) 的升高。因为脑肿瘤和脓肿均可出现乳酸峰和脂质峰，所以胞内氨基酸峰 (缬氨酸、亮氨酸、异亮氨酸) 是化脓性脓肿的一个重要标志。囊性或坏死性脑肿瘤不能检测到这些氨基酸。升高的乳酸、醋酸和琥珀酸是致病菌糖酵解和发酵的产物，而氨基酸则是脓液中多形核白细胞进行蛋白质水解的结果。需氧菌感染引起的脑脓肿中一般不出现醋酸峰 (伴或不伴琥珀酸)，但可见于厌氧菌和兼性厌氧微生物引起的脑脓肿。据报道，氨基酸峰在治疗过程会逐渐消失。MRS 对鉴别脓肿和其他疾病的敏感性和特异性分别为 72% ～ 96% 和 30% ～ 100%。

PWI 也可用于脑脓肿和坏死性或囊性环形强化肿瘤的鉴别诊断。最近的研究发现，脑肿瘤的囊壁的平均相对脑血容量明显高于脑脓肿，这是因为肿瘤的囊壁中血管更丰富且局部的血脑屏障已被破坏，而成熟脓肿的壁则由胶原纤维组成。

DTI 可用于显示脓腔的微观结构。研究表明，脑脓肿腔的 FA 升高与脓液中神经炎性分子呈正相关。同样，这种正相关性也见于热灭活的金黄色葡萄球菌菌株中。

二、临床表现

脑脓肿典型表现为" 三联征 "，包括头痛、发热、局灶性神经功能缺损。还可出现颅内压增高和假性脑膜炎的表现。

三、诊断

脑脓肿诊断主要依赖影像学的典型表现，结合患者病史不难诊断。引起发热、头痛、局灶性神经系统症状的疾病众多，须与硬膜下积脓、细菌性脑膜炎、病毒性脑膜脑炎、上矢状窦静脉血栓形成和急性播散性脑脊髓炎等鉴别；如果无发热，则重点须与颅内原发性肿瘤及转移瘤相鉴别。

四、治疗

常规疗法是经静脉给予大剂量的抗生素，同时进行一系列的影像学检查，评估患者对治疗的反应。直径超过 2.5cm 或者具有占位效应的脓肿，应该行立体定位抽吸术或者切开引流，同时经静脉给予抗生素。抗生素治疗需持续 6 ~ 8 周，并依据患者的临床情况每周或每 2 周行影像学检查。不适于外科手术的患者，如形成多发小脓肿或手术入路受限者，只能经静脉给予抗生素。如想获得最佳的针对性抗菌治疗效果，应该行诊断性的抽吸术。如果存在不利的疾病因素、脓毒症、诺卡菌属脑脓肿、神经功能状态差及破入脑室等情况，则预后往往不佳。

第二节　细菌性脑膜炎

在儿童中枢神经系统感染的所有类型中，细菌性脑膜炎最为常见。它比其他类型的感染如淋巴细胞性脑膜炎（通常是病毒性感染）或慢性脑膜炎（常见的有结核和球孢子菌病）更常见。B 型链球菌和大肠埃希菌是引起新生儿感染性脑膜炎的主要致病菌。90%的新生儿细菌性脑膜炎在出生后 24h 内即开始发病。产前绒毛膜羊膜炎、胎膜早破、前一胎新生儿早期发病和妊娠少于 37 周都是感染性脑膜炎的危险因素。引起婴幼儿细菌性脑膜炎的主要致病源有肺炎链球菌或脑膜炎奈瑟菌。流感嗜血杆菌也可致病，但随着疫苗接种的普及，其发病率正逐渐下降。新生儿和婴幼儿感染性脑膜炎的临床特点与年长儿不同，主要表现为嗜睡、目光呆滞、喂养困难和易激惹等。40%的病例可发生癫痫，亦可出现囟门凸出。而脑膜炎的典型征象如颈抵抗、克莱恩费尔特征通常不明显或不出现。脑脊液检查通常显示蛋白显著升高，葡萄糖显著降低，白细胞升高，中性粒细胞优势。革兰染色可检测到致病微生物。

病菌主要通过五种途径到达脑膜：①全身其他部位的感染经血行播散。②中耳乳突或鼻窦感染蔓延。③经脉络丛组织播散。④浅表脑脓肿溃入蛛网膜下腔。⑤穿通伤。儿童常见的有前颅窝底创伤和颅缝闭合不全（主要是皮窦道、囊肿和瘘管形成），易导致复发性脑膜炎。脑膜一旦感染，可通过皮质穿支血管的脑膜鞘扩散进入血管周围间隙，引起脑炎和脑脓肿。浓稠的奶油样柔脑膜渗出物引起蛛网膜下腔变窄、堵塞，导致外围型脑积水。感染蔓延至室管膜引起脑室炎和导水管室管膜炎，继发梗阻性脑积水。近 30%的细菌性脑膜炎患者存在脑室炎，而新生儿则高达 92%。脑室炎使得脑脊液分泌增多和流出受阻。动、静脉壁内的局灶性坏死灶可引起动、静脉血栓形成，以静脉血栓更为常见。室管膜下静脉血栓形成可引起脑室周围组织的坏死。总的来说，近 30%的新生儿细菌性脑膜炎会发生脑梗死。此外，炎性渗出物可在硬膜下积聚形成水瘤，若继发感染则形成硬膜下积脓。

一、影像学表现

根据临床病史、体征和实验室检查，尤其是脑脊液检查，可以确诊脑膜炎。影像学检查的价值在于发现相关并发症（如脑积水、脑脓肿和积脓等）和在腰椎穿刺之前排除颅内高压。癫痫患者、局部神经功能损害者、治疗无明显疗效或者见效慢的患者也可行影像学检查。

CT 是儿童急性细菌性脑膜炎的常规检查，早期征象有轻微脑室扩大和蛛网膜下腔扩大，出现脑沟变窄、脑膜强化不到一半。T_1WI 增强扫描可见脑凸面的柔脑膜强化。然而，由于正常脑膜可有一定程度的强化，柔脑膜疾病的检测往往很难。对于轻微的脑膜病变，相比不到一半。T_1WI 增强序列、FLAIR 增强序列在一定程度上可提高诊断的特异性，尤其是在钆增强扫描不能确定时，对于中枢神经系统局限性骨-硬脑膜缺损，通常需要同时行 CT 和 MRI 检查。高分辨率 CT 对颅底的缺损有很高的诊断价值，MRI 检查对骨不连、邻近气化结构内积液以及脑膜强化显示良好。背侧皮窦通常位于脊柱后方和颅后窝，可扩展到脊髓或小脑的背侧。矢状位和轴位 T_2WI 及 DWI 非常适用于这种疾病的诊断，可显示通道从皮下脂肪开始，穿过椎管后壁和硬脑膜等脊膜到达脊髓或小脑；鼻皮窦道可达硬脑膜的舌盲孔；神经肠管更为罕见，是呼吸系统气道或消化系统管道的后部与和神经管前部的连接通路。

二、临床表现

（一）持续性发烧

关于细菌性脑膜炎的典型临床不良表现之一就是发热。在脑膜发生感染之后可导致体温明显升高，可能会处于 38～39 度之间，部分病例可能会高烧至 40 度。在发烧同时可伴随有头晕头痛、畏寒肢冷以及打寒战等多种症状。

（二）进行性嗜睡

进行性嗜睡是绝大多数患者的首发症状。具体表现为疲乏无力和嗜睡困倦，可能休息一整天也还是觉得全身没有力气。偶尔也可出现昏迷不醒和惊厥不安一类反应。

（三）其它症状

在发病之后可能会有脑膜刺激征，比如颈项强直和恶心呕吐等，而且身上多部位皮肤科长出一些特殊皮疹，可能是呈现出粉红或者紫红色。若颅内压升高，可进一步导致血压值升高和脉搏减慢，还会有呼吸衰竭等严重后果。

三、并发症

（一）脑积水

感染性脑膜炎的脑积水可以是交通性的，也可是非交通性的（外围型或脑室内）。梗阻部位可多发并形成多个包裹性的腔，这些腔相互沟通或不沟通，或者与脑实质内的空腔相通，构成复杂性脑积水。CT 和 MRI 均可显示脑积水，MRI 的优势在于能确定脑室和脑池的梗阻水平。

（二）硬膜下积液和积脓

硬膜下积液（SDE）是液体的单纯积聚，在所有序列均与脑脊液信号相似，边缘不强化。偶可见内侧缘微弱强化，可能是因为炎性渗出物或其下方的皮质梗死。硬膜下积液不需要治疗，通常在治疗脑膜炎的过程中逐渐吸收。但若合并感染，将导致硬膜下积脓。约 50% 的 SDE 位于大脑凸面，20% 沿大脑镰分布，有时呈现其典型形态（新月形），CT 表现为脑表面液体积聚，密度等或稍高于脑脊液，范围可能很大，也可是双侧性。颅后窝的积脓可引起中耳鼓室顶壁的骨质侵蚀。在 MRI 上，SDE 通常表现为颅骨内板下新月形的液体信号积聚，T_1WI 为稍高信号，T_2WI 为等或高信号，FLAIR 呈高信号。在 DWI 和 ADC 图表现为弥散受限。这些特征有助于与脑外积液、水瘤或慢性血肿相鉴别。炎症使得包膜纤维化及血管增生，增强扫描时可见到明显的环形强化，有时内部可见分隔。炎症可波及脑表面皮质的血管，其实是静脉引起脑炎或缺血等改变。此外，对于 SDE 患者，发生静脉血栓的风险较高，需要进行 MRV 检查，用以评估静脉窦是否通畅。

（三）急性脑脓肿

在儿童，细菌性脑脓肿大多继发于细菌性脑膜炎。引起脑脓肿最常见的致病菌为链球菌和葡萄球菌，革兰阴性菌较少见。此外，还有一些致病菌，如枸橼酸杆菌属、变形杆菌、假单胞菌和沙雷菌属。临床表现包括头痛、嗜睡、反应迟钝、发热、呕吐及抽搐。脑功能受损情况与受累区域相对应。

众所周知，从脑炎发展到脑脓肿可分为四个阶段，即早期脑炎、晚期脑炎、早期包膜形成和晚期包膜形成。首先是早期脑炎，持续 3～5d，发生坏死性血管炎，细菌进入脑实质。病变较局限，但未被限制。局部形成肿块样病变，但无包膜，血管扩张，血管周围可见中性粒细胞浸润及水肿。随后，坏死区域逐渐局限，并开始被包裹，持续 5～

14d。在早期包膜形成期，胶原和网硬蛋白在液性坏死周围形成包膜，包膜显示较早期更清晰。晚期形成完整的包膜，包膜较早期更厚，形态更规则。脓壁近脑皮质面较近脑室面更厚，这可能是由于皮质面血供更丰富。晚期包膜形成期可持续数周至数月。新生儿早期脑脓肿形成较大龄儿童和成年人更快。新生儿和婴幼儿的脓肿具有特征性，体积大，包膜较薄或不完整，常位于脑室周围的白质区域。成年人的脑脓肿常位于皮质下白质。位置较深尤其位于顶枕叶的脓肿易溃入脑室系统而引起脑室炎。脓肿溃入脑室者预后不良。幕下脓肿并不多见，可由中耳或乳突气房的感染直接蔓延引起。在早期脑炎阶段，MRI T_1WI 和 T_2WI 均表现为不均匀的高信号，可见斑片状强化。在晚期脑炎及早期包膜形成阶段，脓腔在 T_1WI 和 T_2WI 上都呈不均匀信号，脓壁在 T_1WI 呈环形高信号，T_2WI 呈环形稍低信号，并明显强化。在晚期，脓腔 T_1WI 呈低信号，T_2WI 呈高信号；脓壁 T_1WI 呈等信号，T_2WI 呈明显低信号，明显强化，壁光滑。脓壁的皮质侧较厚，脑室侧较薄。在治疗结束后的数周到数月，脓肿壁仍可因纤维增生而持续强化，因此脓壁的强化情况难以作为评估治疗效果的指标。

虽然同是弥散受限，但在不同阶段其意义不同。在脑炎阶段，弥散受限反映了由坏死性血管炎引起的组织缺血与细胞毒性水肿及大量炎症细胞浸润。在包膜形成阶段，则是因为脓液非常黏滞，且炎性细胞密集，限制了水分子的弥散。所以，DWI 有助于鉴别脑脓肿和其他囊性病变及坏死性脑肿瘤。在儿童，DWI 的动态表现与脑脓肿的治疗效果有很好的相关性。MRS 也有助于鉴别脓肿和坏死性脑肿瘤。多数肿瘤表现为 Cho 峰升高，NAA 峰降低，脑脓肿可显示多个脂肪族氨基酸峰，如丙氨酸、琥珀酸、醋酸、亮氨酸、异亮氨酸、缬氨酸。乳酸峰可见于所有脑脓肿，但也可以见于坏死性脑肿瘤。

（四）脑室炎

脑室炎是细菌性脑膜炎的常见并发症。病原体通过脑实质病灶的破溃直接进入脑室或沿脉络丛播散。脑室炎典型的影像学表现是脑室系统出现的富含蛋白的碎屑沉淀物。这些沉淀物的弥散受限，增强扫描时室管膜出现明显强化。脑脊液吸收障碍，脑室继发扩张。室管膜下和脑室旁的静脉梗阻或细菌毒素直接作用均可导致脑室周围白质坏死。

（五）梗死

脑膜炎可继发动脉性梗死，通常是因为感染累及血管周围间隙或血管壁，引发了动脉炎所致。CT 和 MRI 均可显示梗死，但 MRI 显示更佳，DWI 可更早地显示梗死。动脉性梗死的好发部位沿大脑前、中动脉的穿支血管分布。静脉窦血栓形成可引起静脉性梗死，影像学检查还可显示静脉窦血栓。与动脉性梗死相比，静脉性梗死的弥散可不受限，并经常并发出血。

(六) 骨化性迷路炎

骨化性迷路炎是化脓性迷路炎的晚期后遗症，其特征为耳蜗和前庭处新生骨质形成。尽管迷路的感染可继发于细菌性中耳炎或经血行感染，细菌性脑膜炎仍是骨化性迷路炎的最常见原因。脑膜源性迷路炎主要经由耳蜗导水管或内听道感染，T_2WI 和增强 T_1WI 可在迷路开始骨化之前发现早期的炎症。在迷路炎症的早期阶段，由于存在纤维组织，耳蜗的液体信号在 T_2WI 上稍有降低。此外，GD-DTPA 增强扫描时耳蜗液体出现强化，提示炎症正在进行之中。利用钆增强扫描结合临床和听力检查有助于早期发现迷路炎症，及时治疗和防止发展成骨化性迷路炎。

四、治疗

(一) 一般处理

细菌性脑膜炎要求急症处理，诊断和治疗上的任何拖延都将造成永久性的残废和死亡。治疗包括一般支持治疗如保持呼吸道通畅，降温，控制癫痫发作，特别注意的是维持电解质的平衡，低钠可加重脑水肿；积极抗颅内压增高和抗休克；若出现血管内凝聚现象时应及时给予肝素化治疗等。血化验和培养应即刻采取，随后保留输液通路；应作急症头颅 CT 检查，以排除颅内占位病变；随后立即行诊断腰穿。适当的抗菌素，从开始 (血培养后) 就应立即给予；等待影像学和脑脊液化验结果后在开始抗菌素治疗是不恰当的。

一般治疗安静卧床，注意消毒隔离，保持呼吸道通畅，给氧，吸痰。抗惊厥可用安定 0.1 ～ 0.2mg/kg 静注 (每次至多 10mg)；苯巴比妥钠 5 ～ 7mg/kg 肌注、静注各半量；苯妥英钠 6mg/kg 静注，必要时可重复，尽早改口服；副醛 0.3ml/kg 灌肠。

(二) 抗菌药物治疗

1. B 型流感杆菌

选用氨苄青霉素 400mg/(kg·d)，分 6 次静注，热退 5d 后停药，疗程 10 ～ 14d；或用足疗程后脑脊液中淋巴细胞 < $50×10^6$/L，蛋白 < 500mg/L，即可停药。氯霉素 50 ～ 100mg/(kg·d)，分 2 次静注，疗程 7d。

2. 肺炎双球菌

青霉素 80 万～ 100 万 U/(kg·d)，静滴，氨苄青霉素 150 ～ 400mg/(kg·d)，或红霉素 50 ～ 60mg/(kg·d)，分次静滴，若青霉素过敏，可换头孢匹林 80mg/kg，分 4 次静注，另加椎管内注射 5 ～ 25mg/d。

3. 葡萄球菌

头孢匹林。青霉素用于敏感菌株，同时椎管内注射头孢匹林。

4. 病原菌不明

氨苄青霉素，若对青霉素过敏可换氯霉素。

5. 脑性低钠血症的治疗

如血清钠＜120mmol/L，有低血钠症状，可在 2～3h 内静滴 3％氯化钠 12ml/kg，此量约可提高血钠 10mmol/L，必要时可于数小时后重复一次。

6. 硬膜下积液的处理

早期经颅骨透照或 CT 检查发现有积液，但无颅内压增高症状者，不必穿刺治疗。积液多且有颅压增高症状可予穿刺，先每日穿刺，每次抽液不超过 30mL，以后隔日穿刺直至积液放净为止，多于 2 周内痊愈，如 3～4 周仍不减轻，或液量过多，穿刺抽液不能减轻颅内高压症状者，可持续引流，如仍不见效，可考虑手术摘除囊膜。

7. 颅内压增高的处理

20％甘露醇或 25％山梨醇 1～2g/kg，于 20～30min 内快速静液，辅以 50％葡萄糖液 8～12h，可用 2～3 次，疗程一般 2d。或用 30％尿素溶液（用 10％山梨醇稀释）。维持治疗可用甘油 1～2g/kg，4～6h，口服或鼻饲。

8. 防止椎管阻塞

对脑脊液浓稠或治疗较晚者，可静滴氢化可的松或地塞米松；或鞘内注射地塞米松 1～2mg，可提高疗效。

9. 抗休克

有感染性休克者，按感染性休克处理。有 DIC 时，按 DIC 处理。

第三节　朊蛋白病

一、影像学表现

（一）脑电图

对 CJD 的诊断非常有帮助。在病程早期，脑电图通常正常或只出现散在 θ 波。随着病情进展逐渐出现周期性高波幅 3 相复合波或双相尖波，这种时程＜200ms、每隔 1～2s 出现一次的刻板周期性发作高度提示 CJD 的诊断，敏感性为 66％，特异性为 74％。其他可能出现周期性 3 相复合波的疾病还有 AD、多发性脑脓肿、某些中毒性脑病（如锂剂）、缺氧性脑病、肝性脑病、进行性多灶性白质脑病和路易体病等。

（二）MRI 检查

头颅 MRI 是目前 CJD 病例生前诊断的重要的无创性检查。sCJD 病例 MRI 之 DWI 及 FLAIR 相可见尾状核头及壳核高信号，可见大脑皮质"缎带样"高信号。vCJD 患者

MRI(T_2加权像和质子密度像)检查可以见到丘脑枕核对称性高信号，称为"枕征"。在丘脑背内侧核也常可见到高信号，其影像如同"曲棍球棒"。

二、临床表现

sCJD 平均发病年龄为 65 岁。约 1/3 的患者出现非特异性前驱症状，包括疲劳、睡眠障碍、体重减轻、头痛、不适感和不可名状的疼痛。大部分病例很快出现高级皮质功能减退表现，这种功能减退通常在数周或数月内进展为明显而复杂的痴呆状态，以记忆减退、判断能力受损和全面性实质性智能功能下降为特点。一些患者还出现视觉障碍，小脑体征也很常见，如眼球震颤、共济失调、步态不稳等。通常在出现小脑功能损害后迅速出现进行性痴呆。神经系统体征中锥体束损害症状通常较轻，可出现轻偏瘫、肌张力增高、腱反射亢进及病理征阳性，也可出现锥体外系症状，如肌强直、面具脸或舞蹈样动作手足徐动等。

大多数 CJD 患者 (约 90%) 在疾病的不同时期均可出现肌阵挛。与其他不自主运动不同，肌阵挛在睡眠中仍持续存在。高声刺激或强光刺激诱发的惊吓样肌阵挛较常见。需要说明的是肌阵挛并不是 CJD 特异的临床表现，也不局限于 CJD。痴呆合并肌阵挛也见于 Alzheimer 病 (AD)，隐球菌性脑炎或肌阵挛性癫痫。

晚期患者可出现尿失禁、无动性缄默、昏迷或去皮质状态。sCJD 的病程较短，在出现临床症状或体征后 90% 的患者死于 1 年之内，5% 死于 1 ～ 2 年，偶有患者可存活长达 5 年之久。最常见的直接死亡原因是肺炎。

文献报道，CJD 意外传播给人类而致病的潜伏期为 1.5 ～ 2.0 年。而其他病例潜伏期可长达 30 年。

三、诊断

(一) sCJD 诊断标准

1. 病史

(1) 具有进行性痴呆症状。

(2) 临床病程短于 2 年。

(3) 常规检测不提示其他疾病。

(4) 无明确医源性接触史。

2. 临床表现

(1) 肌阵挛。

(2) 视觉或小脑功能障碍。

(3) 锥体 / 锥体外系功能异常。

(4) 无动性缄默。

3. 辅助检查

(1) 在病程中出现典型的脑电图改变 (周期性 3 相波)。

(2) 头颅 MRI 成像可见壳核 / 尾状核异常高信号，或者弥散加权像显示对称性灰质 " 缎带征 "。

4. 实验室检测

(1) 脑脊液 14-3-3 蛋白检测为阳性。

(2) 脑组织病理学检测显示具有典型 / 标准的神经病理学改变，即出现海绵状病变。

(3) 脑组织免疫组织化学检测存在蛋白酶抗性朊蛋白 (PrP^{Sc}) 的沉积。

(4) 脑组织 Western 印迹法检测存在蛋白酶抗性朊蛋白。

疑似诊断：符合 1 加 2 中的任意两项。

临床诊断：在疑似诊断的基础上，符合 3 中的任意一项或 4(1)。

确诊诊断：符合 4 中 (2)、(3)、(4) 任意一项。

(二) iCJD 诊断标准

在 sCJD 诊断的基础上具有：

(1) 接受由人脑提取的垂体激素治疗的病人出现进行性小脑综合征。

(2) 确定的暴露危险，例如曾接受过来自 CJD 病人的硬脑膜移植、角膜移植等手术。

(三) fCJD 诊断标准

1. 疑似诊断

在 sCJD 诊断的基础上，一级亲属中存在确诊病例。

2. 确诊诊断

在 fCJD 疑似诊断的基础上，具有特定的 PRNP 基因突变。

(四) GSS 诊断标准

1. 疑似诊断

在 sCJD 的诊断的基础上，出现：

(1) 进行性小脑共济失调。

(2) 一级亲属中存在确诊病例。

2. 确诊诊断

在 GSS 疑似诊断的基础上，具有特定的 PRNP 基因突变。

(五) FFI 诊断标准

1. 疑似诊断

在 sCJD 的诊断基础上，出现：

(1) 进行性加重的睡眠功能障碍。

(2) 自主神经功能紊乱。

(3) 一级亲属中存在确诊病例。

2. 确诊诊断

在疑似诊断的基础上，具有特定的 PRNP 基因突变。

(六) vCJD 诊断标准

根据患者的流行病学史、临床症状、临床辅助检测、实验室及基因学检测综合判断，病例确诊依赖于病变组织中检测出具有蛋白酶抗性的 PrP^{Sc} 和 (或) 出现海绵样变。

1. 病史

(1) 进行性神经精神障碍。

(2) 病程 $\geqslant 6$ 个月。

(3) 常规检查不提示其他疾病。

(4) 无明确医源性接触史。

2. 临床表现

(1) 早期精神症状 (抑郁、焦虑、情感淡漠、退缩和妄想等)。

(2) 持续性疼痛感 [疼痛和 (或) 感觉异常]。

(3) 共济失调。

(4) 肌阵挛、舞蹈症和肌张力障碍。

(5) 痴呆。

3. 辅助检查

(1) 早期脑电图无典型的 3 波 (晚期可能出现 3 相波)。

(2) MRI、DWI、FLAIR 成像可出现双侧丘脑枕 (后结节) 高信号。

4. 扁桃体活检

不应作为常规检查，在脑电图出现典型的 3 相波形后不应进行。对临床表现与 vCJD 相似，而 MRI 未出现双侧丘脑枕 (后结节) 高信号病例的诊断有意义。

5. 实验室检测

(1) 大脑和小脑广泛的空泡样变。

(2) 脑组织免疫组织化学检测具有 " 花瓣样 " 的蛋白酶抗性朊蛋白 (PrP^{Sc}) 斑块沉积。

(3) 脑组织 Western 印迹法检测存在蛋白酶抗性朊蛋白。

疑似诊断：符合 1 加 2 中的任意 4 项加 3(1)。

临床诊断：在疑似诊断的基础上符合 3；或在疑似诊断的基础上符合 4。

确诊诊断：在临床诊断的基础上符合 5 中 (1)、(2)、(3) 任意一条。

四 、 治疗

目前尚无预防和治疗 CJD 的有效方法。文献报道两性霉素 B、四环素等药物可以部分延缓实验接种动物的发病潜伏期。对症治疗可用巴氯芬治疗痉挛性张力增高，氯硝西洋治疗肌阵挛癫痫。

研究发现酚噻嗪和丫类能抑制培养细胞中的 PrP^{Sc} 的形成，据此进行了应用喹吖因（米帕林）治疗 CJD 的临床研究。已发现改良喹吖因化合物比其母体药物更有效。改善这些小分子物质的效力能否为包括 AD，帕金森病和肌萎缩侧索硬化症 (ALS) 等在内的神经变性病提供新的治疗方法的总体思路尚有待确定。

第四节　颅内结核性感染

颅内结核性感染为继发性结核。多见于儿童和青年。可导致结核性脑膜炎和脑结核瘤。结核性脑膜炎常发生于脑基底池并引起脑膜增厚粘连。

一、影像学表现

（一）CT 检查

1. 结核性脑膜炎

鞍上池、大脑外侧裂密度增高，增强后可见鞍上池强化。脑膜结核病灶可以出现斑点状和结节样钙化，部分患者可以出现脑梗死灶。晚期出现脑积水表现。

2. 脑结核瘤

CT 平扫病灶呈等或混杂密度的圆形或不规则形的病灶，可见钙化，病灶周围有程度不一的脑水肿。增强扫描病灶呈小结节状强化，少数呈环形或多环样强化。

（二）MRI 表现

1. 结核性脑膜炎

脑基底池、侧裂池炎性渗出物显示为 T$_1$WI 低信号，信号略高于脑脊液；T$_2$WI 较高信号，信号略低于脑脊液；增强扫描相应区脑膜增厚强化（图 4-1）。大脑半球凸面的脑膜也可见增厚、强化。侧脑室旁、基底节区、丘脑及中脑可见长 T$_1$、长 T$_2$ 信号的梗死灶，以腔隙性梗死为主。晚期由于脑膜粘连可引起不同程度的交通性脑积水改变。

2. 脑结核瘤

表现为大小不等、结节状、稍长 T$_1$ 混杂 T$_2$ 信号，增强后呈环状或结节状强化，周围见不同程度的水肿信号。如脑内出现散在的钙化灶，MRI 表现为长 T$_1$、短 T$_2$ 信号，无强化，周围无水肿信号。

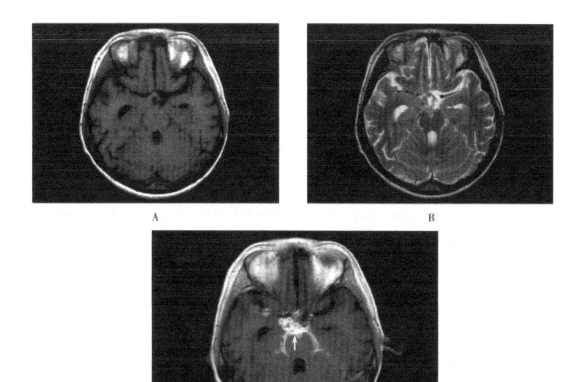

图 4-1 结核性脑膜炎

A.B. 脑基底池、侧裂池内见条片状稍长 T$_1$、稍长 T$_2$ 信号炎性渗出物，T$_1$WI 信号略高于脑脊液，T$_2$WI 信号略低于脑脊液；C. 增强扫描相应区脑膜增厚呈条状、蜂房状强化（↑）

二、临床表现

（一）结核性脑膜炎

多起病隐匿，慢性病程，也可急性或亚急性起病，可缺乏结核接触史，症状往往轻重不一，其自然病程发展一般表现为：

1. 结核中毒症状

低热、盗汗、食欲减退、全身倦怠无力、精神萎靡不振。

2. 脑膜刺激症状和颅内压增高

早期表现为发热、头痛、呕吐及脑膜刺激征。颅内压增高在早期由于脑膜、脉络丛和室管膜炎性反应，脑脊液生成增多，蛛网膜颗粒吸收下降，形成交通性脑积水所致。颅内压多为轻、中度增高，通常持续 1～2 周。晚期蛛网膜、脉络丛粘连，呈完全或不完全性梗阻性脑积水，颅内压多明显增高，表现头痛、呕吐和视乳头水肿。严重时出现去脑强直发作或去皮质状态。

3. 脑实质损害

如早期未能及时治疗，发病 4 ～ 8 周时常出现脑实质损害症状，如精神萎靡、淡漠、谵妄或妄想，部分性、全身性癫痫发作或癫痫持续状态，昏睡或意识模糊；肢体瘫痪如因结核性动脉炎所致，可呈卒中样发病，出现偏瘫、交叉瘫等；如由结核瘤或脑脊髓蛛网膜炎引起，表现为类似肿瘤的慢性瘫痪。

4. 脑神经损害

颅底炎性渗出物的刺激、粘连、压迫，可致脑神经损害，以动眼、外展、面和视神经最易受累，表现视力减退、复视和面神经麻痹等。

（二）脑结核瘤

1. 全身型

(1) 咯血、咳嗽、发热、盗汗、消瘦等结核征象。

(2) 伴骨与关节结核，胸壁与颈淋巴结核慢性脓瘘等表现，或结核性脑膜炎表现。

(3) 颅内压增高征象及小脑功能失调症状：病人有头痛，呕吐及视乳头水肿，局限性脑损害症状，眼震、肢体共济失调等表现。

2. 局限型

(1) 表现有低热、盗汗、消瘦、血沉快等结核征象。

(2) 颅内高压症状和局限性脑损害症状，表现头痛、呕吐及视乳头水肿，偏瘫、失语，癫痫发作，小脑损害症状如眼震，肢体共济失调。

三、治疗

本病的治疗原则是早期给药、合理选药、联合用药及系统治疗，只要患者临床症状、体征及实验室检查高度提示本病，即使抗酸染色阴性亦应立即开始抗结核治疗。

（一）抗结核治疗

异烟肼 (isonicotinyl hydrazide, INH)、利福平 (rifampicin, RFP)、吡嗪酰胺 (pyrazinamide, PZA) 或乙胺丁醇 (ethambutol, EMB)、链霉素 (streptomycin, SM) 是治疗 TBM 最有效的联合用药方案，儿童因乙胺丁醇的视神经毒性作用、孕妇因链霉素对听神经的影响而尽量不选用。

1. 异烟肼

异烟肼可抑制结核杆菌 DNA 合成，破坏菌体内酶活性，对细胞内、外结核杆菌均有杀灭作用。无论脑膜有无炎症，均能迅速渗透到脑脊液中。单独应用易产生耐药性。主要不良反应有末梢神经炎、肝损害等。

2. 利福平

利福平与细菌的 RNA 聚合酶结合，干扰 mRNA 的合成，抑制细菌的生长繁殖，导致细菌死亡。对细胞内外结核杆菌均有杀灭作用。利福平不能透过正常的脑膜，只部分通过炎性脑膜，是治疗结脑的常用药物。单独应用也易产生耐药性。主要不良反应有肝毒性、过敏反应等。

3. 吡嗪酰胺

在酸性环境中杀菌作用较强，pH 5.5 时杀菌作用最强，能杀灭酸性环境中缓慢生长的吞噬细胞内的结核杆菌，对中性和碱性环境中的结核杆菌几乎无作用。吡嗪酰胺渗入吞噬细胞后进入结核杆菌体内，菌体内的酰胺酶使其脱去酰胺基，转化为吡嗪酸而发挥杀菌作用。吡嗪酰胺能够自由通过正常和炎性脑膜，是治疗结核性脑膜炎的重要抗结核药物。主要不良反应有肝损害、关节酸痛、肿胀、强直、活动受限、血尿酸增加等。

4. 链霉素

为氨基糖苷类抗生素，仅对吞噬细胞外的结核菌有杀灭作用，为半效杀菌药。主要通过干扰氨酰基 -tRNA 和与核蛋白体 30S 亚单位结合，抑制 70S 复合物的形成，抑制肽链延长、蛋白质合成，致细菌死亡。链霉素能透过部分炎性的血脑屏障，是结核性脑膜炎早期治疗的重要的药物之一。主要不良反应有耳毒性和肾毒性。

5. 乙胺丁醇

与二价锌离子络合，干扰多胺和金属离子的功能，影响戊糖代谢和脱氧核糖核酸、核苷酸的合成，抑制结核杆菌的生长。对生长繁殖状态的结核杆菌有作用，对静止状态的细菌几乎无影响。主要不良反应有视神经损害、末梢神经炎、过敏反应等。

WHO 的建议应至少选择三种药物联合治疗，常用异烟肼、利福平和吡嗪酰胺，轻症患者治疗 3 个月后可停用吡嗪酰胺，再继续用异烟肼和利福平 7 个月。耐药菌株可加用第四种药如链霉素或乙胺丁醇。利福平不耐药菌株，总疗程 9 个月已足够；利福平耐药菌株需连续治疗 18 ～ 24 个月。由于中国人为异烟肼快速代谢型，成年患者每日剂量可加至 900 ～ 1200mg，但应注意保肝治疗，防止肝损害并同时服用维生素 B_6 以预防该药导致的周围神经病。

6. 皮质类固醇

用于脑水肿引起颅内压增高，伴局灶性神经体征和蛛网膜下腔阻塞的重症患者，可减轻中毒症状，抑制炎症反应及减轻脑水肿。成人常选用泼尼松 60mg 口服，3 ～ 4 周后逐渐减量，2 ～ 3 周内停药。

7. 药物鞘内注射

脑脊液蛋白定量明显增高、有早期椎管梗阻、肝功能异常致使部分抗结核药物停用、慢性、复发或耐药的情况下，在全身药物治疗的同时可辅以鞘内注射，异烟肼 0.1g、地塞米松 5～10mg、糜蛋白酶 4000U、透明质酸酶 1500U，每隔 2～3 天 1 次，注药宜缓慢；症状消失后每周 2 次，体征消失后 1～2 周 1 次，直至 CSF 检查正常。脑脊液压力较高的患者慎用此法。

8. 降颅压

颅内压增高者可选用渗透性利尿剂，如 20% 甘露醇、甘油果糖或甘油盐水等，同时需及时补充丢失的液体和电解质。

（二）脑结核瘤

脑结核瘤的治疗多主张先采用药物治疗 4～8 周，再通过 CT 或 MRI 复查，若症状不改善，结核球不缩小，再考虑手术切除。药物治疗抗结核药物的选择原则与结核性脑膜炎相同，即异烟肼、利福平、乙胺丁醇和链霉素联合应用，多能获得理想的疗效。

常规治疗方案：以异烟肼为主联合链霉素、利福平或乙胺丁醇，或异烟肼、利福平和乙胺丁醇三联疗法，如经治疗后症状好转，3 个月后可改为异烟肼和乙胺丁醇二联疗法，总疗程为 1.5～2 年。二线抗结核药物有吡嗪酰胺、对氨基水杨酸、乙硫异烟胺、环丝氨酸、卡那霉素、丁胺卡那霉素（阿米卡星）等。由于抗结核治疗的耐药情况有逐渐增加的趋势，因而采用 3～4 个一线药物联用或一、二线药物合用。

在治疗过程中个别病例在症状改善的同时，反而出现病变体积增大，并伴有表浅淋巴结增大，称为"反常性膨胀"，出现这种情况时治疗方案可以不变，只需停用激素，但有时这种情况可持续 1 年左右。

第五节　脑囊虫病

脑囊虫病为中枢神经系统最常见的寄生虫感染，是猪绦虫的囊尾蚴寄生于人的颅内所造成的疾病。食入的绦虫卵壳在胃内被胃液溶解，蚴虫进入小肠壁，而散布全身组织。一旦停留在组织内就发展成"囊尾蚴"，不会再移动。多见于肌肉和中枢神经系统，中枢神经系统占 70%～90%，亦可见于皮下及眼部。

囊尾蚴的囊内含有清亮的囊液，并有偏心存在的头节，囊的直径为 4～5mm，囊壁厚 0.05～0.1mm，头节大小约 2～3mm，囊虫数目不一，可累及脑实质、脑室、脑膜或同时受累，多呈圆形。活囊虫对脑组织无毒性作用，脑组织无水肿。当囊虫出现变性或崩解后，可出现周围组织水肿和炎性反应，胶质细胞增生和血管炎，进一步退变死亡，可形成肉芽肿或部分液化而成脓肿，致脑组织弥漫性水肿。位于脑室内的囊虫，可单发或多发，多位于四脑室，直径可达 3～4cm，易阻塞脑室通路，并释放毒素刺激脉络丛增加脑脊液的分泌而致脑积水。累及脑膜者多散在于软脑膜和蛛网膜下腔，常位于脑底池和外侧裂池，造成粘连，影响脑脊液循环。

本病可发生于任何年龄，但多见于青壮年，常见症状为头痛和癫痫，癫痫常为首发或唯一的症状。部分患者有颅内压增高症状如剧烈头痛、恶心、呕吐、视物不清、视力下降等。

一、影像学表现

影像学表现与囊虫的所在部位、病程及数目有关。可分为脑实质型、脑室型、脑膜型和混合型四种：

（一）脑实质型

对于脑实质型囊虫病，CT 和 MRI 表现可以反映脑囊虫发育的不同阶段的病理变化，其分为早、中和退变或死亡期三个阶段。

1. 早期

即急性期。由于囊尾蚴特别是大量的囊尾蚴进入脑组织后，对脑组织刺激产生炎性反应，即所谓的"脑炎型"囊虫病。

(1) X 线平片：无任何发现。

(2) CT：轻度、局灶性炎性反应，可表现正常。但较严重的炎性反应则表现为两侧大脑半球密度减低，脑沟变平或消失，脑池及脑室变小，中线结构无移位，无强化。

(3) MRI：由于 MRI 对脑水肿比 CT 敏感，MRI 可检查出 CT 不能检查出的轻度局灶性炎性反应，表现为脑实质内 T_1WI 低、T_2WI 高的片状异常信号，以 PDWI、T_2WI 及 FLAIR 序列明显。

较严重的炎性反应则表现为两侧大脑半球的大片 T_1WI 低信号、T_2WI 高信号影，FLAIR 显示大片高信号影，脑沟或脑池闭塞消失，脑室变小。增强后无强化或仅有少量斑点状强化。

2. 中期

感染后 3 ～ 12 个月，囊尾蚴发育成熟，其囊内充满液体，此期影像学上主要表现为含液体的囊性病变。

(1) X 线平片：仍无任何发现。

(2) CT：表现为脑实质内单发或多发散在圆形或类圆形小囊状低密度区，直径为 0.5 ～ 1cm，多无强化，有时周围有不同程度的水肿，脑室普遍受压变小，中线无移位，有可囊较大。表现为脑内圆形、类圆形或分叶状的大囊状低密度区，有占位表现，CT 值近似脑脊液，一般无强化。

(3) MRI：表现为直径 0.5 ～ 1cm 多发圆形囊性病变，T_1WI 低信号，T_2WI 高信号，所有序列上都与脑脊液信号一致，FLAIR 呈低信号，多位于脑皮层灰质或灰白质交界处（图 4-2）。周围无水肿证明囊虫仍然存活。无强化。有时偏囊壁一侧可见小点状突起代表囊虫头节，大小约 1～2mm，其信号与脑实质一致（图 4-3）。MRI 观察头节比 CT 更清楚。对于这种多囊性病变 MRI 较 CT 更敏感，特别是在大脑凸面和后颅凹的病变。

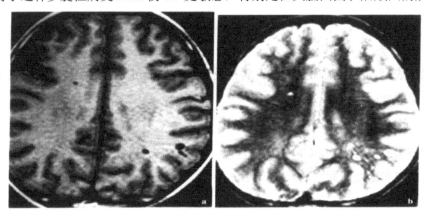

图 4-2　脑囊虫病（脑实质型）

a.MRI T₁WIA 额、左顶叶多个直径 3～5mm 圆形低信号影，边缘清晰锐利，周围无水肿 b.MRI T₂WI 病变呈高信号

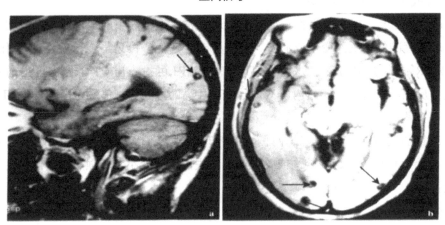

图 4-3　脑囊虫病（脑实质型）

a.MRI：T₁WI 枕叶有一直径 3mm 小圆形低信号影，其内靠后侧有一点状等信号，为头节（↑）b.MRI 增强检查双枕叶及双颞叶多发囊状低信号尤强化影，其内可见头节（↑）

　　3. 囊虫的退变或死亡期

　　(1) X 线平片：偶尔显示斑片、斑点状钙化。

　　(2) CT：囊虫周围有明显的炎性反应和水肿，CT 上表现为片状低密度影，多位于大脑凸面的边缘部，可出现结节或小环状强化，代表囊虫性肉芽肿或囊性小脓肿。最后囊虫完全萎缩钙化，周围水肿完全消失，CT 表现为脑实质内单发或多发斑点状钙化（图

4-4)。

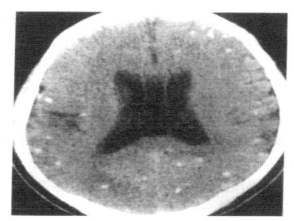

图 4-4　　脑囊虫病（脑实质型死亡期）
CT 平扫双侧大脑半球内多发点状钙化

（3）MRI：表现为 T_1WI 低信号，T_2WI 高信号的片状异常信号，FLAIR 上囊内液体被抑制呈低信号，周围水肿呈高信号，表现为片状高信号内的圆形低信号影，有时可见其中稍高信号的头节。增强后出现与 CT 相同形式的强化。由于囊壁的增厚和囊性蛋白的聚合可使 T_1 弛豫时间缩短，囊液在 T_1WI 和 PDWI 上比脑脊液信号高，而在 T_2WI 囊液与周围水肿不能区分，但囊壁和头节比水肿信号低。

（二）脑室型

大约有 15% 的患者囊虫位于脑室内，常见于四脑室，亦可位于导水管，其余较少见。

1. CT

为四脑室或三脑室内圆形、类圆形的囊状低密度区，这种囊状低密度区常充盈脑室，呈扩大的脑室状，密度均匀与脑脊液相似，边缘光滑，常发生梗阻上方脑室扩大，一般无囊壁强化，脑室造影 CT 可显示脑室内囊状充盈缺损。

2. MRI

脑室内囊虫 MRI 比 CT 更敏感，表现为脑室内圆形或类圆形囊状影，T_1WI 及 PDWI 上与脑脊液相似，但常可见到囊壁及头节，因此诊断较容易，但在 T_1WI 上，由于囊液与脑脊液信号相同不易发现囊虫，脑脊液电影可以发现囊虫周围的脑脊液分流现象，继发感染时可有囊壁强化。

（三）脑膜型

脑膜型主要侵犯蛛网膜下腔和邻近脑膜，特别是脑底部。囊虫多位于桥小脑角池或鞍上池，与脑实质型表现不同，囊可以很大，边缘呈分叶状，多个囊聚集一起可呈葡萄状，通常看不到头节。

1. CT

为脑池内囊性低密度影或仅表现脑池扩大，有轻度占位效应。囊虫引起蛛网膜粘连阻塞脑脊液的循环而致脑积水，CT 上显示脑室对称性扩张，与其他原因所致脑积水难以区别。囊壁可有轻度强化或无强化，合并脑膜炎时可见局部脑膜强化。CTM 可显示脑池内囊虫，为类圆形充盈缺损。

2. MRI

为桥小脑角池或鞍上池单囊或葡萄状的多囊性病变，囊内信时在任何序列上均与脑脊液相同。有时仅表现为脑池的扩大或蛛网膜下腔的不对称，看不到明显的囊壁和头节，继发慢性脑膜炎致脑脊液循环受阻可有脑积水表现或由于血管炎而引起脑梗死，增强检查后可见脑底池周围软脑膜强化。

（四）混合型

具有两型或两型以上脑囊虫病称为混合型。对于脑膜、脑室混合型 MRI 优于 CT。另外，由于囊虫与脑脊液密度相似，脑室内囊虫又多发生于四脑室，而 CT 对四脑室检查远不如 MRI，而且 MRI 能提供较高的组织对比，比较容易确定头节和囊壁。故 MRI 检查明显优于 CT。

二、临床表现

中枢神经系统囊虫病多见于青壮年。男性多于女性，男女比例为 (2 ~ 5)：1。脑囊虫病约占囊虫病的 80% 以上，临床表现复杂多样，主要取决于虫体寄生的部位、数量、囊尾蚴生存状态、周围组织反应情况以及脑脊液循环障碍的程度。通常有 3 大症状：痫样发作、颅内压增高及精神障碍。可以同时合并眼囊虫病和或皮肌型囊虫病。

(1) 癫痫型：最多见，脑囊虫病患者常因癫痫发作而就诊。发作类型主要有全身性强直阵挛发作（大发作）及其连续状态，部分性运动发作和复合性部分性发作（精神运动性发作）等。一名患者可有两种以上发作形式。癫痫发作多在出现皮下囊虫结节半年之后，亦可于多年后始有发作。

(2) 颅内压增高型：主要表现为头痛、呕吐、视力减退、视盘水肿及脑脊液压力增高等，可伴有癫痫发作、意识障碍甚至昏迷。如出现偏瘫、偏盲、失语等局限性神经体征可称为类脑瘤型。少数患者在当头位改变时突然出现剧烈眩晕、呕吐、意识改变甚至呼吸循环功能障碍，称 Bnm 综合征。囊虫寄生于脑室内的征象，称为脑室型。

(3) 脑膜脑炎型：系囊虫刺激脑膜和脑弥散性水肿所致。急性或亚急性起病，主要表现为头痛、呕吐，发热，常伴有精神障碍、颈项强直，脑脊液呈炎性改变。

(4) 精神障碍型：以精神错乱、幻听、幻视、语言障碍等为突出症状，严重者可出现痴呆。

(5) 混合型：具有两种以上类型的表现。

三、诊断

2000 年 8 月，在秘鲁举行的专家研讨会上对脑囊虫病提出了严密的修订标准，包括绝对标准、主要标准、辅助标准和流行性标准等。绝对标准是脑囊虫病的确诊标准；主要标准为高度提示诊断，但不能证实诊断；辅助标准是该病常见的但并非特异性表现；流行病学标准是支持诊断的间接证据。根据以上标准可做出确定诊断或可能诊断。但是该标准繁复，笔者认为不适合神经内科临床应用。

我国学者一直非常重视脑囊虫病的临床与科研，分别于 1985 年、1993 年、1995 年、2001 年召开全国脑囊虫病会议，每次会议均对临床诊断标准进行修订与完善。与上述国际标准相比，我国的脑囊虫病的诊断标准临床操作性强，也更适应我国的国情，故在此推荐我国 2001 年全国脑囊虫病会议制订的诊断标准：

(1) 有相应的临床症状和体征，如癫痫发作、颅内压增高、精神障碍等脑部症状和体征，基本上排除了需与之鉴别的其他疾病。

(2) 免疫学检查阳性 [血清和 (或) 脑脊液素虫 IgG 抗体或循环抗原阳性]；脑脊液常规生化正常，或有炎性改变，白细胞增多，特别是嗜酸性粒细胞增多。

(3) 头颅 CT 或 MRI 显示囊虫影像改变。

(4) 皮下、肌肉或眼内囊虫结节，经活检病理检查证实为囊虫者。

(5) 患者来自绦囊虫病流行区，粪便有排绦虫节片或食 "米猪肉" 史，可作为诊断的参考依据。

四、治疗

(一) 治疗方法

1. 病因治疗

常用的药物如下：

(1) 阿苯达唑：广谱抗蠕虫药物。作用机制可能与其抑制虫体对糖原的吸收和抑制丁烯二酸还原酶有关。疗效确切，显效率达 85％ 以上，不良反应轻，为目前治疗脑囊虫病的首选药物。现常采用多疗程治疗，常用剂量为 15 ～ 20mg/(kg·d)，连服 10d。脑型患者 3 ～ 5 个疗程，疗程间隔 2 ～ 3 个月。常见的毒性作用及不良反应有皮肤瘙痒、荨麻疹、头晕、发热、癫痫发作和颅内压增高。

(2) 吡喹酮：广谱抗蠕虫药物，对囊虫亦有良好的治疗作用。常用的剂量为 180mg/kg，3d 分服。服药后囊虫可出现肿胀、变性及坏死，导致囊虫周围脑组织的炎症反应及过敏反应，严重者甚至发生颅内压增高危象。

(3) 甲苯达唑：常用的剂量为 100mg，tid，连续 3d，常见的毒性作用及不良反应有腹痛、腹泻、皮肤瘙痒和头痛等。

(4) 治疗中应注意的几个问题：A.脑囊虫病患者必须住院治疗；B.囊虫病合并猪肉绦虫病者，通常先驱绦治疗，以免发生严重反应而影响囊虫病的治疗；C.杀虫治疗前务必检查有无眼囊虫病，如有眼囊虫病，须先行眼科手术治疗摘除囊虫，因杀虫治疗过程中囊虫死亡所引起的过敏、免疫反应可致失明；D.为了减免杀虫治疗过程中囊虫在体内大量死亡所引起的过敏反应，应酌情应用肾上腺皮质激素等；E.根据病情脱水降低颅内压治疗，如发生严重颅内压增高，除及时停用抗囊虫药物及脱水、抗过敏处理外，还可进行颞肌下去骨片减压术，以防止颅内压增高所导致的脑疝形成。

2. 对症治疗

癫痫型脑囊虫病根据癫痫发作类型选择抗癫痫药物。不能简单地以癫痫症状存在作为持续应用抗囊虫治疗的依据，若临床和影像学检查显示病原学治愈时，应停用抗囊虫药物，仅采用抗类型治疗。

3. 手术治疗

确诊为脑室型者应手术治疗摘除脑囊虫。其次，对神经系统体征及影像证实病灶十分局限的患者亦可考虑手术治疗。

4. 驱绦虫治疗

对肠道仍有绦虫寄生者，为防止自身再次感染，应行驱绦虫治疗。常用的药物为南瓜子、槟榔，服药后应予泻药一次以排出节片及虫卵，应注意检查头节是否排出。

(二) 脑囊虫病疗效判定标准

1. 近期疗效 (1~2年)

(1) 痊愈：神经系统症状、体征消失，血及脑脊液中囊虫循环抗原转阴，脑脊液压力、常规、生化检查均正常；头颅 CT 或 MRI 检查原囊虫病灶全部消失；皮肤、肌肉囊虫结节全部消失；患者能从事正常工作。

(2) 显著好转：癫痫发作显著减少，程度减轻，其他脑部症状显著好转；血及脑脊液中囊虫循环抗原转阴或滴度明显下降；脑脊液压力、常规及生化检查较治疗前显著好转；脑 CT 或 MRI 显示原囊虫病灶大部分消失或 CT 显示转为高密度影；皮肤肌肉囊虫结节消失 90% 以上；患者基本恢复正常工作。

(3) 好转：癫痫发作减少，程度减轻，其他脑部症状和体征有所好转；血及脑脊液囊虫循环抗原滴度下降；脑脊液压力、常规及生化检查较治疗前好转；颅脑 CT 或 MRI 检查原囊虫病灶减少或 CT 显示部分转化为高密度影；皮肤肌肉囊虫结节消失 50% 以上；患者生活能自理或能从事一般工作。

(4) 无效：癫痫发作不减少或加重，其他脑部症状未见好转；血及脑脊液囊虫循环抗原无改变；脑脊液压力、常规及生化检查未见好转；头颅 CT 或 MRI 检查原囊虫病灶基本同治疗前；皮肤肌肉囊虫结节消失 50% 以下；患者失去工作能力。

2. 远期疗效 (3 年以上)

脑囊虫病的远期疗效评定应以 3 年以上为限，其他指标同近期疗效。并需排除脑囊虫再感染的可能性。

第五章 脊髓疾病

第一节 急性脊髓炎

急性脊髓炎是一组病因未明的脊髓白质脱髓鞘或坏死性病变，导致急性脊髓横贯性损害，病变一般局限于数个脊髓节段，是最具代表性的常见的非外伤性横贯性脊髓病。本病包括多种不同的临床综合征，诸如感染后脊髓炎、疫苗接种后脊髓炎、脱髓鞘性弥散性脊髓炎(急性多发性硬化)、急性坏死性脊髓炎和副肿瘤性脊髓炎等。

一、影像学表现

脊柱 X 线平片正常可除外脊柱结核、肿瘤等。MRI 检查对本病诊断有重要意义。急性期 MRI(图 5-1) 可见受累脊髓节段肿胀增粗，但增粗程度常较轻，且弧度较为平缓、均匀、外缘光正，有别于髓内占位病变。病变多以 $T_3 \sim T_4$ 为中心，病变髓内斑点状或片状 T_1WI 低信号及 T_2WI 高信号，常多发，大小不一，形态不规则，可散在、融合或弥散分布。病灶边缘欠清。对于矢状位病灶信号可疑时，参照轴位信号改变有利于对病灶的辨认。急性期由于病灶局部水扩散的障碍，DWT 呈高信号，ADC 为低信号。进入慢性期则 DWI 信号转低，ADC 信号转高。矢状位显示清楚，Gd-DTPA 扫描呈斑片状增强效应，治愈可恢复正常。

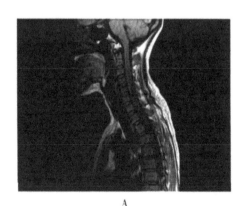
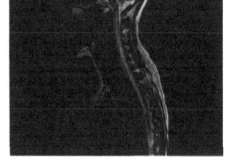

A   B

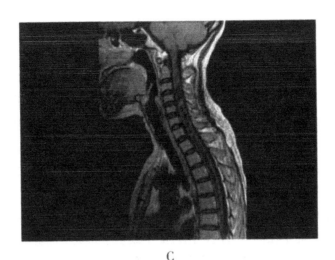

C

图 5-1　　急性脊髓炎

A.B. 矢状面 T$_1$WI 和 T$_2$WI 示颈胸段脊髓增粗，内见大片状长 T$_1$、长 T$_2$ 信号，边界不清；C. 增强后病灶呈斑片状轻度强化

二、临床表现

(1) 任何年龄均可发病，中青年多见，无性别差异。发病无季节性，秋冬和冬春季发病较多，一组 19 例特发性急性横贯性脊髓炎 12 月至翌年 5 月发病占 82%。部分病例病前数日或 1～2 周有发热、全身不适或上呼吸道、消化道或泌尿道感染史或疫苗接种史，可有过劳、外伤、受凉及精神刺激等诱因，少数病例发病前有一过性双下肢无力或麻木等"预警"症状。

(2) 急性起病，常数小时至 2～3 日发展为完全性截瘫和尿便障碍，多数病例 1～7 日出现截瘫，个别 14 日内病情达高峰。首发症状多为双下肢尤其远端麻木、无力，进行性加重并迅速上升，病变部位可有根痛如背痛、胸背部或季肋部痛，病变节段灼烧感及束带感等，进而发展为脊髓完全性横贯性损害的症状，病变损害水平以下深浅感觉消失、双下肢瘫及尿便障碍。T$_3$～T$_5$ 节段血液供应薄弱，最易受累，如病变迅速上升称上升性脊髓炎。本病典型临床症状和体征是：

①运动障碍：病变早期出现脊髓休克，双下肢弛缓性瘫，肌张力降低，膝腱反射、跟腱反射、腹壁反射、提睾反射及肛门反射等全部消失，病理反射不能引出，脊髓休克期多为 2～4 周或更长，取决于脊髓损害程度及并发症，脊髓病变严重，伴泌尿系感染和压疮等严重并发症休克期可明显延长，脊髓不可逆性完全性损害预后不佳。上颈髓病变累及膈神经脊髓中枢 (C$_3$～C$_4$)，除四肢瘫，可出现膈肌麻痹，呼吸困难甚至停止。脊髓休克期过后，瘫痪肢体肌力由远端逐渐恢复，受累节段以下肢体表现锥体束征，肌张力逐渐增高，以伸肌为主，呈折刀样，瘫痪肢体呈伸展位、腱反射亢进和病理反射；如

病变位于 $T_8 \sim T_{10}$ 节段，可见"脐孔征"(Beever 现象)，患者仰卧位时用力抬头，腹直肌上部牵拉使脐孔上移。脊髓节段性损害如破坏维持正常肌张力的网状脊髓束和前庭脊髓束，脊髓休克期过后，脊髓节段功能恢复出现节段功能去抑制现象，受累肢体屈肌张力增强，呈屈曲性痉挛性截瘫，轻触、刺激、膀胱充盈及腹部受压均可引起受累下肢屈曲性强直性痉挛，伴出汗、竖毛、尿失禁及心率加快、血压升高、皮肤潮红等自主神经反应，称脊髓总体反应，提示预后差。

②感觉障碍：出现传导束型感觉障碍，病变节段以下深、浅感觉缺失，痛、温觉损害突出，振动觉及本体感觉损害较轻，但重症完全性横贯损害者，各种感觉全部丧失。急性期在病损水平即感觉消失平面上缘有感觉过敏或束带样区。不典型病例感觉障碍分布不规则，如双侧平面不在同一节段，出现 2 个或多个感觉平面等。有些轻型病例尤其在早期损害平面以下远端可有或仅有感觉过敏现象。随病情好转感觉平面逐步下降，但感觉障碍恢复常迟于运动障碍。

③尿便功能及自主神经障碍：急性期尿便潴留，无膀胱充盈感，尿意丧失，逼尿肌麻痹，自主排尿不能，呈无张力性神经源性膀胱，尿液积存可达 1000ml 以上，膀胱过度充盈，压力使尿液断续外溢，称充溢性尿失禁(自动膀胱)，应留置导尿。此时肛门括约肌松弛，大便失禁。随脊髓功能恢复，逼尿肌开始有规律收缩，尿液可经导尿管周边溢出，自主反射性排尿机制开始形成，更换导尿管时可观察自主排尿反应，如可自主排尿方可拔出。随膀胱容量缩小，尿液充盈到 $100 \sim 400$ml 时，使逼尿肌反射性收缩引起排尿，称反射性神经源性膀胱。当病变累及腰骶节段时，由于脊髓排尿中枢的直接损害，与早期的尿潴留之后难以形成反射性排尿(因反射弧损害)，而表现为尿的淋漓失禁。肠道蠕动力减弱，自主排便功能障碍，由脊髓休克期大便失禁转为便秘。自主神经损害使病变水平以下皮肤干燥、无汗或少汗、脱屑及水肿、菲薄及潮红、指(趾)甲松脆和过度角化等，可发生肢体水肿和形成压疮。

④常见并发症：常见泌尿系感染、坠积性肺炎、压疮与败血症等。

三、诊断

主要依据急性起病、病前 $1 \sim 4$ 周常有呼吸道或胃肠道感染的前驱症状，有或无胸背部根痛，感觉过敏或束带样感觉异常，多于发病后 $1 \sim 3$ 日内由双下肢远端麻木无力迅速发展为双下肢(少数为四肢)截瘫、传导束型感觉障碍以及括约肌障碍等脊髓横贯性损害的症状，结合脑脊液和 MRI 检查，并排除其他疾病。

四、治疗

急性脊髓炎急性期综合疗法包括精心护理、防治并发症、早期康复训练，配合适当药物治疗，有助于患者功能恢复及改善预后。

（一）防治并发症

本病数日内发生双下肢完全性截瘫甚至四肢瘫痪、病变以下感觉障碍及尿便障碍，患者突然陷于旷日持久的完全卧床状态，日常活动和饮食起居完全依赖他人服侍。突如其来的精神打击常使患者出现焦虑、抑郁情绪。长期卧床尿便潴留或失禁，皮肤营养障碍等综合因素影响，易发生各种并发症，稳定患者生理功能和预防各种并发症是促进脊髓功能恢复的重要前提条件。因此，始终给予患者精神鼓励和支持，生活和躯体上精心护理和照护，保证充足全面的营养，可减少并发症和提高治愈率。

1. 预防肺炎

每2～3小时定时翻身，勤叩背，鼓励患者咳嗽，排痰及变换体位，防止痰液长期存留加重感染及损害换气功能。依患者情况尽早进行床上活动，定时采取半坐位或坐位，注意保暖，预防肺炎或坠积性肺炎发生。保持病房通风，改善肺泡通气，维护换气功能。

2. 防治压疮

预防压疮关键是周到细致的护理，定时翻身、按摩，保持床垫平整、干燥、柔软、清洁，及时进行尿便管理。换尿布，勿使臀部浸泡在尿液中，保持皮肤干燥清洁，避免臀部与橡胶布直接接触，骶尾部、足跟及骨隆起处加垫气圈，以免受压。有条件者可应用防压疮床垫或水床。忌用热水袋以防烫伤，发现受压部位皮肤发红或有硬块可用50%乙醇或温水轻揉，涂以3.5%安息香酊；出现早期压疮可用10%普鲁卡因环形封闭，红外线照射保持创口干燥；如已发生压疮应积极治疗，创面表浅应控制感染，按时换药，防止扩大，如有脓液和坏死组织应手术清创，如创面炎症消退可用紫外线局部照射，外敷紫草油纱条，促进肉芽组织生长愈合。

3. 尿便护理

脊髓休克期发生尿潴留可先用针刺治疗，选取气海、关元和三阴交等穴，无效时及早留置导尿，采用半封闭式冲洗引流装置接Y形管，上端接带莫菲滴管的吊挂式闭式冲洗瓶，下端接于垂吊床下的封闭式集尿袋，严格无菌操作，该装置及尿瓶需每日更换，预防尿路感染；发生尿路感染后应及时检菌，根据病原菌种类选用足量敏感抗生素静脉滴注；膀胱排空后用庆大霉素8万U加入生理盐水500ml，或用甲硝唑250ml膀胱冲洗，保留半小时放出，每天1～2次；也可滴注1∶1000呋喃西林液或4%硼酸溶液100～250ml，保留半小时放出，每天2次；鼓励患者多饮水，每3～4小时放一次尿液，使膀胱保持一定容量，避免膀胱容积缩小、挛缩和形成小膀胱，促使反射性膀胱早日形成，尿液排空后关闭导尿管为保证膀胱引流作用，有利于预防尿路感染，保持每日尿量2000～2500ml为宜。当膀胱功能逐渐恢复，残尿量减少到＜100ml或膀胱出现节律性收缩，尿液自导尿管与尿道口间外溢时，更换导尿管时可观察自主排尿情况，如已形成反射性膀胱（膀胱中尿液达到一定容积时自动排出）可拔除导尿管。

近年来，医院感染学的研究进展对常规的频繁膀胱冲洗提出质疑，认为对控制尿路感染不仅无效，反而会诱发或加重尿路感染，故主张摒弃常规膀胱冲洗。也有人对留置性导尿提出异议，认为持续1周以上的留置导尿，尿路感染率几达100%，因此主张临时需要临时导尿，不做留置。实际应用尚要依患者具体情况酌情掌握。

患者直肠功能障碍多表现为便秘，应及时清洁灌肠或适当选用缓泻剂，保持大便及时排出。出现肠麻痹时，可肛管排气或配合针灸治疗，必要时新斯的明0.5mg肌内注射。

4. 呼吸道管理

急性期重症患者或上升性脊髓炎患者，特别是病变损害节段达到上胸段或颈段时出现呼吸肌麻痹，呼吸肌麻痹是本病重症患者死亡的重要原因，可危及生命。应密切监护呼吸状况，保持呼吸道通畅、及时吸痰、输氧，必要时气管切开和辅助呼吸。

5. 保障营养

注意调理饮食，加强营养，应给予易消化食物、蔬菜、水果和富含维生素食物，补充多种维生素和复合维生素，适当补钙，以防长骨脱钙。高位脊髓炎有吞咽困难者可放置胃管鼻饲。

（二）康复治疗

瘫痪肢体和足保持功能位，防止足下垂，可酌情使用足托或鞋套。早期开始对肢体的按摩，被动或主动运动，尤其当肢体功能开始恢复时鼓励患者主动活动，不断变化体位，防止肌肉和肢体挛缩。

（三）药物治疗

(1) 皮质类固醇：急性期可用大剂量甲泼尼龙短程冲击疗法，500～1000mg静脉滴注，每天1次，连用3～5日，可能控制病情进展，但临床症状明显改善通常出现在3个月后；或用地塞米松10～20mg静脉滴注，每天1次，2周为一疗程，用上述两药后可改用泼尼松口服，40～60mg/d，1～2个月后随病情好转逐步减量停药，有人对皮质类固醇疗效提出质疑。

(2) 大剂量免疫球蛋白静脉滴注(IVIG)：近年来国内外采用IVIG治疗多种自身免疫病取得较好疗效，本病可试用，或在皮质类固醇治疗无效时试用成人剂量20g/d，儿童200～400mg/(kg·d)，静脉滴注，每天1次，连用3～5日为一疗程，临床疗效有待系统评价。

(3) 抗病毒药物如阿昔洛韦、泛昔洛韦或伐昔洛韦等可酌情选用，重症患者或合并细菌感染需加用抗生素。

(4) 胞磷胆碱、ATP、B族维生素及血管扩张剂：如烟酸、地巴唑等，对促进恢复可能有益，α- 甲基酪氨酸 (AMT) 可对抗酪氨酸羟化酶，减少去甲肾上腺素 (NE) 合成，预防发生出血性坏死。

(5) 中药治疗：以清热解毒、活血通络为主，可用板蓝根、大青叶、银花、连翘、丹参、赤芍、当归、牛膝、杜仲、独活、桑寄生和地龙等。

第二节　脊髓空洞症

脊髓空洞症是脊髓中央部形成的空洞性病变，是脊髓先天发育异常性疾病和慢性进行性脊髓变性病。脊髓空洞常位于脊髓中央，以颈髓多见，也可扩展上至延髓或单独发生于延髓，称为延髓空洞症。较长的空洞可延伸至胸髓，腰髓较少受累。

早在 16 世纪就已发现脊髓空洞形成的病理改变，但直到 1827 年脊髓空洞症这一概念才被 Ollivierd'Angers 提出并被用来描述脊髓空洞症的形成，空洞一词缘于希腊语 syrinx，管之意。随着中央管作为脊髓的正常结构被认识，Virchow(1863) 和 Leyden(1876) 推测脊髓空洞是中央管异常扩张所致，将此病变重新命名为脊髓积水。1870 年 Hallopeau 发现位于脊髓中央出现的空洞与中央管并不相连，认为脊髓中央管与脊髓空洞无关；Simon(1875) 建议对此病变保留脊髓空洞症名称，脊髓积水应仅特指单纯脊髓中央管扩张。

一、影像学表现

（一）CT 表现

脊髓内可见边界清楚的低密度囊腔，CT 值同脑脊液。CTM 于椎管内注射对比剂后延时 1 ～ 6 小时可见对比剂进入空洞内。

（二）MRI 表现

(1) 脊髓内囊状长 T_1、长 T_2 信号，与脑脊液信号一致 (图 5-2)。

(2) 病灶边界清楚，无强化，范围长短不一。

(3) 有时可见原发性病变，如 Chiari 畸形、髓内肿瘤等。

(4) 本病需与脊髓内软化灶之囊腔鉴别，后者病变段脊髓萎缩变细，常有外伤史。

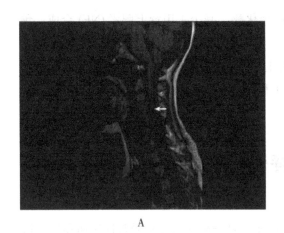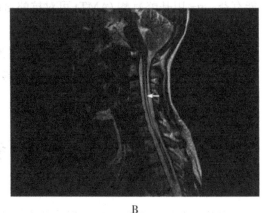

A   B

图 5-2   脊髓空洞
A. B. 矢状面节段脊髓内长条形脑脊液样信号，边界清楚，位于脊髓中央（↑）

二、临床表现

(1) 脊髓空洞症多为散发，很少呈家族性。通常在 20～30 岁发病，偶在儿童期或成年后发病，很少出生就表现异常，无性别差异。临床表现多种多样，取决于空洞的大小及长度，也与伴发病变如 Arnold-Chiari 畸形等有关。起病隐袭，病程缓慢进展，在许多病例症状或体征是被偶然发现，如无痛性烧伤和手肌萎缩，患者常不能准确说出何时患病，很少呈卒中样或急性发病，但曾报道过劳或剧烈咳嗽后旧症状加重或出现新症状。本病一经确诊，多数患者症状维持数年甚至十余年不变，也可在 5～10 年呈间断性进展。

(2) 本病经典的临床特征是，颈肩及上肢节段性分离性感觉缺失，即痛温觉减退或缺失，触觉保存；手及上肢节段性无痛性肌无力和肌萎缩；上肢腱反射减弱或消失；以及营养障碍等。早期常见颈肩至上肢自发性疼痛，节段性痛温觉缺失，患者常损伤后发现无痛而就诊。痛温觉缺失可逐渐扩展至两上肢及胸背部，呈短上衣样分布。晚期空洞扩展至后柱和脊髓丘脑束，出现病变水平以下传导束性感觉障碍；可见站立不稳、上肢触觉受损、关节位置觉及振动觉受累、感觉性共济失调，提示脊髓后索受损。有的患者仅有肌萎缩，无感觉缺失。空洞累及前角细胞，出现相应节段肌萎缩和肌束颤动。颈膨大空洞引起双手肌无力、肌萎缩，双上肢肌张力减低及腱反射减弱或消失。影响皮质脊髓束出现水平以下锥体束征，双下肢无力、病理征及共济失调等，严重者出现痉挛性截瘫。许多患者伴脊柱侧后凸畸形，其中约 1/4 的病例伴寰枕椎畸形、短颈、发髻低，先天性颈椎融合畸形，骨性斜颈等。伴 Arnold-Chiari 畸形者上肢腱反射亢进，提示颈膨大以上的上运动神经元受累。出现 Horner 征提示病变侵及 $C_8～T_2$ 侧角交感神经中枢。

(3) 延髓空洞症很少单独发生，常为脊髓空洞的延伸，多位于延髓被盖部，可扩展至脑桥。病变多不对称，症状体征多为单侧性，偶有延髓症状先于脊髓症状出现者。三叉神经脊束或核受累出现同侧面部核性痛温觉减退或缺失，呈洋葱皮样从外侧向鼻唇部发展。疑核受侵出现同侧软腭和声带麻痹、腭垂偏斜，饮水呛咳、吞咽困难和构音障碍等。舌下神经核病损可见伸舌偏向患侧、同侧舌肌萎缩和肌束颤动等；累及面神经核出现周围性面瘫；前庭小脑通路受累出现小脑性眩晕、眼震及步态不稳等；很少发作性眩晕，三叉神经痛和持续性呃逆等。Delia Monte 曾发现罕见的上位脑桥及中脑并与第四脑室相通的锁孔状空洞病变。

(4) 脊髓空洞症伴 Chiari Ⅰ 畸形的临床特征是，眼震、小脑性共济失调、用力时头颈部疼痛、下肢皮质脊髓束及感觉传导束症状、脑积水及头颈部畸形等；脊髓空洞症伴枕骨大孔梗阻无 Chiari Ⅰ 畸形可表现非常相似。近90％的脊髓空洞症患者有 Chiari Ⅰ 畸形，反之，约50％的 Chiari Ⅰ 畸形患者伴脊髓空洞症。脊髓空洞症也常合并脊柱侧弯或后突畸形、颈枕区畸形、脊椎融合或 Klippel-Feil 异常、隐性脊柱裂、颈肋和弓形足等先天畸形，近1/4的病例有扁平颅底、颅底凹陷等寰枕部畸形 (项短、发际低、特殊头颈位、颈椎融合或缺失等)，以及小脑及脑干异常等。少数病例在空洞及附近可发现髓内肿瘤如星形细胞瘤、成血管细胞瘤及室管膜瘤等。

(5) 本病常见营养障碍，如夏科关节因关节痛觉缺失引起关节面磨损、萎缩、畸形、关节肿大及活动度增加等，运动时可闻及摩擦音而无疼痛，上肢肘关节多见。皮肤营养障碍可见皮肤增厚、过度角化，镇痛区表皮烫伤、割伤可见无痛性顽固性溃疡及瘢痕形成，甚至指趾节末端无痛性坏死、脱落，称 Morvan 征。晚期可出现神经源性膀胱和尿便失禁。

(6) 近半数Ⅰ型和Ⅱ型脊髓空洞症患者出现自发性疼痛，通常为单侧明显的烧灼感或剧痛，位于感觉缺失区边缘。Ⅰ型患者也可出现面部和躯干疼痛，可因咳嗽、喷嚏、弯腰或用力诱发或加重颅底及颈后部疼痛，脊髓空洞症不伴 Arnold-Chiari 畸形患者也常出现此种疼痛，可能为牵拉和压迫颈神经根所致。

(7) 少数脊髓积水病例 (Ⅳ型) 数年后可并发肩部、上肢及手肌无力和萎缩，可伴节段性感觉缺失或仅有肌萎缩，出现下肢轻瘫，某些病例伴脑积水。MRI 检查易发现扩大的中央管与脑积水相连，无真正的空洞。如患者感觉及运动异常累及数个脊髓节段，应高度怀疑脊髓空洞症伴髓内肿瘤 (Ⅲ型)。

三、诊断

根据成年发病，起病隐袭，缓慢进展，出现节段性分离性感觉障碍、肌无力和肌萎缩、皮肤及关节营养障碍等，脊髓及头部矢状位 MRI 检查发现空洞病变可确诊。

四、治疗

(一) 对症处理

本病进展缓慢，可迁延数十年，无特效疗法，以支持及对症治疗为主，如给予 B 族维生素、ATP、辅酶 A、肌苷及镇痛剂等。痛觉缺失者应防止外伤、烫伤或冻伤，防止关节挛缩，进行辅助被动运动、按摩及针刺治疗等。

（二）放射治疗

可试用放射性核素 ^{131}I 疗法，口服或椎管注射，疗效不肯定。

（三）手术治疗

部分脊髓空洞症患者可能有效。

(1) Ⅰ型脊髓空洞症合并颈枕区畸形及小脑扁桃体下疝可行枕骨下减压术及手术矫治颅骨及神经组织畸形，对空洞较大、伴椎管梗阻行上颈段椎板切除减压术是唯一有效疗法，可缓解头痛及颈部疼痛，共济失调及眼震可持续存在。张力性空洞可行脊髓切开及空洞-蛛网膜下隙分流术。手术目的是解除枕大孔和上颈椎对小脑、延髓、四脑室及其他神经组织压迫，但手术疗效有待评价。

(2) Gardner 建议手术填塞第四脑室与颈髓中央管连接处，但效果不比单纯减压术好，并发症较多，尤其小脑扁桃体下疝患者，Logue 和 Edwards 连续观察 56 例 Ⅰ型脊髓空洞症减压术，患者枕颈部疼痛可缓解，肩部疼痛持续存在，下肢上运动神经元损伤症状及感觉性共济失调常可改善，节段性感觉障碍无变化。

(3) Ⅰ型及某些 Ⅱ型病例可行瘘管切除和空洞分流术，但预后不确定，Love 和 Olafson 对这两类（主要是Ⅱ型）40 例患者进行瘘管切除术，30％的病例手术效果较好，但许多患者，甚至术后症状改善的患者不久就复发到术前状态并逐渐进展；临床症状进行性恶化颈髓增粗的患者应行脑脊液分流术。

(4) 外伤后脊髓空洞症手术效果良好，Shannon 等对 10 例轻度病例作瘘管切除术，疼痛减轻。脊髓空洞症伴肿瘤的病例囊液蛋白含量很高且黏度很大，应切除肿瘤；后索成血管细胞瘤及偶见的室管膜细胞瘤施行此种手术可获良好疗效。

(5) 有报道少见的脊髓积水病例可行脑室腹腔分流术，减轻脑积水。曾尝试对Ⅰ型病例行此种手术，结果不满意。

第三节　脊髓压迫症

脊趟压迫症是椎管内占位性病变或脊柱，脊髓多种病变引起脊髓受压，可伴有脊神经根及脊髓血管不同程度受累，出现脊髓半切或横贯性损害、脊髓神经根受损及椎管阻塞等特征性综合征。

一、影像学表现

（一）MRI

是脊髓压迫症最具有诊断价值的首选检查，矢状面扫描可清晰显示脊髓受压部位及范围，病变大小、形状及与椎管内结构关系，并可推测病变性质，可清晰显示解剖层次，椎管内软组织病变轮廓等，必要时可作造影剂对比增强检查。由于 MRI 是无创性检查，无腰穿导致症状加重之虞。

（二）脊柱 X 线

X 线正、侧位平片，必要时通过斜位片观察骨折、错位、脱位及椎间隙狭窄，骨质破坏、疏松、增生及骨刺形成等，可显示椎旁脓肿，神经鞘瘤引起椎弓根间距增宽、椎弓根变形、椎间孔扩大、椎体后缘凹陷或骨质破坏等。方法简单快速，适用于脊柱外伤、骨肿瘤、结核、脊椎退行性变及发育畸形等。

（三）脊髓造影

可显示脊髓梗阻界面，碘油在正常椎管内呈柱状，硬膜外占位病变可见油柱变形，被推移至一侧，油柱尖端呈尖角形，造影剂外缘与椎弓根内缘间距离增宽；髓外硬膜下病变可见碘油柱呈杯口状，脊髓受压向一侧推移，椎管完全梗阻时，上行造影只显示压迫病变下界，下行造影显示病变上界；髓内病变脊髓呈梭形膨大，椎管阻塞不完全，碘水造影所见与碘油相似，可清楚显示病变，不良反应小。

（四）核素扫描

是腰穿注入 ^{99}锝或 ^{131}碘 10mCi，半小时后作脊髓全长扫描，可判断椎管梗阻部位。

二、临床表现

（一）急性脊髓压迫症

病情进展迅速，数小时至数日出现脊髓横贯性损害，表现病变平面以下运动、感觉、自主神经功能缺失症状和体征，可出现脊髓休克。

（二）慢性脊髓压迫症

呈缓慢进展，髓外与髓内病变的临床表现不同。髓外压迫病变通常表现三期：

(1) 根痛期：神经根痛及脊膜刺激症状。

(2) 脊髓部分受压期：表现脊髓半切综合征。

(3) 脊髓完全受压期：出现脊髓完全横贯性损害及椎管完全梗阻。三期中出现的症状体征并非完全孤立，常相互重叠。髓内压迫病变神经根刺激征不明显，可早期出现尿便障碍及受损节段分离性感觉障碍。

1. 神经根症状

表现根性痛或局限性运动障碍：

(1) 根性痛是早期病变刺激后根引起沿受损后根分布的麻木感、蚁走感或自发性疼痛，可呈电击样、烧灼样、刀割样及撕裂样痛，有时可表现相应节段"束带感"，疼痛部位固定，咳嗽、用力、喷嚏及排便等可诱发或加剧疼痛，改变体位或姿势可使症状加重或减轻，随病情进展神经根症状可由一侧、间歇性变为两侧或持续性，髓外病变根性痛早期出现。

(2) 脊髓腹侧病变使前根受压，可出现运动神经根刺激症状，支配肌群出现肌束震颤、肌无力或肌萎缩。根性症状无论感觉性或运动性，对病变水平都有定位价值。

2. 感觉障碍

(1) 传导束性感觉障碍：侧脊髓受压出现同侧病变水平以下深感觉障碍，对侧痛温觉障碍；脊髓前部受压出现病变水平以下双侧痛温觉丧失，触觉存在；脊髓后部受压可见病变水平以下深感觉障碍；脊髓完全受压出现病变水平以下全部感觉缺失。

(2) 感觉传导纤维在脊髓内排列顺序，使髓内及髓外病变感觉障碍水平及次序不同，髓内病变出现病变节段分离性感觉障碍，痛温觉缺失触觉保留；脊髓丘脑束受损产生对侧躯体较病变水平低 2 ~ 3 个节段以下痛温觉减退或缺失，感觉障碍自病变节段向下发展，鞍区 (S_3 ~ S_5) 感觉保留至最后受累 (马鞍回避)；髓外病变感觉障碍常自下肢远端向上发展至受压节段，后索受压产生病变水平以下同侧深感觉缺失，晚期脊髓横贯性损害时病变水平以下各种感觉缺失；以上特点有助于髓内与髓外病变鉴别和脊髓压迫症定位诊断。

(3) 检查可发现感觉过敏带，后期可有节段性感觉障碍，直腿抬高试验使腰骶神经根受牵拉出现 Lasegue 征，腰侧屈可引起下肢疼痛，颈段脊神经根受压出现颈脊膜刺激症状如颈强直及强迫头位，颈部前屈或侧屈引起疼痛等；脊椎受损者可有局部自发痛、棘突压痛及局部叩击痛；感觉传导束性疼痛可为自发性，如痛性痉挛发作，以及颈髓病变时作颈前屈检查可引出 Lhermitte 征。

3. 运动障碍及反射改变

(1) 急性脊髓损害早期表现脊髓休克，病变水平以下肢体弛缓性瘫，脊髓休克期过后转为痉挛性瘫。

(2) 慢性脊髓损害早期前角及运动神经根受损，可见受累水平肌束震颤、弛缓性瘫、肌张力减低和肌萎缩等，一侧或双侧锥体束受压引起病变以下同侧或双侧肢体痉挛性瘫，肌张力增高、腱反射亢进及病理征，初期呈伸性痉挛瘫，晚期呈屈性痉挛瘫。

(3) 脊髓后根、前根或前角受压出现病变节段腱反射减弱或消失，晚期可出现双侧腱反射消失，锥体束受损水平以下同侧腱反射亢进、腹壁及提睾反射消失、病理反射阳性等。

4. 括约肌功能障碍

髓内病变较早出现括约肌功能障碍，圆锥以上病变早期出现尿潴留和便秘，晚期出现反射性膀胱，马尾及圆锥病变出现尿便失禁。

5. 自主神经症状

自主神经低级中枢位于脊髓侧角，经脊髓侧索与丘脑高级自主神经中枢联系脊髓受压出现自主神经功能障碍，病变以下血管运动障碍，泌汗障碍如多汗、少汗或无汗，立毛肌反射及皮肤划痕反射异常，软组织水肿，皮肤粗糙、变薄、易脱屑及失去弹性等，皮温异常，指(趾)甲失光泽，软组织松弛，易发生压疮、烫伤或伤后不易愈合，可出现体位性低血压，病变波及脊髓 $C_8 \sim T_2$ 节段出现 Horner 征。

三、诊断

诊断首先明确脊髓为压迫性或非压迫性病变，其次确定受压部位或水平，而后确定髓内、髓外硬膜内或硬膜外病变，最后须确定病变病因及性质。

(一)区别脊髓压迫性与非压迫性病变

1. 急性脊髓压迫症

(1) 脊柱外伤所致，根据明确的外伤史和立即出现脊髓完全性功能受损可确诊。

(2) 脊髓血管畸形引起自发性脊髓出血起病迅速，须与急性脊髓炎鉴别，后者急性起病，迅速出现脊髓横贯性损伤和脊髓休克，血管畸形破裂时出现剧烈背痛、颈痛或胸痛，持续数分钟后出现运动、感觉及括约肌障碍，血性脑脊液；急性脊髓炎病前多有发热、周身不适等前驱症状，腰穿椎管通畅，CSF 细胞数及蛋白轻度增高或正常，MRI 可见病变节段脊髓水肿增粗。

2. 慢性脊髓压迫症

典型表现三期：根痛期、脊髓部分受压期和脊髓完全受压期。

(1) 须与脊髓空洞症鉴别，后者为节段性病变，多位于下颈与上胸段，表现病变水平分离性感觉障碍，不发生截瘫，根痛少见，腰穿无梗阻现象，CSF 检查正常，MRI 可显示髓内长条形空洞。

(2) 脊髓蛛网膜炎可压迫血管影响血液供应，多有非特异性炎症或结核性脑脊髓膜炎、严重椎管狭窄、多数椎间盘病变、椎管内注药、椎间盘手术和脊髓麻醉史等，症状时轻时重，病损不对称，感觉障碍呈根性、节段性或斑块状不规则分布，根痛不明显，腰穿梗阻和 CSF 蛋白增高，椎管造影显示造影剂泪滴状分布。

(二)定位脊髓病变节段或水平

纵向定位高颈髓 $(C_1 \sim C_4)$、颈膨大 $(C_5 \sim T_1)$、胸髓 $(T_2 \sim T_{12})$、腰膨大 $(L_1 \sim S_2)$ 和脊髓圆锥 $(S_3 \sim S_5)$ 压迫病变和确定病变水平，感觉平面最有价值，节段性症状如根痛、

感觉减退区、腱反射改变、肌萎缩、棘突压痛及叩击痛等也有定位意义，脊髓 MRI 检查可准确定位。

（三）横向（横断面）定位髓内病变、髓外硬膜内病变及硬膜外病变

1. 髓内病变

慢性髓内病变以肿瘤多见，如星形胶质细胞瘤、室管膜瘤、少突胶质细胞瘤等，急性髓内病变多为血管畸形或肿瘤出血。特点是：

(1) 症状体征多为双侧性，深浅感觉传导束常不同时受累，出现分离性感觉障碍。

(2) 脊髓丘脑束内侧纤维先受损，浅感觉障碍自病变节段下行性发展，鞍区感觉保留可有马鞍回避现象。

(3) 无或少见神经根痛，如出现自发痛多为不定位置的烧灼痛。

(4) 可出现局限性或较广泛的下运动神经元瘫，受损节段肌群明显肌萎缩和肌束震颤，上运动神经元瘫出现晚和不完全。

(5) 尿便功能障碍早期出现且严重。

(6) 晚期可出现不完全椎管梗阻，CSF 蛋白增高不明显。

(7) 脊柱 X 线平片多正常，MRI 可清楚显示病变。

(8) 病程较长。

2. 髓外硬膜内病变

常见神经鞘瘤、脊膜瘤等。特点是：

(1) 神经根刺激症状出现较早，可为长时间唯一症状，是神经鞘瘤常见首发症状，呈尖锐撕裂样剧烈根痛，咳嗽、喷嚏及排便用力时疼痛加剧。

(2) 脊髓前方肿瘤可无根痛，运动及自主神经障碍较早发生，有时与髓内病变难以鉴别；脊髓后方肿瘤因后索损害先出现深感觉障碍；脊髓侧方肿瘤先影响脊髓丘脑束外侧纤维，痛温觉障碍自足部呈上行发展，出现鞍区感觉障碍；皮质脊髓束受压出现同侧肢体瘫，继之出现脊髓半切征，病灶水平以下同侧中枢性瘫和深感觉障碍，对侧浅感觉障碍；有时肿瘤推移脊髓使脊髓对侧受压，出现对侧中枢性瘫和深感觉障碍，同侧浅感觉障碍，称为反脊髓半切征，常见于脊髓前后方肿瘤。

(3) 括约肌障碍晚期出现。

(4) 病程及症状体征缓慢进展，如压迫性病变引起脊髓血液循环障碍临床症状可急剧加重。

(5) 椎管梗阻出现较早且完全，CSF 蛋白显著增高。

(6) 脊柱 X 线常可见骨质破坏，MRI 可清晰显示占位病变及大小。

3. 硬膜外病变

常见肺癌、黑色素瘤、乳腺癌、绒毛膜上皮癌、淋巴瘤、网状细胞肉瘤及白血病转移。

(1) 早期常出现神经根刺激症状，更多见局部脊膜刺激症状，改变体位如脊柱侧屈或前屈、后屈可引起疼痛，病变局部脊椎压痛或叩击痛。

(2) 因硬脊膜阻挡，脊髓受压症状出现较晚，常双侧对称，多在椎管明显或完全梗阻后出现。

(3) 感觉障碍呈上行发展，括约肌障碍出现较晚，受压节段肌萎缩不明显。

(4) 常见恶性转移瘤，病程进展快，数周或数月内出现截瘫、感觉障碍，伴根痛及骨质明显破坏，常提示硬膜外病变，其他如硬膜外血肿、硬膜外脓肿、脊椎及邻近软组织肿瘤、寒性脓肿及结核性肉芽肿等。

(5) 因有硬膜间隔，CSF 细胞数正常，蛋白中度增高。

(6) 脊柱 X 线平片转移瘤和血管瘤可见骨质浸润，脊柱结核可见脊柱骨质炎性改变，哑铃形神经纤维瘤可见椎间孔扩大，肿瘤部可见脊柱后凸或侧凸，椎间隙狭窄提示间盘突出，脊膜瘤可见异常钙化。

(7) MRI 检查可确诊。

4. 确定脊髓病变方位

(1) 侧方压迫：如椎管侧方肿瘤、椎间盘突出及脊柱骨折等，表现脊髓半切综合征，病灶侧出现根痛或束带感。

(2) 前方压迫：出现脊髓前部受损综合征，病损水平以下双侧痉挛性瘫、腱反射亢进及病理反射，平面以下双侧痛温觉减退或消失，触觉及深感觉保留，自主神经功能及尿便障碍。

(3) 后方压迫：如肿瘤、椎板骨折、椎骨骨质增生及黄韧带肥厚等，表现病损水平以下深感觉障碍、感觉性共济失调、肌张力降低及腱反射减弱等。

（四）确定病因或病变性质

定性诊断须根据发病年龄、病变部位、进展速度、全身疾病、实验性检查及影像学结果各种因素全面分析。导致脊髓压迫症的常见疾病，如髓内或髓外硬膜内病变均以肿瘤常见，硬膜内病变多为良性瘤，髓外硬膜外病变多为转移瘤，以及外伤、脊柱结核、脓肿和椎间盘突出症等。例如，尿便障碍早期出现，瘫痪出现较晚，无根痛，感觉障碍上界不明显或有分离性感觉障碍，可能为髓内肿瘤；起病缓慢，开始为一侧根痛，继之出现脊髓部分受压至横贯性损害，可能为髓外硬膜内原发性肿瘤。MRI 检查可准确定位，对判定病因也有重要价值。

三、治疗

（一）治疗原则

尽快去除脊髓受压病因，防治肺炎、压疮、泌尿系感染和肢体挛缩等并发症，早期康复治疗。

（二）治疗方法

1. 病因治疗

椎管内占位性病变应手术治疗，如病变切除术、去椎板减压术及硬脊膜囊切开术等。

(1) 急性压迫病变应及早手术解除压迫，力争发病或外伤事件 6 小时内减压。

(2) 恶性肿瘤或转移瘤可酌情手术，如不能切除可行椎板减压术，术后需配合放疗或化疗。

(3) 血肿或脓肿宜早期清除，辅助有效的抗生素治疗，硬脊膜外脓肿应紧急手术并用足量抗生素，脊柱结核须用根治术并进行抗结核治疗，真菌及寄生虫感染导致脊髓压迫症可用抗真菌及抗寄生虫药物治疗。

(4) 椎管狭窄症可行椎板减压术。

2. 防治并发症和对症治疗

长期卧床须防治肺感染、尿路感染和深部静脉血栓形成，尿潴留可留置导尿和定期膀胱冲洗，服用缓泻剂通便。截瘫者需强化护理，定时（不超过 2 小时）翻身，预防压疮、擦皮伤和烫伤。瘫痪肢体需早期功能训练和康复治疗，可行按摩及被动运动。剧烈根痛可给予止痛剂。

四、预后

脊髓压迫症预后取决于下列因素：

(1) 病变性质：良性髓外肿瘤早期手术摘除预后好，恶性肿瘤或手术不能完全切除预后不良。

(2) 治疗时机：早期诊断和治疗消除病因预后较好，急性压迫病变须在发病 6 小时内手术减压，超过此时限预后差。

(3) 脊髓受损程度：脊髓保留部分功能，去除病因有望不同程度恢复，脊髓完全受压，发生坏死和萎缩，即使去除病因亦难于恢复。

(4) 患者出现屈曲性截瘫提示预后差。

(5) 病变快速进展预后差，缓慢进展预后较好。

(6) 脊髓休克持续时间越长预后越差。

(7) 病变部位越高预后越差，髓内肿瘤不能切除预后差。

(8) 病灶切除后如较早出现部分运动或感觉功能恢复，预后较好。

(9) 合并尿路感染和压疮等并发症预后差。

第四节 亚急性联合变性

脊髓亚急性联合变性 (SCD) 是维生素 B_{12} 吸收不良所致的神经系统变性病，主要累及脊髓感觉纤维和锥体束等，又称维生素 B_{12} 神经病或维生素 B_{12} 缺乏症。SCD 在国外常与恶性贫血伴发，我国多为散发性病例。

一、影像学表现

MRI 检查：脊髓中央区或侧索可显示长条状 T_2WI 高信号，可见强化效应，脊髓萎缩少见；如主要为后索受累，在 T_2WI 轴位像可见高信号"倒 V 字"征 (兔耳征)，对 SCD 有诊断价值。SCD 患者经用维生素 B_{12} 肌内或静脉注射治疗后，可见 MRI 异常信号消失与临床症状缓解，但脊髓轴突变性导致的 T_2WI 高信号治疗后仍持续存在；脑 MRI 检查在 T_2WI 及 FLAIR 序列显示大脑白质和第四脑室周围高信号病变。

二、临床表现

(1) 亚急性联合变性多在中年后 (40～60 岁) 起病，男女发病无明显差异，呈亚急性或慢性病程，病情逐渐进展。多数患者出现神经症状前有贫血表现，部分有胃酸缺乏合并不同程度的贫血，表现倦怠、无力、心悸、头昏、食欲减退、腹泻、轻度舌炎及水肿等，随后出现神经症状，部分患者神经症状可早于贫血。患者伴胃肠疾病时可有食欲减退、便秘或腹泻、黏膜苍白等。

(2) SCD 的首发症状常见足趾及手指感觉异常，如刺痛、麻木及烧灼感，呈持续性，可有对称的手套、袜套样感觉减退，下肢较重，感觉异常可向上扩展至躯干，胸腹部束带感，提示周围神经和脊髓丘脑束受累。脊髓后索受损逐渐出现肢体动作笨拙，易跌倒，闭目或在黑暗处行走困难。检查可见双下肢振动觉及关节位置觉减退或消失、肌张力减低、腱反射减弱或消失，腓肠肌压痛、走路不稳、步态蹒跚，基底增宽、踩棉花感及 Romberg 征等。部分患者屈颈时出现由脊背向下肢放射针刺感 (Lhermitte 征)，后索变性晚期出现括约肌功能障碍如尿失禁。运动障碍通常较晚，可见不完全性痉挛性截瘫，检查双下肢无力、肌张力增高、腱反射亢进及病理征，双手动作笨拙，是脊髓侧索变性所致，未治疗的晚期患者可发生屈性截瘫。周围神经病变严重时可见肌张力减低、腱反射减弱，但病理征常为阳性，步态异常可因共济失调及痉挛所致，少数患者可出现阳痿。

(3) 约 5% 的患者出现视神经萎缩及双侧中心暗点，视野缩小，视力减退或失明，视神经病变导致视力减退偶为恶性贫血最早或唯一临床表现，提示大脑白质与视神经广泛受累，其他脑神经很少受累少数患者可见激惹、淡漠、嗜睡、猜疑、抑郁及情绪不稳等精神症状，严重时出现精神错乱、谵妄、妄想、幻觉、类偏执狂倾向、认知功能减退、记忆力减退及 Korsakoff 综合征等，并可进展为痴呆。

三、诊断

根据中年以后起病，亚急性或慢性病程；长期胃肠系统疾病史，贫血或恶性贫血病史；临床表现脊髓后索损害如深感觉障碍、感觉性共济失调，锥体束病变如痉挛性轻截瘫及合并周围神经受损，血清维生素 B_{12} 减少，维生素 B_{12} 治疗后神经症状改善可确诊。

四、治疗

根据中年以后起病，亚急性或慢性病程；长期胃肠系统疾病史，贫血或恶性贫血病史；临床表现脊髓后索损害如深感觉障碍、感觉性共济失调，锥体束病变如痉挛性轻截瘫及合并周围神经受损，血清维生素 B_{12} 减少，维生素 B_{12} 治疗后神经症状改善可确诊。

第六章 颅脑创伤

第一节 急性及亚急性颅内血肿

外伤性脑内血肿绝大多数属于急性，少数为亚急性，特别是位于额、颞前部和底部的浅层脑内血肿往往与脑挫裂伤及硬脑膜下血肿伴发，临床表现急促。血肿较小时，临床表现较缓。位于脑基底核、丘脑和脑室壁附近的血肿，可向脑室溃破造成脑室内出血。

一、影像学表现

（一）X 线片检查

颅脑外伤后行 X 线片检查，不仅有利于颅骨骨折、颅内积气或异物的诊断，同时，对分析致伤机制、脑伤情况以及血肿部位等均有重要价值，故头伤患者均应行 X 线片检查，但遇有伤情笃重者，则不可强求，以免因射片而延误手术时机。

（二）颅脑 CT 扫描

颅脑 CT 扫描是诊断颅内血肿的定性、定位的首选辅助诊疗措施。脑内血肿多呈圆形或不规则的椭圆形高密度影像，CT 值可达 50～90Hu，包绕血肿周围有显著的水肿带，随着期龄的增长，血肿液化吸收，血红蛋白崩解，血肿的体积和密度均减少，2～3 个月后行增强扫描，往往可以看到一个环状增强带，为血肿周围的肉芽组织影像，至晚期血肿完全吸收，仅剩一囊性腔隙，增强环亦不复存在。CT 扫描不但能够准确地诊断颅内血肿，还能清晰地显示脑组织受压情况、中线结构移位程度、脑室和脑池形态和位置等。

（三）磁共振成像 (MRI) 检查

磁共振成像检查提高了病变的检出率，特别是对颅脑损伤中某些 CT 检查比较困难的病变有明显的优越性。但由于 MRI 成像时间长，对于不合作的躁动患者或危急抢救伤员难以检查，因此对于急性头外伤的患者首选的检查方法仍以 CT 为佳。脑内血肿急性期因 T_1、T_2 值与周围脑组织相近，不易识别，但可以从血肿周围的血肿带看出周界。T_2 加权可显示血肿区信号稍低，至亚急性期 T_1 加权成像可见点片状高信号则十分明确。慢性期血肿的信号逐渐减低，但仍可见血肿周围残留的含铁血黄素环。

(四)脑血管造影检查

近年来，CT 扫描检查在很大程度上已经取代了脑血管造影，但对于无 CT 设备的地区或有外伤性动脉瘤、动静脉瘘的患者，则属不可缺少的重要检查手段。颅内血肿的脑血管造影主要依靠脑血管造影的前后位观，因血肿占据一定的位置，除了其本身是一个无血管的区域以外，周围的血管也受到挤压而移位、变形。脑内血肿，因血肿居于脑实质内，无血管区推压周围血管，呈抱球状，由于血肿靠近血管，大脑前动脉的移位不仅显著，而且常为弧形，中动脉组血管则往往向外扩张，使前、中动脉间距加宽。临床上应特别注意脑内血肿与硬膜外血肿、硬膜下血肿的相互鉴别。

二、临床表现

脑内血肿患者的临床表现依血肿的部位而定，此外还取决于血肿量、血肿形成速度以及是否合并脑干伤及脑挫裂伤等。

(1) 意识障碍：典型的意识障碍多见于急性硬脑膜外血肿的患者，也可见于急性硬脑膜下血肿的患者，少见于急性脑内血肿的患者。但值得注意的是，颞叶脑内血肿，尤其是颞叶底部脑内血肿的患者会在缺乏典型意识障碍的前提下，突发颞叶钩回疝，出现一侧或双侧瞳孔散大。

(2) 颅内高压：颅内高压患者可出现头痛剧烈、频繁呕吐。

(3) 生命体征改变：较大的脑内血肿可引起颅内高压的典型体征"二慢一高"，即呼吸慢、脉搏慢和血压升高。

(4) 局限性定位症状 (表 6-1)。

表 6-1　局限性定位症状表

出血部位	临床表现	具体部位血肿所对应的临床表现
额部血肿	①中枢性瘫痪	运动区血肿常导致对侧肌肉瘫痪；额叶内侧面旁中央小叶血肿会产生对侧下肢瘫痪，以足部为重
	②癫痫	若抽搐按大脑皮质运动区的排列顺序进行扩展，甚至扩展至全身抽搐并伴意识丧失，称 Jackson 癫痫发作
	③失写症	优势半球运动前区受损可出现双侧上肢运动性失写
	④运动性失语	优势半球额下回后部 Broca 区血肿会出现运动性或表达性失语
	⑤精神症状	额前区血肿可表现为精神障碍。额叶底面血肿可出现窒息、血压升高或降低、瞳孔散大、多饮多尿、高热、多汗等自主神经功能紊乱

续表 6-1

出血部位	临床表现	具体部位血肿所对应的临床表现
顶部血肿	①皮质性感觉障碍	中央后回血肿会产生对侧相应肢体皮肤感觉减退或缺失，以触觉受累最为明显；顶叶内侧面旁中央小叶血肿会产生对侧下肢感觉障碍，以深部感觉障碍为重
	②失用症 ③失读症	顶下回血肿可产生肢体运用、对外界信号和空间的认识障碍，表现为失语、失用、失读、失算、体像障碍等
	④计算能力障碍	顶上回血肿时常出现感觉冲动的分析 - 综合能力障碍
颞部血肿	①感觉性失语	血肿累及左侧颞叶皮层区会导致感觉性失语
	②耳鸣和耳聋	血肿累及两侧颞横回与邻近的一小部分颞上回区会导致听力下降
	③命名性失语	由左侧颞中回及颞下回后部病变所引起
	④记忆障碍	血肿累及颞叶新皮质会引起记忆障碍
	⑤颞叶癫痫	颞叶外侧叶后端与躯体活动有关，当血肿累及该区时，可产生复杂的听错觉、听幻觉、错语等颞叶癫痫症状
枕部血肿	①视野缺损	当血肿累及单侧视区会产生相应的视野缺损；皮质性偏盲不累及中央黄斑区，故对光反射不消失；表浅的局灶视区损伤可产生色觉偏盲，但对物体形状仍能感知
	②视物变形 ③幻视	纹状体区周围皮质及其联络纤维受损会产生精神性视觉障碍，出现视物变形和视觉失认症
颅后窝血肿	①共济失调	血肿累及顶核会引起共济失调
	②肌张力减退	血肿累及球状核与柱状核会引起肌张力减退
	③精细运动调节功能丧失	血肿累及齿状核会引起精细运动调节功能丧失

三、诊断

急性及亚急性脑内血肿与脑挫伤硬脑膜下血肿相似，患者于颅脑损伤后随即出现颅内压升高及脑受压特征，应立即进行头颅 CT 扫描或脑血管造影检查以明确诊断。紧急情况下亦可根据致伤机制，尽早在颞侧或可疑部位钻孔探查，并行额叶及颞叶穿刺，以免遗漏脑内血肿。急性期 90％以上的脑内血肿均可在 CT 平扫上显示高密度团块，周围有低密度水肿带，但 2～4 周时，水肿变为等密度，易漏诊，4 周以后则呈低密度，又可复见。此外迟发型脑内血肿是迟发性血肿的多种类型，必要时应行 CT 复查。

此外，脑内血肿还应该与不少过去鲜为人知的脑损伤病变相鉴别。如脑室内出血、外伤性脑梗死、迟发型血肿、弥漫性轴索损伤及脑肿胀等。

(1) 外伤性脑室内出血：CT 扫描可见脑室内有高密度影像，出血少者仅占据部分脑室，出血多者可形成脑室铸型。3～4 天后密度开始降低，12 天左右消失。如继发性脑室附近的脑内血肿破入脑室，则在 CT 上可以看到原发血肿灶，急性期由于脑水肿，脑室在一定程度上受压，多无明显扩大，后期由于出血粘连，脑脊液循环受阻，故可引起脑水肿。

(2) 外伤性脑梗死：随着 CT 的广泛应用，头部外伤后脑梗死的患者逐渐增多，头颅 CT 扫描不但能早期发现梗死灶，并能进行动态观察，梗死初期仅表现为边界不清的稍低密度灶，24 小时候逐渐开始出现低密度区。其形态和部位与脑血管供血分布相应。至 2～3 周后因水肿消退和吞噬细胞浸润，密度可相对增高而呈等密度，但此后密度持续降低并囊变。

(3) 外伤性迟发性血肿：头部外伤后首次头颅 CT 检查未发现血肿，经过一段时间后，一般为 2～3 天，复查 CT 时发现血肿，或于清除颅内血肿后又在颅内发现不同血肿。故头部外伤患者必要时应行 CT 动态观察以防患于未然。

(4) 弥漫性轴索损伤 (DAI)：当头部在遭受旋转加速暴力致伤时，神经纤维受到剪应力性原发性损伤，可造成弥漫性轴索损伤。CT 表现为大脑皮质与白质之间，灰质核团与白质交界区、脑室周围、胼胝体、脑干背外侧及小脑内有散在的毛细血管小出血灶，而无占位效应，尤其伴有蛛网膜下腔出血、脑室内出血及弥漫性肿胀。MRI 对脑实质内的小出血灶或挫裂伤显示优于 CT。

(5) 弥漫性脑肿胀 (DBS)：重型头部外伤后几小时行 CT 检查即有明显的一侧或双侧脑水肿或肿胀，并呈进行性恶性发展难以控制、存活期短、死亡率高。CT 表现为脑室和脑池受压变窄，大脑纵裂有高密度出血带，脑肿胀充血 CT 值升高。随着脑水肿加重，CT 值逐渐下降。

四、治疗

(一) 手术治疗

手术治疗指征：①有临床症状体征或症状体征进行性加重的颅内血肿。②无临床症状的硬脑膜外血肿、血肿厚度＞1cm。③ CT 扫描：幕上血肿＞30mL，颞部血肿＞20mL，幕下血肿＞10mL，并有急性颅内高压征和占位效应者。对于急性脑内血肿的治疗与急性硬脑膜下血肿相同，均属脑挫裂伤复合血肿，两者常同时伴发。手术方法多采用骨窗或骨瓣开颅术，于清除硬脑膜下血肿及挫碎糜烂脑组织后，应随即探查额、颞叶脑内血肿，并做清除。对已有脑室穿破者，应行脑室穿刺引流，必要时可行术中脑超声波探测，以排除脑深部血肿。对单纯性脑内血肿的患者，如为进行性加重，有形成脑疝的趋势者，仍应以手术治疗为主。手术的方式是采用钻孔引流冲洗或开颅应根据血肿液态成分的多少而定，若固态成分较多，则应该切开彻底排除血肿。少数慢性颅内血肿，除非有难治性癫痫发作，一般不考虑手术治疗。

（二）非手术治疗

①维持水电解质平衡。②昏迷患者应尽早进行气管切开，防止低氧血症。③适量使用脱水、利尿剂：20%甘露醇、呋塞米、人血白蛋白联合使用是目前最理想的方法。应当注意，肾功能不全者慎用20%甘露醇，可选择甘油果糖。④止血剂：注射用血凝酶、维生素K_1、冷沉淀等。⑤营养支持。⑥选择性合理使用抗生素。⑦脑细胞活化剂：辅酶A、神经节苷脂、维生素类等。⑧对症治疗：止痛、镇静等。⑨防治并发症：肺部感染、癫痫、应激性溃疡等。

第二节 多发颅内血肿

多发颅内血肿(MTIH)是指头部外伤以后颅内同时或者短时间内先后发生多个血肿，其发生率约占全部颅内血肿的14.4%～21.4%。根据发生部位的不同，多发颅内血肿分为同一部位不同类型、不同部位同一类型、不同部位不同类型三种情况。同一部位不同类型颅内血肿约占多发颅内血肿的40%，如额颞部暴力作用点附近因颅骨骨折造成的硬膜外血肿和因对冲伤造成的硬膜下脑内血肿。不同部位同一类型和不同部位不同类型多发颅内血肿约占颅内多发血肿的60%，如顶枕部暴力作用点附近因颅骨骨折造成的硬膜外血肿和因对冲伤造成的对侧额颞部位的硬膜下脑内血肿、后枕部着力造成的双侧额颞部硬膜下脑内血肿、头部两侧挤压受力造成的双侧硬膜外血肿。根据发生时间的早晚，多发颅内血肿同样可以分为特急性、急性、亚急性和慢性，其中特急性和急性多发颅内血肿多数病情重、发展快，及时诊断和正确处理尤为重要。

一、影像学表现

头部CT检查是确诊多发颅内血肿最主要的手段。在对急性重型颅脑损伤患者进行必要的急救处理之后，立即进行头部CT检查。有条件的医院可以采用薄层连续螺旋扫描，然后分别进行颅骨和脑组织的三维图像重建。颅骨三维重建图像可以更清晰地显露骨折的有无，骨折的具体类型，线性骨折具体的部位、长度、宽度、是否经过脑膜中动脉沟、是否跨越硬膜窦，粉碎性骨折具体的范围、程度、凹陷深度、是否刺入脑内等。脑组织三维重建图像不仅能够清晰显示脑挫裂伤和颅内血肿的具体位置、形态、大小，更能显示常规轴位扫描不易发现的靠近头颅顶部骨板下方的血肿和颅后窝血肿。对于病情进行加重、出现新的症状和体征的患者，应该随时复查 CT。对于没有好转、也没有加重的重症患者，也应该 3～6 小时后复查 CT，以免延误诊断、丧失治疗时机。头部 MRI 检查对于亚急性及慢性多发颅内血肿，特别是等密度血肿、颅后窝血肿诊断价值大。对后枕部受力的头部外伤特别是枕骨骨折的患者，即使是意识清醒、病情稳定，也应尽量进行 MRI 检查。

二、临床表现

同一部位不同类型颅内血肿的临床表现与相应部位的单发颅内血肿类似，但常常发病更急、病情更重。这种类型的多发颅内血肿最常发生于幕上，易于表现为一般幕上血肿发生脑疝的一侧化征象（同侧瞳孔散大、对侧肢体瘫痪）。一侧额颞部受力的减速性损伤，可以形成受力点附近的硬膜外血肿和同侧额颞部对冲性硬膜下脑内血肿。如果硬膜外血肿出血来源相对凶猛如脑膜中动脉破裂出血，则可在硬膜下脑内血肿形成或增大之前造成脑疝，主要表现为特急性或急性硬膜外血肿；在硬膜外血肿清除之后，再逐渐表现出硬膜下脑内血肿的症状体征。如果出血来源相对缓慢如颅骨板障渗血，硬膜外血肿将与硬膜下脑内血肿同步发展，出现相应的症状和体征。头颅局部的直接受力造成局部颅骨粉碎性凹陷性骨折可以造成伤口附近弥散的硬膜下血肿和骨折片局部的脑内血肿，也可能同时合并局部硬膜外血肿，表现为相应部位的症状和体征。不同部位同一类型和不同部位不同类型多发颅内血肿的临床表现比较复杂，不仅取决于原发脑伤的性质和程度，也取决于每一个血肿的具体部位和大小。一侧顶枕部受力的减速性损伤，可以形成顶枕部受力点附近的硬膜外血肿和对侧额颞叶对冲性硬膜下脑内血肿。如果受力点附近硬膜外血肿发展迅速，则可在对侧额颞部硬膜下脑内血肿形成或增大之前造成脑疝，主要表现为顶枕部受力点附近硬膜外血肿的症状和体征；在同侧硬膜外血肿清除之后，再逐渐表现出对侧额颞部硬膜下脑内血肿的症状体征；如果两者发展速度相当，则分别表现为同侧顶枕部硬膜外血肿和对侧额颞叶硬膜下脑内血肿的症状体征。后枕部中线附近受力的减速性损伤，可以形成后枕部骑跨中线两侧、和（或）骑跨横窦上下的后枕部硬膜外血肿，和双侧额颞叶对冲性硬膜下脑内血肿。更常见的是单纯表现为对冲性双侧额颞部硬膜下脑内血肿。前额部中线附近受力的减速性损伤，可以形成一侧额部或者双侧额部的硬膜外血肿，和（或）一侧或者双侧额颞部对冲性硬膜下脑内血肿。更常见的是单纯表现为双侧额颞部对冲性硬膜下脑内血肿。对于受伤机制复杂的多次受力的颅脑损伤，如被撞击头部（加速性损伤）后又摔落地面（减速性损伤）、高处滚落等致伤原因造成的颅脑外伤，表现更为复杂，需要根据具体情况分析判断。

三、诊断

多发颅内血肿的确定诊断主要依靠影像学检查，但下列情况往往提示多发颅内血肿的存在：急性特重型颅脑损伤；多次受力的颅脑损伤；用一个部位损伤或血肿难以解释所有临床症状体征的颅脑损伤；老年人颅脑损伤；术中急性脑膨出。

四、治疗

多发颅内血肿往往与脑挫裂伤、弥漫性轴索损伤、原发性脑干损伤等原发性脑损伤和继发性脑水肿肿胀同时存在，对于没有形成脑疝危险、颅内压增高并未危及脑组织血液灌注的患者，可以采取严密观察。一旦有可能形成小脑幕切迹疝、中心疝、枕大孔疝，或者颅内压增高有可能危及脑组织正常灌注，就应该采用手术治疗，清除血肿、纠正脑组织移位、缓解颅内高压、恢复脑组织灌注。对同一部位不同类型的多发颅内血肿，可以一次手术予以清除，手术决策多无困难。对于不同部位多发颅内血肿，则要综合考虑每一个血肿在造成脑组织移位和颅内压增高中的具体作用，根据具体情况制订相应的手术方案，对一个或多个血肿先后或同期进行手术清除。要首先处理占位效应最为显著的颅内血肿。但是如果两个血肿占位效应相差不大，一个血肿清除后有可能造成脑组织反向移位，就应该同期手术予以清除。如果清除一个血肿后仍不足以缓解颅内压增高，就应该同期处理其他血肿，甚至同期内外减压。需要特别注意的是，在手术清除特急性或急性颅内血肿、颅内压迅速降低之后，其他远隔部位血肿的出血点有可能因为失去颅内高压的压迫而再次出血，造成术中急性脑膨出。这种术中迅速增大、造成急性脑膨出的颅内血肿多为硬膜外血肿。术前要仔细阅片，重点观察在手术的对侧或其他远隔部位有无颅骨骨折、有无小体积的硬膜外出血或者血肿，这两种情况常常提示术中有可能在手术部位对侧或其他远隔部位出现新的硬膜外血肿，或原有硬膜外血肿体积增大，造成急性脑膨出。一旦术中出现急性脑膨出，手术医师首先要排除 CO_2 潴留；如无 CO_2 潴留，则应当机立断，快速全层缝合切口，迅速进行 CT 检查，根据 CT 所见再决定下一步如何处理。对于亚急性或者慢性多发颅内血肿、部分病情稳定的中小体积急性多发颅内血肿，可根据情况试行穿刺治疗。

第三节　脑血管损伤

一、外伤后脑梗死

外伤后疾病进展这一过程中会引起一系列的并发症，其中包括外伤性脑梗死。外伤性脑梗死 (TBI) 是颅脑损伤常见而严重的并发症，也是颅脑损伤患者死亡及预后差的一个重要原因。随着医疗水平、医学影像学及重型颅脑外伤救治技术的提高，外伤性脑梗死得到确诊的病例越来越多。

外伤后脑梗死是指人体颅脑受到外力伤害后，导致脑部的血液供应不足而进一步引发的脑组织缺血或缺氧性坏死，在临床上表现出一系列的神经系统症状，是颅脑外伤患者较为常见的一种并发疾病。当患者脑部受到重大打击后，大部分处于昏迷状态而未能及时发现脑梗死的症状，故颅脑外伤后，对易引起脑梗死的并发症的高危因素的重视和检测具有重要意义，只有对患者进行及时的诊断和积极有效的治疗，才能有效提高脑外伤患者预后。

外伤性脑梗死多发生于青中年，均有头部外伤史，神经系统定位体征多出现在伤后24 小时以内。而伤后 2 周或立即出现症状者较少见，脑血管造影，CT 或磁共振检查，可以帮助确诊。

（一）影像学表现

外伤性脑梗死多继发于脑挫裂伤、脑内血肿、大面积脑水肿或脑疝等病变。早期 TCI 患者临床表现缺乏特异性，易被原发的颅脑外伤造成的头痛、呕吐、肢体偏瘫等症状所掩盖。因而，影像学检查对于外伤性脑梗死的早期诊断，具有重要的作用；CT 扫描是传统的外伤性脑梗死的影像诊断手段，可以在 TCI 出现 24 小时后做出诊断，检查出现的脑皮层低密度影，而该低密度影能够解释患者临床表现出来新的神经功能障碍，或者能够通过患者某血管病变来解释该低密度影。目前，普通 CT 扫描已不能满足 TCI 的早期诊断的要求，但可以做 PCT 和 CTA 检查来发现梗死的血管和梗死的部位以及该部位血流量、血流速度、血流平均通过时间等参数。而 MRI 扫描可以在早期甚至超早期做出明确诊断，尤其是 MRI 的 DWI 成像可以在发病后 1 小时发病变区域呈现高信号影像，主要表现为局部的脑水肿，T_1WI 等或低信号、T_2WI 呈高信号。其他检查：有条件的医院可以做 PET/CT 进一步检查，可明确诊断。

（二）临床表现

1. 症状

患者有明确头部外伤史；伤后在原有症状基础上出现临床症状加重，如出现颅内高压性恶心、呕吐，呼吸急促或减弱，上消化道出血、失语、意识状态模糊、部分患者出现昏迷等。

2. 体征

在原有脑外伤基础上出现心率加快、血压升高、肢体偏瘫或肌力下降，失语、视力障碍、GCS 评分下降、甚至瞳孔不等大、对光反射减弱或消失，巴宾斯基征等病理征阳性。

（三）诊断的标准

诊断依据由于外伤性脑梗死临床表现缺乏特异性，仅凭临床表现难以早期诊断。以往，

CT 是外伤性脑梗死主要方法。本研究诊断依据主要参考谭氏提出来的关于颅脑外伤后脑梗死的相关依据：

(1) 患者有新的神经功能障碍出现，但不能解释为原病灶引发的。

(2) 对患者进行 CT 复查，结果显示首次 CT 检查未出现的低密度影，而该低密度影能够解释患者临床表现出来新的神经功能障碍，或者能够通过患者某血管病变来解释该低密度影。

(3) 患者确诊排除心源性脑梗死等类型或外伤性脑水肿。

（四）治疗方法

(1) 在常规脑外伤治疗基础上，若确诊为外伤后脑梗死患者，伤后 24 小时无活动性脑出血和心脏功能不全，应与低分子右旋糖酐等扩容，尼莫同注射液泵注缓解血管痉挛，将血压维持在伤前正常血压稍高水平，保证脑组织的血流灌注。

(2) 病变周围脑水肿严重，脑室受压明显可适当脱水降低颅内压；但是若出现面积较大的梗死且伴有严重脑水肿，中线结构偏移大于 1cm 应考虑对其进行去大骨瓣减压术，手术后给予扩张脑血管、抗凝药物及脑保护剂等药物。

(3) 根据 CTA、MRA 怀疑是血栓形成引起梗死，在排除溶栓禁忌证后则可采用积极全脑血管造影明确诊断后动脉内溶栓治疗，甚至机械取栓手术。

(4) 后期可予高压氧、抗凝、扩张脑血管以及脑细胞保护药物、针灸、康复体能和技能的锻炼等对症支持治疗。综上所述，颅脑外伤后并发脑梗死患者的病情进展非常快速，患者的预后一般较差，有较高的病死率和致残率，需对其进行积极诊断治疗，以提高患者预后，最大限度保障患者的生活质量以及临床治疗效果；对于 GCS 评分较低、蛛网膜下腔出血、出现脑疝以及有高血压史、糖尿病等高危因素的患者，应提高重视程度。

二、外伤性颅内静脉窦损伤

静脉及静脉窦损伤是由直接或间接致伤因素损伤颅内的主要静脉和静脉窦，出现静脉性出血、机械性闭塞或血栓形成，引发跨窦颅内血肿、静脉性脑梗死，导致持续性颅内高压。发病率占颅脑损伤的 4%。静脉窦破裂通常与颅骨凹陷性骨折或贯通伤有关，大多数为脑挫伤或脑出血。如果是开放性损伤，特别是静脉窦完全断裂多见于火器伤，可引发致命性的大出血，常来不及抢救而迅速死亡。如果是闭合性损伤，可发生迟发性静脉性硬膜外血肿，血肿常邻近或跨越静脉窦。在加速性或减速性损伤过程中脑组织大块移动可引起桥静脉的撕裂，常导致亚急性硬膜下血肿。静脉窦闭塞或血栓形成常与颅骨凹陷骨折、颅内血肿机械性压迫或碎骨片直接刺入有关，多见于上矢状窦、横窦、侧裂静脉、上吻合静脉 (Trolard)、下吻合静脉等脑静脉损伤，可引起脑组织静脉性脑梗死。静脉窦引流静脉血栓形成并延伸可导致单独的创伤性静脉窦闭塞。颅脑损伤感染可引起感染性血栓静脉炎，多见于海绵窦和乙状窦。此外，颅脑损伤减压手术后，由于骨瓣大小、位置、修补硬脑膜等措施不当会引起脑组织外膨及嵌顿，也是导致静脉性脑梗死的重要原因。

据报道，战争时期颅脑贯通伤中静脉窦损伤的总体发生率高达 12%，而和平年代以车祸伤、坠落伤常见，发生率 1%～4%。创伤后感染所致静脉血栓发病率及病死率越来越低，过去报道病死率在 30%～50%，近年来随抗凝及溶栓治疗的发展，病死率显著下降至 5%～30%。

静脉窦损伤是由于跨越静脉窦的线性、粉碎性、凹陷性骨折以及骨缝分离，骨折片割裂或撕裂静脉窦壁所致。上矢状窦位于大脑镰上缘内，起自盲孔，汇入窦汇。横窦起自窦汇，位于小脑幕后缘枕骨横窦沟内，向外延续为乙状窦，乙状窦汇入颈内静脉。由于静脉窦外壁紧贴颅骨走行，并且还有部分静脉窦壁嵌在颅骨内板的静脉窦沟内。所以，当静脉窦走行处发生颅骨骨折时容易造成静脉窦损伤。由于各静脉窦所处位置的关系，受伤概率不同。上矢状窦、横窦、乙状窦、窦汇伤常见，其中上矢状窦损伤最为常见，其次是横窦。由于静脉窦壁是两层硬脑膜衬以内皮细胞形成的，窦壁质地坚韧、无平滑肌、不能收缩，静脉窦损伤后不易止血。开放性静脉窦损伤往往出现大出血，也容易诊断。闭合性静脉窦损伤因血肿和脑水肿产生颅内高压的压迫，可使静脉窦破裂口暂时闭合，这种现象称为压力填塞效应。当颅内高压解除后，原已暂时闭合的静脉窦破口可再次发生出血。有近一半的静脉窦损伤，手术前诊断比较困难。因为这些静脉窦损伤患者由于压力填塞效应，局部未形成或仅形成少量血肿，影像学检查颅骨骨折征象又不典型，只有在手术中才能发现颅骨骨折存在。极少数静脉窦损伤患者在手术中证实的确不存在颅骨骨折。有些迟发性颅内血肿、应用强力脱水剂后血肿进一步增大、术中大出血、脑膨出和术后再出血的主要原因，可能与压力填塞效应解除有关。由于静脉窦及邻近区域凹陷性骨折的机械性压迫、碎骨片的直接刺入或颅脑创伤后的感染，均是造成静脉及静脉窦部分闭塞、完全闭塞或血栓形成，导致静脉闭塞性脑梗死的重要因素。

(一) 影像学表现

X 线检查：可见静脉窦及邻近区域凹陷性骨折、跨窦线形骨折、骨缝分离以及颅底骨折。颅脑 CT 及 CT 静脉血管成像 (CTV)：通常表现为静脉窦及邻近区域凹陷性骨折、跨窦线形骨折、骨缝分离或增宽以及相应部位的颅内血肿征象。

静脉窦损伤破裂早期表现：

(1) 前纵裂池增宽积血伴中线旁小血肿形成。

(2) 骨折线横跨静脉窦或颅缝增宽。

(3) 近中线区域有凹陷性骨折或伴小血肿形成。

(4) 颞底部硬膜外血肿伴颅底骨折或血肿密度内外不均。

静脉及静脉窦血栓形成表现：平扫时表现为与静脉或静脉窦形态相似的条索状高密度影或三角形高密度影，前者称为条索征，后者称为三角征。如直窦、Galen 静脉血栓表现为条索征；上矢状窦血栓表现为三角征，并具有特征性。增强扫描：约 35% 的静脉窦血栓显示为空三角征，为三角形边缘强化，中央呈等密度或低密度血栓，增强的部分是静脉窦壁的脑膜，血栓本身不增强。CT 的间接征象是脑梗死或出血性梗死，脑组织的水肿和出血，水肿多位于蛋白质，出血往往比较分散，成点片状，中间夹杂水肿的脑组织，梗死的范围和静脉引流范围一致。并可见脑回显影增强。CTV 可显示梗死部位的静脉和静脉窦影像缺失或不清楚，而侧支静脉血管则显像清楚。颅脑磁共振 (MRI) 及磁共振静脉血管成像 (MRV)：脑 MRI 在初期可见 T_1 加权相正常的血液流空现象消失，T_1 和 T_2 的血管影。1～2 周后，高铁血红蛋白增多，T_1、T_2 相均呈高信号。晚期流空现象再次出现。MRI 还可显示脑梗死灶。MRV 对较大的脑静脉和静脉窦显示较好，病变脑静脉和静脉窦表现为充盈缺损或不显影。急性期 (0～3 天)：血栓静脉表现呈等 T_1、短 T_2 信号；亚急性期 (3～15 天)：表现为长 T_1、长 T_2 信号；(15 天以后)：梗死血管出现不同程度的显影。DSA 检查：直接征象为脑静脉和静脉窦不显影或部分显影，可为单个深静脉，静脉窦或多个静脉窦完全闭塞；间接征象为静脉显影减慢、动静脉循环时间延长、毛细血管期明显滞留，侧支静脉迂曲、扩张，静脉期可见眼静脉，板障静脉等非正常途径引流等征象。

(二) 临床表现

临床表现缺乏特异性。主要有两个方面表现：一是静脉及静脉窦出血，二是静脉及静脉窦闭塞引起严重脑肿胀表现。

1. 基本表现

着力部位在静脉窦或邻近区域出现头皮青紫、肿胀、挫裂伤及血肿。开放性静脉窦损伤可能有大量出血，甚至失血性休克。静脉及静脉窦血栓常急性起病，也可历经数天或数周缓慢起病。多有头痛、局灶性神经功能缺失 (50%～70%)、癫痫 (33%)、意识障碍、视神经盘水肿等症状，静脉窦闭塞时邻近栓塞静脉窦的头皮、颜面肿胀，静脉怒张迂曲。但老年人症状多较轻。

2. 静脉及静脉窦闭塞或血栓形成特有表现

因受累静脉及静脉窦的部位、范围、血栓形成的程度和速度以及侧支循环建立情况的不同而表现各异。

(1) 窦性症状：除横窦、窦汇和上矢状窦中段不全闭塞外，因脑水肿、继发出血性梗死或梗死性出血、颅内血肿而呈现各种限局症状。

①上矢状窦血栓：以下肢或近端为重的肢体瘫痪 (双下肢瘫、偏瘫、三肢或四肢瘫)、局限性癫痫、双眼同向偏斜、皮质觉障碍、精神症状和一过性尿潴留等。

②海绵窦血栓：眼睑、结膜肿胀充血和眼球突出 (非搏动性且无血管杂音，可与海

绵窦内动脉瘤和动静脉瘘鉴别)，且可通过环窦而使对侧海绵窦出现相同症状。因动眼神经和三叉神经Ⅰ、Ⅱ支受累，眼球活动受限或固定，眼面疼痛和角膜反射消失。

③乙状窦血栓：岩窦受累时三叉和展神经麻痹；血栓扩及颈静脉时，舌咽、迷走和副神经受累。

④直窦血栓：出现在大脑性强和不自主运动。

(2) 静脉性症状：单纯脑静脉血栓形成，多数由静脉窦血栓扩展而来。

①浅静脉血栓形成常突然起病，发生头痛、呕吐、视神经盘水肿、局限性癫痫发作、肢体瘫痪、皮质性感觉障碍等颅内压增高及局限性皮层损害的症状体征。

②深静脉血栓形成，临床无特征性表现，主要表现为头痛、精神障碍、意识障碍，还可出现轻偏瘫、锥体束征及去皮质强直或去皮质状态。

(3) 创伤性感染所致炎性颅内静脉及静脉窦血栓形成表现：除局部感染灶的症状和窦性症状外，还伴有全身症状，如不规则高热、寒战、乏力、全身肌肉酸疼、精神萎靡、皮下淤血等感染和败血症症状。

静脉及静脉窦血栓患者在临床上常有以下类型：

①进行性颅内压增高。②突然发病的神经系统局灶性损害，酷似动脉性卒中但无癫痫发作。③神经系统局灶性损害，有或无癫痫发作和颅内压增高病情在数天内进展。④神经系统局灶性损害，有或无癫痫发作和颅内压增高病情，在数周或数月内进展。⑤突然起病的头痛，类似蛛网膜下腔出血或短暂性脑缺血发作。

(三) 诊断

在开放性损伤特别是静脉窦区域贯伤以及跨过静脉窦骨折情况下，可见大量静脉性出血，静脉及静脉窦损伤较易诊断。但是，在闭合性损伤时静脉及静脉窦损伤的诊断主要依靠病史和影像学检查。约半数患者诊断有一定困难，只能通过颅骨骨折和颅内血肿的部位进行评估。当存在颅骨骨折线横跨静脉窦或窦上颅缝增宽；颅内血肿位于静脉窦部位尤其是骑跨型血肿；有其他原因无法解释的静脉窦阻塞的症状时，则应考虑到静脉窦损伤的可能。颅骨平片及 CT 扫描对诊断意义重大。只是注意的是有时颅脑 CT 扫描未能扫到顶层，因而未能发现顶部颅骨骨折及小血肿。X 线检查可以发现 CT 所不能显示的一些颅骨骨折线走向。尽管颅脑 CT 可以发现闭塞静脉窦局部的高密度，MRV 可以提供整个静脉系统更好的观察。但是，MRV 可能在急性创伤的情况下不易进行，因此有可能需要血管造影进行诊断。必要时静脉窦造影可协助诊断。外伤性静脉及静脉窦血栓的诊断依据：

(1) 急性或亚急性起病，病情在数天到数周逐渐进展，症状的程度也可能有起伏。

(2) 临床表现主要有两大方面一是进行性颅内压增高症状。二是静脉性脑梗死表现。不同原因和部位的静脉及静脉窦血栓有不同的临床特点：

①在上矢状窦和横窦发生血栓时头痛伴恶心、呕吐、视神经盘水肿最为常见。

②当皮质静脉的血栓时局灶性神经功能损害和癫痫常见。

③如海绵窦发生血栓时眼睑水肿、结膜充血、眼球后疼痛、突眼、海绵窦内脑神经的麻痹，其他静脉窦血栓亦有相应的窦性表现。

④如脑深部静脉的血栓形成可导致缄默、昏迷或去大脑强直。

⑤创伤后炎性静脉及静脉窦血栓可伴发全身症状，严重者又可继发脑膜炎、脑炎而出现精神错乱、淡忘或昏迷。

(3) 病情稳定后再出现症状反复，而颅脑 CT 复查无明显变化。

(4) 危险因素：存在跨窦骨折、机械压迫、不当使用止血药和脱水剂、血液浓缩、黏滞度上升、血流缓慢等危险因素。

(5) 腰穿测颅压大于 300mmH$_2$O。感染者脑脊液尚有炎性改变。横窦或乙状窦血栓时，Tobey-Ayer 征阳性。可有陈旧或新鲜出血。

(6) 行颅脑 CT、MRI、MRV 或 DSA 检查证实。

（四）治疗方法

静脉及静脉窦损伤的治疗首先要去除病因，对有骨片压迫静脉及静脉窦者应去除压迫骨片，修补漏口；由感染引起者应控制感染；皮质及侧裂区血肿压迫静脉回流的需要清除血肿；对合并严重脑水肿的患者可采取大骨瓣减压、对严重视神经盘水肿濒临失明患者可施行视神经管减压。静脉及静脉窦血栓形成给予全身抗凝或经静脉途径给予尿激酶等溶栓药物进行溶栓治疗。近年来，随着介入治疗技术的发展，经静脉途径直接窦内溶栓取得了较好的效果。

（五）药物治疗

1. 抗血栓治疗

(1) 抗凝：普通肝素、低分子肝素或华法林（每日监测 APTT、INR）。静脉窦血栓患者应采用肝素抗凝 1～2 周，然后换用华法林抗凝 3～6 个月。

(2) 溶栓：尿激酶或 r-TPA。可局部经动脉或静脉入路溶栓，如果血栓主要位于静脉窦，可以选择静脉输出直接接触性溶栓；如果已经累及皮质静脉，可结合动脉入路溶栓治疗。

2. 对症治疗

(1) 降低颅内压：但应避免过度脱水，因为过度脱水容易加重患者的高凝状态。

(2) 控制体温。

(3) 防治癫痫。

(4) 维持水电解质平衡。

(5) 治疗感染。

(6) 营养支持。

（六）手术

1. 手术方式

颅内静脉窦破裂通常需要手术修复，但手术有时十分困难。如何迅速有效地控制致命性大出血，同时又尽量维持静脉窦通畅是手术成功的关键。

(1) 适应证

①开放性颅脑损伤伴静脉窦破裂。

②需手术治疗的脑挫裂伤或颅内血肿伴静脉窦破裂。

③凹陷性骨折伴脑受压或高颅压症状。

④有神经功能障碍且进行性加重。

(2) 禁忌证

①位于静脉窦及附近的凹陷性骨折无活动性出血；无任何神经功能缺失和静脉窦阻塞症状和体征者。

②濒死状态或家属拒绝手术者。

2. 术前准备

(1) 术前评估：骑跨静脉窦的颅骨线性骨折、窦上或窦旁的粉碎性和凹陷性骨折是造成静脉窦破裂和压迫主要病因。治疗的方法选择取决于患者的神经系统状况，所涉及的静脉窦的位置，静脉血流损害的程度。对于静脉窦表面的凹陷性骨折，如果是闭合的，没有占位效应，且不会因为美容的原因进行修补的，则不需要处理。如果神经功能障碍是由静脉窦阻塞所造成的，应立即清除骨折片，修补静脉窦，恢复正常血流。

(2) 术前准备：对所有明确或可疑静脉窦损伤均应做好充分的手术前准备工作。

①注意对术前颅脑影像学检查显示的可疑征象进行分析，有助于手术方式的选择、切口设计、骨瓣位置和大小及判断术中出血来源。

②术前留置深静脉导管，保持静脉输液通路通畅。输液、输血，维持血压，保持脑灌注同时避免高血凝状态？

③充分备血，手术室内至少先准备 2 ～ 4 单位的红细胞。

④手术体位采取头高 15° ～ 30°。保证头部高于心脏平面，减少出血和空气栓塞的风险。手术床的头端要易于操作和调整。避免肢体弯曲和头部旋转而造成的颈部静脉梗阻。如果发生空气栓塞，则行右心房插管抽吸术。

⑤任何涉及静脉窦的手术都应配备合适的人员和器械，从而能够处理潜在的严重的出血。首先是心理准备，静脉窦破裂往往出血量较大，出血速度快，注意保持心态平和，忙而不乱，正确处理。必要时准备两套吸引装置和血液回收装置，以便充分暴露静脉窦

裂口和血液回输。

3. 术中处理（手术步骤、麻醉、输液、输血）

(1) 静脉窦破裂和凹陷骨折机械压迫所致静脉窦闭塞手术：手术目的：清除插入静脉窦内的碎骨片或异物，控制出血、解除静脉窦压迫、保持静脉回流通畅，防止静脉窦阻塞造成的神经功能缺损及颅内压增高。麻醉：气管插管全麻。切口与骨瓣：在受累静脉窦上作弧形或较大的马蹄形切口。用咬骨钳去除静脉窦边缘的骨质，减轻凹陷性骨折对静脉窦的压迫。充分暴露，以便从近段和远端同时控制静脉窦。病因处理：手术中清除靠近静脉窦的碎骨片时，不要急着取出碎骨片，应先做好充分准备，如应先在损伤周边正常颅骨上钻孔，在刺入骨片或异物周边先用铣刀或咬骨钳咬除一圈骨质，待充分暴露静脉窦对侧的硬膜后方可轻轻掀起碎骨片，避免二次损伤静脉窦。如果骨折片刺入或压迫静脉窦的重要位置，如上矢状窦的中后部、窦汇、优势侧横窦和乙状窦，且没有明显活动性出血和静脉窦阻塞表现，最好不要取出骨折片。当有骨折片引起静脉窦回流障碍时，则必须取出。控制出血：一般用吸收性较好的明胶海绵和脑棉片来暂时压迫控制出血。出血汹涌者用长的动脉瘤夹（约 25mm）临时阻断静脉窦和窦旁静脉。有时静脉窦撕裂明显，可采用 Kapp-Gielchinsky 分流装置将静脉窦中的血液分流。插入静脉窦腔后，这种分流装置的一端膨胀临时阻断远端静脉窦，建议在阻断过程中测量颅内压。如果压力高于 20mmHg，应用甘露醇同时加大过度换气，直到静脉血流迅速恢复为止。修复静脉窦：一般在术中发现静脉窦破裂后，先观察静脉窦缺口的部位、大小、类型，显露清楚后，根据具体情况选择相应的修补方式。常用以下修复方法：

①压迫、悬吊法：这是最简单、常用的方法。对于静脉窦壁呈点状出血或破口小、出血较少的患者采用单纯吸收性明胶海绵加湿棉片压迫或联合医用胶封闭：用吸收性明胶海绵覆盖静脉窦破口，以湿脑棉片压迫止血，用吸引器吸干棉片水分，边冲水边吸，将棉片收缩压力下传进行压迫，也可用手指压迫。但是力度须适宜，既要压迫止血，又要保证静脉窦的畅通。使破口处静脉压与压迫之力内外平衡，不再出血为止。如果压迫力度过大，反而容易出血。5 ～ 10 分钟后轻轻取下脑棉，将医用胶涂于贴覆破口的吸收性明胶海绵上，然后再覆盖一层吸收性较好的明胶海绵，再把离裂口最近处的硬脑膜悬吊固定于骨窗边缘的颅骨或骨桥上。

②缝合法：分为直接缝合法、间接缝合法两种。直接缝合法：静脉窦壁破口整齐的患者采用静脉窦破口间断缝合或连续缝合、吸收性明胶海绵压迫和医用胶封闭。缝合时助手手指轻压静脉破口以减少出血逐步缝合。静脉破口较长或出血汹涌者可暂时阻断静脉窦血流，快速缝合后再恢复血流。60 岁以上老年患者静脉窦壁变薄，应避免采用直接缝合法时造成静脉窦撕裂。间接缝合法：用血管缝合线将静脉窦的两侧硬脑膜下各缝 2 ～ 4 针提起，裂口用吸收性明胶海绵或肌肉片覆盖后结扎缝线。或者先采用吸收性明

胶海绵压迫，然后跨窦 8 字缝合固定止血后再用医用胶封闭加固。采用吸收性明胶海绵压迫止血时用湿润棉片盖在吸收性明胶海绵表面上后，再用吸引器压迫吸引棉片，需压迫 5 分钟左右，然后用稍大硬脑膜或颞肌筋膜瓣周边加固缝合、医用胶封闭。

③修补法：静脉窦壁缺损或破口不整齐的患者采用硬脑膜瓣修补术。可临时阻断静脉窦血流，在邻近损伤部位，剪开大脑镰或窦旁硬脑膜呈瓣状并翻转缝合，进行静脉窦的修补。

④焊接法：静脉窦破口处用吸收性明胶海绵覆盖稍做压迫止血，然后用双极电凝直接电凝吸收性明胶海绵进行焊接，但是不能直接电凝静脉窦壁。否则，出血会扩大。

⑤结扎法：在上矢状窦前 1/3 段损伤且已断裂时，如果术中重建困难，可以结扎；上矢状窦中 1/3 段损伤尽量不要实行结扎，要尽可能地修复重建；上矢状窦后 1/3 段损伤在任何情况下都不能结扎。两侧横窦引流常存在明显的不对称。一般右侧横窦为优势侧回流横窦，但也有例外。非优势侧横窦断裂可行结扎，优势侧横窦断裂需评估非优势侧静脉回流情况，再来决定结扎或重建。结扎单侧引流的优势横窦后果将是灾难性的，所以判断横窦引流的优势侧十分关键。结扎窦汇或乙状窦都会导致持续的颅内高压引起死亡，必须予以重视。

⑥重建法：对静脉窦横径完全断裂者，两端用无损伤动脉夹夹闭，端与端直接吻合，也可用自体静脉血管或人造血管搭桥术。以上方法要根据每个静脉窦破裂患者的具体情况在手术中灵活地综合运用。闭合性颅脑损伤较大骨片整复后尽量放回，常规做硬脑膜外引流。术后处理同其他开颅手术。

(2) 静脉及静脉窦血栓形成经静脉窦溶栓技术：可采用经静脉途径机械方法取栓，可通过球囊、取栓器械辅助溶栓。

适应证：①有进行性颅内压增高伴有神经功能障碍。② CT、MR 支持静脉窦血栓形成诊断。DSA 证实静脉窦闭塞。③静脉梗死性出血 2 周以后。④无严重其他脏器功能衰竭。⑤近期无外伤手术史。⑥无出血倾向。

禁忌证：①有双侧颈内静脉完全闭塞，导管难以到位，或溶栓可能会造成大块血栓脱落造成肺梗死。②血栓形成超过 1 个月。③保守治疗后症状好转者。④儿童患者有明显侧支循环建立者。

经静脉窦溶栓方法：①一般采取全麻下进行。②完全肝素化。③一般双侧穿刺，一侧置 6F 静脉鞘，另一侧置 5F 动脉鞘。④先行动脉血管造影评价颅内循环状况，明确血栓部位。⑤选择静脉途径放入导引导管，到颈内静脉，使用 0.035 超滑导丝（泥鳅导丝）穿过血栓，反复抽拉，将血栓打碎，然后经窦内给予尿激酶溶栓。如果导引导管距离较远，可以使用导丝导引的微导管穿过血栓，再进行溶栓。⑥术后自然中和肝素。术后 6 小时经低分子肝素继续抗凝 3 天，然后口服华法林半年以上。

注意事项：①如果静脉系统到位有困难，可以经动脉置管给予尿激酶 50 万～ 100 万单位。②当静脉导管给尿激酶 100 万单位后，血栓未溶，建议保留导管于窦内，持续给药 (2 万～ 3 万单位 / 小时)，每 24 小时复查造影，尿激素总量可达 400 万单位。③给药期间要注意穿刺处有无出血，每 2 小时查纤维蛋白原，如果低于 1g/L，要及时终止溶栓治疗。④在使用机械性碎栓时，一定要小心，避免导丝逆行进入到皮层静脉。

（七）展望

随着各地复合手术室的建立，开放手术与血管内介入治疗相结合，以球囊暂时阻断静脉窦血流，控制出血，为手术修补或重建静脉窦提供方便。静脉窦支架的研制和应用，将简化静脉窦损伤患者治疗过程，对于降低死亡率和提高治愈率大有裨益。

第四节　颅脑开放性损伤

开放性颅脑损伤指头皮、颅骨及硬脑膜均破裂，致使颅腔与外界相通，有脑脊液流出，甚至脑组织溢出或外露的一种颅脑损伤。可分为非火器性脑损伤和火器性脑损伤。

颅骨具有一定的弹性，其抗牵张强度小于抗压缩，故当暴力作用于其上时，总是在承受牵张力的部分先破裂。此时，如果暴力未作用于颅骨上时，外板可以弹回而复位，故可以保持完整，造成单纯内板骨折。如果暴力继续作用，则外板亦随之折裂，造成以打击点为中心的凹陷，引起粉碎凹陷性骨折或洞形骨折。开放性脑损伤总是伴有颅骨的骨折。根据外力作用的方式不同，可以出现不同的骨折形式以及相应的脑损伤类型。如果打击力大，面积小，多以颅骨的局部变形为主，常导致凹陷性骨折，伴随的脑损伤也较局限；若着力的面积大而强度较小，易致颅骨的整体变形，而发生多数线形骨折或粉碎性骨折，伴发的脑损伤亦较广泛。

1. 非火器性颅脑开放伤

(1) 棍棒、器物、砖头、锤子等钝物击伤，动物咬伤、马蹄踢伤、牛角顶撞伤。引起头皮裂伤、局限性颅骨骨折，骨折片常刺伤硬脑膜与脑组织。伤情主要以损伤局部颅脑开放伤，外力作用较强时也可出现对冲部位的脑挫裂伤。

(2) 刀斧、钉锥、玻璃或金属碎片、钢钎、铅笔、筷子等锐器直接通过颅骨，或通过眼眶、鼻腔、耳道进入颅内。此类开放伤的特点是着力点小，造成的损伤呈一点或一线，以局限性颅骨骨折及局部的脑裂伤为主，有时伤及静脉窦与脑血管，可并发颅内血肿。

(3) 坠落、跌落、撞击时，头部撞于锐物或钝物致伤，常引起头皮裂伤、局部性或广泛性颅骨骨折、硬脑膜破裂，其致伤机制与闭合性脑损伤类似，此类损伤除了引起开放性脑损伤外，经常引起明显的冲击伤和对冲伤。

2. 火器性颅脑开放伤

(1) 传统火器性颅脑开放伤的病理特点：传统火器性颅脑开放伤因硬脑膜破损，颅内多有碎骨片、弹片、枪弹、毛发等异物存留，伤区脑组织有不同程度损伤，并发伤道血肿的机会多，属重型伤，此型伤又有盲管伤、贯通伤、切线伤与反跳伤四种基本类型。

①切线伤：枪弹切线擦过头部，造成头皮、颅骨和脑组织沟槽形创伤。金属异物已飞逸、碎骨片分散于脑浅部，脑损伤区狭长，脑膨出和癫痫的发生率较高。

②盲管伤：弹片或枪弹等投射物停留在颅腔内，一般在射入口或伤道近端常有许多碎骨片，而金属异物存留的伤道远端。伤道长短不一，短者 1 ～ 2cm，长者相当于颅腔的纵径或横径，甚至异物至对侧内板折回，形成反跳性伤道。

③反跳伤：弹片穿入颅内，受到入口对侧颅骨的抵抗，变换方向反弹停留在脑组织内，构成复杂伤道。又可分为颅内反跳伤和颅外反跳伤。

④贯通伤：多系枪弹致伤，有入口和出口，颅内可无金属异物，出口处骨折范围广，脑挫伤和血管损伤常较入口处损伤严重。碎骨片多留在出口处的头皮软组织内。脑损伤广泛而严重，是穿透伤中死亡率最高者。

伤道的病理改变分为 3 个区域，损伤区域的范围与高速投射物的投射速度有关，投射物的速度越高，引起的损伤区域越大。A. 原发性伤道区：指伤道中心，是由于高速投射物直接进入脑组织形成的伤道，内含坏死和损毁的脑组织，以及碎骨片、血块、弹片、毛发等异物。损伤的脑膜、脑血管和脑组织出血，易在伤道形成硬膜外，硬膜下，脑内或脑室血肿。伤道内血肿的部位，可位于近端，中段和远端。B. 挫伤区：高速投射物穿入颅腔后的瞬间，形成暂时性空腔，产生超压现象，冲击波向周围脑组织传递，使脑组织承受高压及随后的负压作用而引起脑挫裂伤。病理征象表现为点状出血和脑水肿带。C. 振荡区：位于脑挫伤区周围，神经元和传导纤维遭受振荡性损伤，出现暂时性功能障碍。在脑伤后尚可迅速出现脑血液循环和脑脊液循环障碍和血肿。并可合并颅内感染，引起颅内压增高等，使病理改变复杂化。上述病理改变大致分为急性期，炎症反应期和并发症期三个时期。

(2) 高能火器性颅脑开放伤的病理特点：随着各种高爆、高速、高能武器的大量应用，火器性颅脑开放伤的损伤机制已经不限于火器的直接损伤，颅脑爆震伤已经成为现代战争的"标志性"伤型，因此有关颅脑爆震伤的研究是国内外战创伤研究的核心内容之一。过去 30 年间，美国陆军医学研究和装备司令部军事职业医学研究项目 (MOMRP) 一直致力于颅脑爆震伤的研究，并于 2008 年发表了经典的颅脑爆震伤致伤因素分类。M0MRP将颅脑爆震伤分为初级、次级、三级、四级以及综合性损伤 (表 6-2)，其中初级损伤是特有的损伤方式，与爆炸产生的冲击波有关，次级、三级、四级是由飞行碎片、身体跌落、碰撞、爆炸产生的高温、有毒气体等引起的损伤。

表 6-2　颅脑爆震伤致伤因素分类

分类	特征	受伤部位	致伤类型
初级损伤	人体遭受高压导致的特发性高强度爆震；可压缩人体组织(如空腔脏器)；容积突发改变所引起的表面及深部脏器损伤	扭曲最重的通常为空腔脏器：上呼吸道、肺、胃肠道和中耳；空腔脏器的扭曲还会造成邻近实质脏器(如心、肝、脾、肾)扭曲变形；身体各部受到的冲击力不同，尤其是血管系统，可能会导致能量向其他部位转移	肺爆震伤，空气栓子穿过气血屏障；鼓膜破裂，中耳损伤；眼球破裂；肝、脾、肾撕裂，腹腔出血或穿孔心脏挫裂伤，大血管撕裂或扭转；脑震荡，非穿透性脑损伤，爆炸所致创伤性脑损伤；血流的波动或气压造成其他损伤
次级损伤	身体被飞射物或爆炸物的碎片击中	损伤情况取决于致伤物的速度、质量和形状；全身各部位均可受累	不限于爆炸伤，任何全身运动和冲击可造成的损伤；穿通伤或钝性伤；眼球穿透伤(可较隐匿)，骨折
三级损伤	整个躯体因爆炸产生的气流而加速运动；爆炸产生的气流使身体受力不均	取决于身体受冲击时的身体暴露情况；主要是头颈部和四肢可相对躯体加速运动；全身各部位均可受累	不限于爆炸伤，任何全身运动和冲击可造成的损伤；高空坠落伤和车祸伤较为典型：如骨折、脑震荡、开放性或闭合性脑损伤；创伤性截肢，肌肉撕裂
四级损伤	与压力、冲击不相关的爆炸性损伤；高温灼伤；有毒气体损伤	全身各部位均可受累；皮肤、眼睛、呼吸系统	烧伤(表浅、部分皮层、全层皮肤)；窒息；吸入有毒气体造成损害
综合性损伤	创伤加重的继发性损伤或创伤导致的并发症	重大创伤引起的全身反应	不限于爆炸伤；心绞痛、高血糖、高血压、低血压；昏迷、慢性阻塞性肺疾病及其他灰尘、烟雾导致的呼吸困难

　　一般认为瞬时产生的高压冲击波在通过密度不同的界面时会引起压力的突然改变，引起物质的变形和损伤。组织间密度差别越大，越容易受到冲击波的损伤，因此颅脑是最易受到损伤的器官之一，冲击波对脑组织损伤的阈值在所有器官中最低(低于1MPa)。研究发现颅骨对冲击波没有阻挡作用，冲击波透过颅骨后其波幅和波形都没有改变，冲击波透过颅骨后，在颅骨和脑组织以及脑脊液和脑组织界面会引起颅内压的突

然改变，导致气泡形成，造成脑组织穿透和空化、神经通路传输中断以及毛细血管损伤。冲击波会造成颅骨的变形和反弹，这是引起脑组织空化的重要因素。另外，冲击波还能通过眼眶、鼻腔等处进入颅内，通过全身的血液振荡等因素对脑组织产生冲击，破坏小血管和血－脑屏障，引起脑血管痉挛和血－脑屏障破坏。可见，冲击波是通过局部作用和全身效应两方面对脑组织产生损伤。

冲击波致伤机制的特殊性也决定了颅脑爆震伤患者脑组织的病理变化和临床特征有别于普通脑外伤患者。轻型爆震伤后在出现病理形态学改变之前神经元细胞膜的完整性就已经受损，冲击波正压越大，这种损伤越明显。美军对颅脑爆震伤死亡人员尸检发现最典型的病理改变是广泛的神经轴索损伤，这也是目前判断颅脑爆震伤损伤严重程度的一个重要神经病理学指标，但是神经轴索损伤并不一定伴有明显的形态学改变，因此单纯以轴索是否肿胀判断损伤程度会明显低估损伤程度。重型颅脑爆震伤的典型病理改变包括快速发展的恶性脑水肿、明显的蛛网膜下腔出血、脑血管痉挛和弥漫性轴索损伤，延迟的颅内压逐渐增高也很常见，有些甚至在伤后 14 ～ 21 天才逐渐出现。另外，临床上发现颅脑爆震伤伤员出现创伤后应激综合征 (PTSD) 的概率高于普通脑外伤患者，此类伤员脑组织中的海马和杏仁核部位有损伤表现，可能与 PTSD 有关。

一、影像学表现

(一) X 线片检查

要强调头颅 X 线检查，对了解颅骨骨折线走向、凹陷深度、颅内异物、骨碎片分布以及气颅等情况均十分重要，只要患者情况许可，应作为常规检查，包括正侧位和凹陷区的切线位照片。对于枕部和颅后窝损伤须加摄额枕半轴位 (汤氏位) 片，以了解颅骨骨折、金属异物、碎骨片的数目及其大小和位置。

(二) CT 扫描检查

是颅脑外伤患者最常用检查方法。可以看到确切的损伤部位和范围，并能对异物或骨片的位置、分布做出精确定位。伤后 6 小时以内的 CT 检查如为阴结果，不能排除颅内血肿可能，多次 CT 复查有利于早期发现迟发性血肿。一般而言，对于 GSC 评分 12 分以下的患者均需行头颅 CT 检查，若 GSC 评分 13 ～ 15 分，患者出现以下症状则需行头颅 CT 检查：局灶性神经功能障碍、逐渐加重的神经功能障碍、酒精或药物滥用或中毒、凝血功能障碍、可疑开放性脑损伤、脑脊液鼻漏、65 岁以上患者、遗忘时间超过 30 分钟。

(三) MRI 检查

当头颅 CT 检查结果无法解释患者的临床症状或怀疑有弥漫性轴索损伤时，需进一步行 MRI 检查。MRI 能清晰显示非出血病灶，尤其是脑深部病变。但是由于 MRI 检查时间长，不作为颅脑损伤患者的首选检查方法。

（四）超声检查

脑超声波检查对于伤后症状恶化，怀疑有颅内血肿和脑脓肿时，可观察是否有中线波移位，有助诊断。

（五）脑血管造影

并非颅脑外伤急性期的常规检查方法，主要针对开放性颅脑损伤后期的并发症和后遗症，如外伤性动脉瘤或动静脉瘘。在没有 CT 设备的情况下，脑血管造影仍不失为重要的诊断手段。

二、临床表现

开放性颅脑损伤的临床表现因致伤因素，损伤部位的不同，有无继发性出血或感染而各异。

（一）症状

1. 意识改变

意识水平是判断火器性颅脑损伤轻重的最重要指标，开放性颅脑损伤患者意识变化差别较大，轻者可始终清醒，重者可出现持续昏迷，若伤及脑干或下丘脑时，患者常有去大脑强直及高热等表现，若继发颅内血肿，亦可引起脑疝征象。如伤员在伤后出现中间清醒期或好转期，或受伤当时无昏迷随后转入昏迷，或意识障碍呈进行性加重，都反映伤员存在急性脑受压征象，在急性期应警惕创道或创道邻近的血肿，慢性期的变化可能为脓肿。火器性颅脑穿透伤，局部虽有较重的脑损伤，有时也可不出现昏迷，但不应轻视，应密切观察神志变化过程。如伤员在伤后出现中间清醒或好转期，或受伤当时无昏迷随后转入昏迷，或意识障碍呈进行性加重，都反映伤员存在急性脑受压征象。长期昏迷，反映广泛性脑损伤或脑干伤。颅内感染，严重合并伤、休克及缺氧等，皆可使脑部伤情趋向恶化。一部分伤员可出现精神障碍。

2. 神经功能障碍

与受伤部位和范围有关，常见的脑功能损害有：偏瘫、失语、偏身感觉障碍及视野缺损等；脑神经损伤多见于嗅、视、面及听神经；严重的开放性颅脑损伤可累及脑干或基底核等重要结构，患者临床表现重笃、预后不良。

（二）体征

1. 生命体征

开放性颅脑损伤多有失血，故常呈面色苍白、脉搏细弱、血压下降等表现。

2. 局部体征

根据局部伤口的大小可有不同表现，但是均能发现创口。伤口较小者有时会被头发掩盖，有时系钢针、铁钉、竹筷等致伤物，经眼眶、鼻腔或耳道进入颅内，需要仔细寻找创口。局部伤口较大时可见伤口哆开，颅骨外露，脑组织或脑脊液外溢。伤口的检查有助于判断损伤的类型，刀戳伤的创缘整齐、颅骨呈条状陷入或缺损。如有脑组织碎块或脑脊液流出表示硬脑膜已撕裂。创伤口检查切忌用探针或镊子向脑深部探刺，以防污染扩散和加重损伤。

三、诊断

开放性颅脑损伤可以直接看到创口，易于诊断，检查时应注意创口的大小、方向及深度，根据受伤的部位，失血或有无大量脑脊液流出，可以判断脑原发伤情况及有无静脉窦或脑室贯通伤。但对颅内损伤的情况及有无继发性血肿、异物或感染灶则有赖于辅助检查。如早期 CT、MRI 检查已发现脑挫裂伤或颅内较小血肿，患者尚无明显意识障碍加重，多次 CT、MRI 检查可了解脑水肿范围或血肿体积有无扩大，脑室有无受压以及中线结构有无移位等重要情况，有利于及时处理，有助于非手术治疗过程中或术后确定疗效是否改变治疗方案，了解血肿的吸收、脑水肿的消散以及后期有无脑积水、脑萎缩等改变发生。

（一）伤情判断

动态的病情观察是鉴别原发性和继发性脑损伤的重要手段，目的是为了早期发现脑疝，也为了判断其疗效和及时改变治疗方案。轻度头部外伤不论受伤当时有无昏迷，为了防止迟发性颅内血肿的漏诊，均应进行一段时间的观察与追踪，在众多的观察项目中，以意识观察最为重要。

1. 病史

全面了解伤员病史对于伤情判断和治疗至关重要，包括既往用药史、既往病史、具体损伤情况以及现场处理情况等。

2. 意识

在脑损伤中，引起意识障碍的原因为脑干受损、皮质弥散性受损、下丘脑的受损等。意识障碍的程度可视为脑损伤的轻重；意识障碍出现的迟早和有无继续加重倾向，可作为区别原发性和继发性脑损伤的重要依据。

3. 瞳孔

瞳孔变化可因动眼神经、视神经以及脑干等部位的损伤引起，应用某些药物或剧痛、惊骇时也会影响瞳孔。小脑幕切迹疝的瞳孔进行性扩大变化，是最常引起关注的。瞳孔变化出现的迟早、有无继续加剧以及有无意识障碍同时加剧等，可将脑疝区别于因颅底骨折产生的原发性动眼神经损伤。有无间接对光反射可将视神经损伤区别于动眼神经损伤。

4.神经系统体征

对整个颅脑进行详细检查，注意寻找原发伤口（可能会被凝血块掩盖），观察有无脑脊液鼻漏或耳漏，伤口是否有异物等。通过神经功能查找进而判断颅内伤情（表 6-3），原发性脑损伤引起的局灶体征在受伤即刻已经出现，且不再加重；继发性脑损伤如颅内血肿或脑水肿引起者，则在伤后逐渐出现。另外，约有 10% 的重型颅脑外伤患者伴有脊髓损伤，在进行神经系统检查时需要注意。

表 6-3　神经学检查内容和方法

神经系统	检查方法	重要注意事项
精神状态检查	方向感，语言评估和整体意识水平	若伴有其他损伤，应快速检查
脑神经检查	CN Ⅰ：嗅神经	CN Ⅰ：除轻度颅脑损伤外，常常不做检查
	CN Ⅱ：视神经	CN Ⅱ：眼球活动度和是否存在闭眼反射或视野缺失
	CN Ⅲ，Ⅳ，Ⅵ：眼球垂直和水平运动以及是否存在特殊的脑神经损害的征象	Ⅲ及Ⅵ脑神经损伤常伴发颅内压升高或发生小脑幕切迹疝；颈髓功能正常时，应行眼头反射检查
	CN Ⅴ，Ⅶ：疼痛刺激检查角膜反射和面部对称性（扮鬼脸）	CN Ⅴ，Ⅶ：角膜反射检查精细运动，棉签法比生理盐水法更为敏感
	CN Ⅷ听神经：评估听力是否丧失并快速检查鼓膜完整性	CN Ⅷ：视察和大体检查；在外耳道冷水冲洗进行冷热试验前进行鼓膜视察
	CN Ⅸ，Ⅹ脑神经：咳嗽反射（是否插管）	脑神经Ⅸ，Ⅹ：通常利用气管内导管顺序抽吸进行检查
	CN Ⅺ：胸锁乳突肌和斜方肌运动	CN Ⅺ：检查胸锁乳突肌之前已进行颈椎的检查
	CN Ⅻ：伸舌试验	CN Ⅻ：伸舌是否居中，是否伴随强制性闭眼
运动反射	自主运动评估，检查可配合患者对疼痛的反应，以及完成指定活动的肌力	检查疼痛的运动反射时，在某个区域（腋窝或大腿内侧）给予刺激，该部位的回撤，定位和反射等反应存在明显区别
感觉	可配合患者的痛温觉，振动和位置觉	在颈部，臂部，躯干和大腿进行针刺试验，通过面部反应和定位以评估患者的感知觉
腱反射	上、下肢的深感觉反射和巴宾斯基征	对于不能配合的患者，进行深感觉检查能够客观地证实是否存在偏身感觉异常
小脑功能检查	对于可配合的患者，通过指鼻试验和跟胫试验能够评估是否存在辨距不良	对于不能配合或昏迷患者，小脑功能很难检查

5. 生命体征

开放性脑损伤的早期可能因出血性休克而有血压、脉搏的改变。脑损伤时可因颅内压增高等原因而引起某些心电图异常改变，如窦性心动过缓、期前收缩、室性心动过速及 T 波低等。受伤早期出现的呼吸、循环发生改变，常为原发性脑干损伤所致；若心率减慢和血压升高与瞳孔变化的同时，则可能是小脑幕切迹疝，枕骨大孔疝可以突然出现呼吸停止。

6. 其他

观察期间出现剧烈头痛或烦躁不安症状，可能为颅内压增高或脑疝预兆；原为意识清楚的患者发生睡眠中遗尿，应视为已有意识障碍；患者躁动时，脉率未见相应增快，可能已有脑疝存在；意识障碍的患者从能够自行改变卧位或能够在呕吐时自行改变头位到不能变动，为病情加重表现。

（二）诊断分级

分级的目的是为了便于制订诊疗常规、评价疗效和预后，并对伤情进行鉴定。

1. 按伤情轻重分级

(1) 轻型（Ⅰ级）：主要指单纯脑震荡，有或无颅骨骨折，昏迷在 20 分钟以内，有轻度头痛、头晕等自觉症状，神经系统和脑脊液检查无明显改变。

(2) 中型（Ⅱ级）：主要指轻度脑挫裂伤或颅内小血肿，有或无颅骨骨折及蛛网膜下隙出血，无脑受压征，昏迷在 6 小时以内，有轻度的神经系统阳性体征，有轻度生命体征改变。

(3) 重型（Ⅲ级）：主要指广泛颅骨骨折，广泛脑挫裂伤，脑干损伤或颅内血肿，昏迷在 6 小时以上，意识障碍逐渐加重或出现再昏迷，有明显的神经系统阳性体征，有明显生命体征改变。

2. 按 Glasgow 昏迷评分法

将意识障碍处于 13 ～ 15 分者定为轻度，9 ～ 12 分中度，3 ～ 8 分重度。无论哪一种分级方法，均必须与脑损伤的病理变化、临床观察和 CT 检查等相联系，以便动态地全面地反映伤情。例如受伤初期表现为单纯脑震荡属于轻型的伤员，在观察过程中可因颅内血肿再次昏迷，称为重型；由 CT 检查发现的颅内小血肿，无中线结构移位，在受伤初期仅短暂昏迷或无昏迷，观察期间也无病情改变，属于中型；早期属于轻、中型的伤员，6 小时以内的 CT 检查无颅内血肿，其后复查时发现血肿，并有中线结构明显移位，此时尽管意识尚清楚，已属重型。

（三）诊断要点

(1) 病史很重要，尤其是火器伤的致伤环境。有头部直接外伤史。头部伤口处常有脑组织碎屑、碎骨片外露和脑脊液流出，偶可见到致伤物嵌插或穿入颅内。

(2) 常有异物及污物 (如金属片、碎骨片、头发、泥沙等) 由伤口进入颅内，较易引起头皮、颅骨及脑组织感染。

(3) 伤口流血较多，容易出现严重失血性休克。经常与脑挫裂伤、颅内血肿同时存在，产生相应体征和症状。

(4) 颅骨 X 线片可见有粉碎骨折或凹陷骨折。

五、治疗方法

(一) 轻、中度颅脑伤患者的治疗原则

治疗目的是阻止继发性脑损伤的发生和发展。若首次头颅 CT 检查发现异常，4 ～ 6 小时后需要复查 CT。需要密切观察患者病情变化至少 8 ～ 12 小时，包括基本生命体征、瞳孔、GSC 评分，若 GSC 评分下降 2 分以上或者瞳孔出现变化，则需要随时复查 CT。

(二) 重型颅脑损伤患者的重症监护

重型颅脑损伤患者需要在 NICU 中进行治疗，以便及时发现病情变化，进行处理 (表 6-4)。约有 60% 的重型颅脑损伤患者会出现电解质紊乱，40% 出现肺炎，凝血功能障碍和菌血症的发生率分别为 18% 和 10%。低血压的发生率约为 50%。若对上述并发症进行纠正，则能够改善患者预后，低血压、肺炎、凝血功能障碍及菌血症纠正后对不良预后的改善率分别为 9.3%、2.9%、3.1% 和 1.5%。

表 6-4　常用的神经监测技术

	类型	衡量指标	参数范围	优点	可靠性
GCS 评分	全脑监测	警觉，昏迷，和意识水平	范围为 3 ～ 15，分值越低病情越重	简单快捷，成本较低，现场即可完成	
颅内压	全脑监测	压力值	颅内压 < 20mmHg	常用，操作简单，脑室外置管除诊断之外还具有治疗作用	有创，脑室外置管易发生凝血堵塞；脑室内置管难度较大，存在 2% 的并发症发生率
脑组织氧含量	局部脑组织监测	组织氧分压	脑组织氧含量 > 15 ～ 20mmHg	置入简单，有助于确定真实的脑灌注压	如出现组织血肿或与其他监测设备距离较近，误差变大
颈静脉球氧饱和度	全脑监测	回流入脑组织的静脉血氧饱和度	目标：50% ～ 80%	有助于确定是否存在局部缺血或去饱和作用	需多次重新校准；人为因素影响大，需要有经验的护理人员

	类型	衡量指标	参数范围	优点	可靠性
瞳孔直径仪	全脑监测	瞳孔活动	双侧瞳孔相差 < 1mm，瞳孔缩窄速度 < 0.6mm/s	无创条件下，能够提供颅内压变化的定量信息	对于焦虑、躁动患者难以测量；无法有效验证
微透析	局部脑组织监测	细胞外液的生化环境		反映脑组织的代谢状态	高成本，操作复杂，无法有效验证
脑电图	全脑及局部脑组织监测	电生理活动和异常节律	基于不同适应证相应改变	无创，不需要医生操作，只需解读数据即可；能够进行持续性监测	对于焦虑躁动的患者难以开展；需要经过培训的技术人员进行操作；可能与重症监护仪器的数据有差异
光谱分析脑电图	全脑监测	异常电生理节律	探测癫痫；活动水平的评估	不需要神经生理学家测量准确值	高成本；需要技术支持
经颅多普勒超声	局部脑组织监测	脑血流量	Lindegaard 比值 > 3 提示血管痉挛	操作简便；技师于床旁即可完成；可进行持续性监测	机器成本；检查邻近的脑血管；无法测量远端血管

1. 体位

头部升高 15° 有利于脑部静脉回流，对脑水肿治疗有帮助。为预防压疮，必须坚持采用定时翻身等方法，不断变更身体与床褥接触的部位，以免骨突出部位的皮肤持续受压缺血。

2. 呼吸、循环和血氧

估计在短时间内不能清醒者，宜尽早进行气管插管或气管切开，呼吸减弱潮气量不足者，应及早用呼吸机辅助呼吸，血氧饱和度不能低于 90%。患者如出现呼吸频率、幅度异常及病理性呼吸，应多方面从脑损伤和全身因素分析病因，及时处理。动脉血压监测主要有两种方式：

(1) 有创性的动脉插管连续监测。

(2) 无创性的袖带式定时监测。重型颅脑损伤后或开颅血肿清除等手术后的患者，若病情危重及生命体征不稳定者，应行直接动脉插管测定血压，直至生命体征稳定。收缩压不能低于 90mmHg。重型颅脑损伤患者伤后或术后应立即用床旁心电监护仪进行连续监测，警惕任何心律不齐或传导异常。病情稳定后，可改为间歇检测与记录。

3. 预防感染

要尽早使用抗生素预防肺炎,对于昏迷患者要尽早进行气管切开。但是有脑室内置管的患者定期更换引流管并不会降低脑膜炎的发生率。

4. 预防下肢静脉血栓

弹力袜和定时理疗能降低下肢静脉血栓的发生率。应用低分子肝素可能会降低下肢静脉血栓的发生率,但是有增加颅内出血的风险,因此低分子肝素的应用需要权衡利弊。

5. 营养支持

重型颅脑外伤患者的基本能量需求是正常人的 120%～160%,在第一周内,患者每天要丢失 20～30g 氮。由于患者可能出现高血糖,因此进行营养支持时要控制葡萄糖的用量。早期采用肠道外营养,待肠蠕动恢复后,即可采用肠道内营养逐步代替静脉途径,通过鼻胃管或鼻肠管给予每天所需营养;超过 1 个月以上的肠道内营养,可考虑行胃造瘘术,以避免鼻、咽、食管的炎症和糜烂。

6. 颅内压 (ICP)

是采用传感器和监护仪连续测量颅内压以观察颅内压动态变化的方法。可以了解颅脑伤后 ICP 的状态,在颅脑损伤的诊断、治疗和预后判断方面都有较大的参考价值。

(1) 颅内压监护的指征:所有 CT 检查有颅内压增高表现(如蛛网膜下腔消失、脑室及基底池受压)及中线移位或有脑组织挫裂伤的患者均需行颅内压监护。

(2) 颅内压监护的类型:包括脑室内插管法、蛛网膜下腔插管法,硬脑膜下、硬脑膜外及脑组织内植入传感器测压等 5 种方法。其中脑室内插管法最精确、最可靠,目前仍是颅内压监护的金标准,不足之处是有创和颅内感染风险。脑组织内测压也很准确,但是费用更贵,而且不能在原位更换测压管。其他方法的准确性稍差。

(3) ICP 监护的作用:①对脑挫裂伤合并脑水肿,可较早发现颅内压增高,及时采取措施,将颅内压控制在一定程度以内。一般认为颅内压高于 20～25mmHg 需要进行处理。脑灌注压 (CPP) 一般维持在 50～60mmHg,不能高于 70mmHg,此时发生获得性呼吸窘迫综合征的概率增高,会对患者的愈合造成不良影响。②作为手术指征的参考:颅内压呈进行性升高表现,提示需手术治疗,有颅内血肿可能,颅内压稳定在 20mmHg 以下时,提示不需要手术治疗。③判断预后,经各种积极治疗颅内压仍然持续在 40mmHg 或更高,提示预后极差。

7. 脑组织氧代谢状态的监测

(1) 脑组织氧饱和度 (rSO₂):近红外线光谱仪是利用 650～1100nm 波长红外线,透过颅骨测量皮层的静脉血氧饱和度,是一种非侵袭性监测手段。动态观察局部脑组织皮层静脉血氧饱和度可监测颅内疾病的进展,但在梗死、坏死的脑组织中,由于脑部已经没有新陈代谢，脑氧饱和度有可能接近正常。

(2) 局部脑组织氧分压：目前，通过微探头置入脑内的方法可监测到局部脑组织的氧分压 (PaO_2)、二氧化分压 (PaO_2) 及酸碱度 (pH)。当局部脑组织发生缺血时，在其他监测数据尚无改变 (如 ICP 正常) 时可能已经出现 PaO_2 的改变，目前认为局部脑组织 PaO_2 < 10mmHg 提示存在局部缺血。

(3) 微透析：可测量脑组织内细胞外液的成分，如某些神经递质及乳酸等物质的变化，而这些递质和代谢产物的变化往往是疾病的特殊病理过程。

(4) 颈静脉窦氧饱和度 ($SjvO_2$)：将导管从颈静脉逆向置入颈静脉窦，经 X 光定位后，连续监测 $SjvO_2$，反映脑部代谢情况。$SjvO_2$ 代表整体性的脑组织氧饱和度，正常值为 55%～ 75%，< 50% 提示脑组织缺血。

8. 脑血流量监测

经颅多普勒超声 (TCD) 利用低频超声波穿过颅骨较薄的地方检测颅底大动脉血流速度，可根据动脉平均流速 (MV)、搏动指数 (PI) 的大小及波形改变判断低脑血流、高脑血流、血管痉挛及脑死亡等情况。

9. 脑电活动监测

(1) 脑电图：可准确探测致痫灶并监测痫性发作，进行神经功能状态监控 (比如由于缺血缺氧导致神经损害的早期监测)，评价镇静剂的治疗效果等。对神经重症进行连续性脑电图监测可早期发现脑缺血信号，从而避免大面积脑组织梗死的发生。

(2) 脑干诱发电位监测：可用以检查昏迷患者的中枢神经系统的功能水平，并且不受镇静药，甚至全身麻醉的影响。脑干听觉诱发反应 (BAER) 主要用以监测脑桥及中脑的病变，BAER 的消失往往提示预后较差。体感诱发电位 (SSEP) 最常使用，依照振幅、时程的改变，可侦测出脑部缺血的发生，并可作为脑电图的补充。

10. 体温监护

重型颅脑损伤患者在伤后脑温和肛温均明显升高，脑温比肛温高 0.8 ～ 1.2℃。持续体温增高会增加脑氧代谢，加重脑缺氧，并可能引起惊厥。重型颅脑损伤患者 48 小时后体温仍较高时，需要对下述原因进行鉴别：蛛网膜下腔出血或其他原因引起的颅内出血造成的吸收热，此类发热体温一般不超过 38℃，颅内感染或颅外感染引起的发热常表现为体温逐渐增高，下丘脑或脑干等部位损伤引起的发热常表现为持续高热。应及时针对原因，予以处理。

(三) 药物治疗

1. 脱水治疗

(1) 高渗脱水剂：高渗脱水剂应用的目的在于缩减脑体积，减轻脑水肿。临床上以甘露醇应用最多。成人用 20% 甘露醇 125 ～ 250mL，30 分钟内静注完，6 小时后可重复使用 1 次。

(2) 利尿脱水剂：利尿剂因有利尿脱水作用，导致血液浓缩，渗透压增高，从而使脑组织脱水与颅内压降低。常用者为呋塞米和依他尼酸。应用剂量为 0.5 ～ 2.0mg/(kg·次)，肌注或静注，每日 1 ～ 6 次。

(3) 碳酸酐酶抑制剂：乙酰唑胺能使脑脊液的产生减少 50%，而达到降低颅内压的目的。成人剂量为 250mg，每日 3 次。应注意在采用强力脱水时，虽可迅速缓解颅内高压，但这种效果难以持久，甚至尚有反跳现象，致使颅内压力反而高于脱水之前，故宜于相对平稳地保持脱水状态。且不适当地强力脱水可促使颅内出血或引起迟发性血肿，亦可导致水、电解质紊乱，加重心、肾功能损害。可采用呋塞米与甘露醇并用的方法，也可采用小剂量甘露醇 125mL 定时脱水及在颅内压监护下掌握脱水治疗，均取得较好的效果。

2. 维持水、电解质与酸碱平衡

(1) 水、电解质代谢及酸碱平衡紊乱的机制：①颅脑损伤患者常因昏迷、高热、强直、呕吐和呼吸急促或抑制而造成代谢紊乱。②颅脑损伤后早期在治疗上过分限制水的摄入，并常需利尿、脱水、激素治疗、气管切开，以及胃肠道外被动补给液体和电解质。③脑内某些结构损伤可以直接影响神经、内分泌调节功能和肾功能，故而容易发生水、电解质与酸碱失调。

(2) 颅脑创伤体液异常：重型脑创伤早期阶段会出现血管麻痹，引起毛细血管内压低下，循环血量增加，造成急速贫血和低蛋白，细胞外液扩张，加重脑水肿。①早期水潴留与缺水：颅脑创伤后早期多数患者因抗利尿素分泌或释放增加，常有 2 ～ 3 日的少尿期，使水分轻度潴留，故早期每日补液量为 1500 ～ 2000mL，使患者处于轻度生理性脱水状态，有益于减轻脑水肿反应。②等渗性缺水：4 ～ 7 日尿量又逐渐增多，甚至转为多尿，而有一定程度的等渗性缺水，可按每公斤体重每天 30 ～ 45mL 补液，维持每日尿量应为 500 ～ 1000mL，血细胞比容不低于 0.37，在 2 ～ 3 日之内逐步补足缺水量。③高渗性脱水：因高热、出汗、尿崩及大量脱水而摄入不足所致，可按常规公式计算出补液量，然后再加上每日生理需要量 1500mL 即可，分 2 ～ 3 日补足。④低渗性缺水：因电解质丢失多余水分或水过剩，如抗利尿素分泌异常所致，常伴有血容量不足，轻度低钠时，输入生理盐水即可纠正。严重时应予 3% ～ 4% 高渗盐水。⑤低钾血症：由于颅脑创伤患者常因昏迷、禁食、摄入不足而同时又接受脱水剂、激素和葡萄糖输入，故易引起低钾血症。对不能进食的患者，每日应补充氯化钾 3 ～ 4g。⑥呼吸性碱中毒：颅脑创伤患者较常见，由于急促呼吸排出 CO_2 过多或过度换气更易引起，而导致低碳酸血症。由于 $PaCO_2$ 在 4.01±0.08kPa 时脑血管收缩，可使颅内压降低，故单纯性呼吸性碱中毒对颅脑创伤患者反而有益，不需要特殊处理。但若 $PaCO_2$ 低于 3.33kPa(25mmHg) 可致脑血管极度痉挛，引起缺血、缺氧，加重脑损害，应予警惕。⑦呼吸性酸中毒，亦较常见，多因呼吸抑制气道梗阻或麻醉所致高碳酸血症。处理应以解除气道阻塞、改善通气为主。给予呼吸兴奋剂及输氧，必要时气管切开或气管内插管行辅助呼吸加以纠正。⑧代谢性酸中毒：见于缺氧后乳酸堆积，肾功能不全氢离子潴留或长期禁食大量输注葡萄糖及高营养液所致酸性代谢产物的蓄积。轻度酸中毒，可不用碱性药物，只要解除引起酸中毒的原因即可纠正。但由于呼吸代偿性加快、加深，往往在酸中毒已有好转之后，仍然处于过度通气状态，则可使低 pH 值转而升高，值得注意。处理原则是 CO_2Pa 在 $14 \sim 18mmol/L$ 时，可口服碳酸氢钠 $1 \sim 2g$，每日 3 次；重症，CO_2Pa 低于 $13mmol/L$ 时，可按公式计算补给碱性溶液，但具体补给时，应先给计算量的 $1/2 \sim 2/3$，然后根据临床表现的 CO_2CP再酌情补给，若尿量增多已呈碱性即可停用。⑨代谢性碱中毒：多因频繁呕吐、胃肠减压输入过多的枸橼酸钠血液，或因长期利尿脱水致使患者丢失的 Cl^- 较 Na^+ 更多，遂引起低氯代谢性碱中毒。治疗原则是解除病因、补足血容量。

3. 抗癫痫药物治疗

凡颅脑创伤后初期有癫痫发作者，均应早期给予抗癫痫药物治疗，一般多采用苯巴比妥钠。若抽搐连续发作呈癫痫持续状态，应立即采取有效措施制止发作，以免加重神经功能废损甚至死亡。处理的原则是以一次足够剂量的抗癫痫药物控制发作，即以较大剂量维持以防复发。待癫痫发作完全控制后再以卡马西平或丙戊酸钠等抗癫药物服用，逐渐调整至能够控制发作的最低剂量长期维持。

4. 抗生素治疗

颅脑损伤患者的感染问题，主要在于预防。对开放性颅脑损伤，包括颅底骨折所致隐性开放伤在内，均需及早给予能透过血－脑屏障的抗生素。对颅内炎症需选用脂溶性较强、分子量较小、能透过血－脑屏障的抗生素；抗菌药物的剂量宜大，以便提高其在脑脊液和脑组织中的浓度，可选用 $1 \sim 2$ 种有协同作用的药物联合应用，即使感染已得到控制，亦勿立即锐减，至少继续沿用 $3 \sim 5$ 天。

（四）开放性脑外伤患者术前准备

应特别注意患者的周身情况，有无其他部位严重合并伤，是否存在休克或处于潜在休克状态，必须做好充分的输液与输血准备。对已有休克者，需查明原因。失血性休克的急救，应先输液输血，迅速补充血容量，酌用升压药。对于外出血采取临时性止血措施。必须等待血压回升，生命体征趋于稳定时，才适于进行脑部清创。因为手术中不仅增加新的出血和手术创伤，而且在开颅后，周身血压将随颅内压的骤降，代偿性的血压增高机制已经解除，血压必然进一步降低，导致出现休克或加深休克至不可逆转的险境。小儿与老年人手术时尤其需要有输血保证。在输血补液上，不必顾虑加重脑水肿的问题。患者已处于休克危险状态时，最重要的是先采取恢复血压的有力措施，加快输液输血，使其周身情况稳定，而后再调整静脉输液量与速度。若患者血容量不足，不经准备，仓促进行开颅手术，难免在术中遇到血压下降，增加手术处理的困难，有时因此加速患者死亡。开放性脑损伤严重，患者已出现中枢衰竭，而并非由于颅内血肿脑受压所致者，也同样需要先经过适当的治疗，观察反应，然后观察是否有所好转，清创术宜延缓进行。

（五）清创术

鉴于头皮、颅骨、脑组织均已开放，为防颅内感染，应尽早施行清创术，排除挫碎组织、异物或血肿，修复硬脑膜及头皮创口，将开放伤变为闭合伤，然后再依靠必要的非手术治疗措施，使患者度过手术后再出血、脑水肿及感染这三关。手术治疗是颅脑损伤综合治疗中的一项重要措施。手术治疗的原则是救治患者生命，纠正或保存神经系统重要功能，降低病死率和伤残率。开放性颅脑损伤的处理包括两个方面：一是对开放伤进行颅脑清创处理，使之成为闭合性脑损伤。二是脑挫裂伤、脑水肿以及感染的综合治疗。及时有效的处理，可以使脑部受伤的修复创造有利条件；处理失当或延迟，可引起感染，使脑水肿与脑的血液循环障碍加重，将影响脑部伤的恢复。开放性颅脑损伤的紧急处理需要涉及的问题很多，重点是处理继发性脑损伤，着重于脑疝的预防和早期发现，特别是颅内血肿的早期发现和处理，以取得良好的疗效。对已产生昏迷、高热等病症的护理和对症治疗，预防并发症，以避免对脑组织和机体的进一步危害。按一般创伤处理的要求，尽早在伤后6小时内进行手术。在目前广泛应用抗菌药防止感染的条件下，可延长时限至伤后48小时。手术越延迟，伤口感染的机会越大。但实践证明，有一些病例由于种种原因，伤口未能及时处理，或初期清创不彻底，在伤口严重污染或已有感染的情况下，再次清创，配合大量抗生素治疗，也常能取得伤口一期愈合的良好结果。所以原则上对新鲜创伤，应尽早手术，而延迟性手术，可按具体伤情而定。对留置在创口内的致伤物，暂勿触动，以免引起出血。术后遗留的颅骨缺损，一般在伤口愈合后3～4个月进行颅骨修补。感染伤口的颅骨修补术至少要在伤口愈合后半年进行。

1. 早期清创术

先以灭菌干纱布轻轻填压在创口上，对嵌入颅内的异物，毛发等暂勿触动，然后用灭菌生理盐水冲洗创周围，并用肥皂水刷洗，继而取下纱布冲洗，用水量不少于1000mL，注意直接将冲洗液注入颅内。随后按常规消毒、铺巾，开始清创手术。清创时按照由外至内、由浅入深的原则进行。首先行头皮清创并适当延长切口，以增加暴露，并应照顾到缝合时不致增加压力；逐层清除挫碎及失去活力的组织、异物，继而于颅骨凹陷的周边用咬钳咬开或钻孔后扩大骨窗，小心摘除已松动的骨片，在直视下取出嵌入颅内的异物。若在静脉窦附近，必须做好突发出血的准备，硬脑膜破口，亦须适当扩大；脑组织清创，应在直视下进行，清除创内所有糜烂组织、凝血块、异物和失去活力的组织，但对于重要功能区应采取审慎态度。颅脑贯通的入口与出口相隔较远，可分别从入口与出口两处清创。随时用 1 ： 1000 庆大霉素溶液冲洗伤口。清理伤口直至伤口比较清洁，然后再用 3%过氧化氢溶液、0.2%甲硝唑溶液及 1 ： 1000 庆大霉素溶液反复冲洗。手术结束后妥善止血，创伤尽量不用吸收性明胶海绵，创腔置引流管。硬脑膜及头皮分层缝合或修补整复，皮下置橡皮引流 24 ～ 48 小时。颅骨缺损留待伤口愈合 3 个月后择期修补。

在战时，伤员多、手术条件差、创伤感染的机会多，多主张采用骨切除开颅，一旦感染，脓性分泌物也便于外流。作骨切除开颅时头皮切口可用 S 形、弧线形、梭形或马蹄形。如皮肤缺损较大时，可作一转移皮瓣覆盖于脑伤口。清创时头皮创缘仅切除 2mm 的一窄条，切除过多可致缝合困难，且有张力，将影响伤口愈合。创缘整齐者也可不切除。在颅骨洞形骨折旁钻孔，用咬骨钳咬除至直径 3 ～ 4cm 的圆形骨窗即可。硬脑膜破损缘稍加修整后切开，将脑伤道内金属异物、碎骨片、血块、失活组织、头发和帽子碎片等彻底清除。摘除的碎骨片数目，可当时与 X 线片之数目与形状核对确认是否已全部取出。避免残留碎骨片形成颅内感染隐患。新鲜伤道中深藏的磁性金属异物和弹片，可应用磁性异物针伸入伤道底部吸出。距手术视野较远的金属异物摘除将加重脑功能障碍，可暂留置不取；如金属异物抵达对侧脑皮质且造成血肿时，可同时对侧作骨瓣或骨窗将血肿和金属异物清除。脑伤道清创后，以生理盐水反复冲洗，细致止血。修补硬脑膜要严密缝合。但如清创完毕时大脑局部仍有肿胀，在排除深部和其他部位血肿后应将骨窗适当扩大，硬脑膜放射状剪开而减压。下列情况不缝合硬脑膜：清创不彻底；脑挫裂伤严重，清创后，脑组织仍然肿胀；已化脓之创伤，清创后需伤道引流；止血不可靠。

2. 延期清创术

挫伤后 4 ～ 6 天的开放性颅脑损伤，常因就诊较晚或因早期清创不彻底，创面已有感染迹象，或有脑脊液外溢。此时不宜进行过多的外科性处理，应做创面细菌培养及药敏试验。同时，清洁创面改善引流条件，并用过氧化氢溶液清洗伤口，清除表面异物。根据创口具体情况放置引流条或用盐水纱布，由纱布更换敷料。创口过大时可以于清洁创面之后松松全层缝合创口两端以缩小创面，但必须保证创口引流通畅。待创面分泌物减少，肉芽生长良好，局部细菌培养连续三次阴性时，即可全层减压缝合头皮创口。留置引流 2 ～ 3 天。伤口常能如期愈合。

3. 晚期处理

颅脑开放伤已逾 1 周以上，感染严重，常伴颅内感染，局部脑膨出或已有脑疝形成。此时应保持创口引流通畅，及时更换敷料，改善患者营养状况，增强抵抗力，选用敏感抗菌药物控制感染。同时，创面采用消毒剂冲洗，高渗湿敷以促肉芽生长，争取分期植皮，消灭创面。若患者伴有颅内高压明显脑膨出，则须及时行 CT 扫描检查，查明原因，再给予相应处理。脑穿透伤清创术后，仍需要定时密切观察生命体征、意识、瞳孔的变化，观察有无颅内继发出血、脑脊液漏等。加强抗脑水肿、抗感染、抗休克的治疗。保持呼吸道通畅，吸氧。躁动、癫痫、高热时，酌用镇静药、冬眠药和采用物理方法降温。昏迷瘫痪伤员，定时翻身，预防肺炎、压疮和泌尿系感染，注意营养。

（六）骨折的治疗

线性骨折的患者容易出现脑外血肿，血肿发生率是无线性骨折患者的 200 倍。对于跨越窦区或脑膜中动脉及其分支的骨折线更需重视。凹陷性骨折造成硬膜撕裂的概率较高，此类患者创伤后感染以及癫痫的发生率高，对于凹陷深度超过 1cm 或有局部血肿的凹陷性骨折需要手术治疗。对于开放性脑外伤患者，一般在伤后 48 小时内进行手术治疗能明显降低感染及癫痫的发生率。

1. 摘除颅骨碎片和碎骨片消毒

对于开放性伤口，首先进行清创，清创后用咬骨钳摘除松动的碎骨片，尽量保持碎骨片完整。若为凹陷性粉碎性骨折，则于颅骨凹陷的周边用咬骨钳咬开或钻孔后扩大骨窗，小心摘除已松动的碎骨片。摘除的颅骨碎片用生理盐水冲洗后，分别用 3％过氧化氢溶液及 0.2％甲硝唑溶液各浸泡 5 分钟，最后用 1 ∶ 1000 庆大霉素溶液浸泡 30 分钟，然后在较大碎骨片上钻孔多个，或其数条纵横交错、甚至板障的裂口，以增加板障与皮下组织的接触面，有利于新生毛细血管长入，增进碎骨片局部血液循环。这是植入的碎骨片成活、日后形成骨痂和完成骨性愈合的关键。将处理过的碎骨片包于湿纱布中备用，并将剩余细小碎骨片作细菌培养和药敏试验。摘除颅骨碎片时要注意使颅骨缺损边缘保留其粗糙面和不规则形态，尽量不用骨蜡止血。

2. 颅骨碎片成形

悬吊硬脑膜后，用双极电凝电灼硬脑膜，使其处于紧张状态。将颅骨碎片复位，较大的骨片按骨折线复位，余细小碎骨片置于骨片间隙，内外板分离者只植入内板，碎骨片靠拢，并贴至颅骨缺损缘，碎骨片区置引流管，术后接负压吸引，使充分引流，减少积液形成的机会。若伤口污染较重，用上述方法处理颅骨碎片后，再将碎骨片放入 75％酒精溶液中浸泡 30 分钟，生理盐水冲洗后，用咬骨钳将碎骨片周边失活板障咬除，使颅骨碎片周边的板障组织变为新鲜，在较大碎骨片上钻孔数个，或锯数条纵横交错、深至板障的裂口，植入骨缺损区。术后 6 个月至 1 年行 X 线片复查有无死骨形成。开放性颅脑损伤患者若其脑组织损伤比较局限，清除血肿及失活的脑组织后，估计术后颅内压无明显升高者，亦可行一期颅骨成形。

（七）脑脊液漏的治疗

1. 临床表现

脑脊液漏的发生率在所有脑外伤患者的 2％～3％，颅底骨折患者脑脊液鼻漏的发生率约为 10％。大约 98％的脑脊液漏发生在外伤后 3 个月内，其中多数发生在外伤后

24～48小时，迟发性脑脊液漏罕见。约有10%～85%的脑脊液漏会并发脑膜炎，其中来自鼻腔的细菌是最常见的病原菌。大约1/3的脑脊液漏患者会出现颅内积气。发生脑脊液漏的患者最常见的临床症状是鼻腔有清亮液体流出，若为血性液体，可以将液体滴在纱布上，若为脑脊液鼻漏，血液位于中央，周围液体颜色较淡。葡萄糖测定可以与单纯鼻腔分泌物进行区别，脑脊液中的葡萄糖含量约为血液的30%，若葡萄糖为阴性，则可以排除脑脊液漏。Beta-转铁蛋白的测定特异性更强，正常鼻腔或耳道分泌物不含有Beta-转铁蛋白。双侧"熊猫眼"征提示前颅底骨折，耳后血肿(Battle征)提示颞骨骨折。脑神经麻痹也提示颅底骨折，嗅神经受损常提示前颅底骨折，但是嗅神经功能正常也不能完全排除脑脊液漏的可能。单侧前庭耳蜗神经或面神经受损常提示同侧的颞骨骨折。

2. 诊断

通常脑脊液漏与鼻腔液体的流出位于同侧，但是约有10%的病例位于对侧。薄层CT扫描有助于发现颅底骨折，要优于MRI检查。使用显影剂进行CT扫描只能发现活动性脑脊液漏。放射性脑池造影也可用于脑脊液漏的诊断。

3. 治疗

(1) 非手术治疗：脑脊液鼻漏的非手术治疗方法包括半卧位卧床休息，腰穿放液或持续腰大池引流1周。多数鼻漏可在2周内自行封闭愈合，对经久不愈长期漏液达4周以上，或反复引发脑膜炎及大量溢液的患者，则应施行修补手术。脑脊液耳漏一般也需要观察1周，多数病例会自愈。

(2) 手术治疗：对于手术时机临床尚存争议，一般认为延迟手术效果要好于即刻手术。

①经鼻内镜引导下脑脊液鼻漏修补术：适用于确诊为通过蝶窦或筛窦的脑脊液鼻漏。若瘘口位于筛窦，首先使用0°4mm内镜引导下切除钩突，咬破筛房，开放前组筛窦。再在30°内镜引导下，找到骨折部位和脑脊液瘘口，撬除瘘口周围的少许骨质，暴露硬脑膜外面，将与硬脑膜破裂缘粘连的筛窦板骨膜分离开后，取自体大腿外侧缝匠肌的肌肉和肌膜作为填塞修补材料，填入硬脑膜与额窦板之间及瘘口外，其外覆盖肌膜，以生物蛋白胶粘合，再以吸收性明胶海绵和碘仿纱条加压填塞。若瘘口位于蝶窦，入路与经鼻蝶入路垂体瘤切除术相同，进入蝶窦后注意观察蝶窦内的瘘口。切除蝶窦内黏膜，避免术后继续分泌黏液。用医用胶封闭鞍底的瘘口。再用脂肪肌肉浆填塞蝶窦，并用取自鼻中隔的骨片支撑，防止其移位或滑脱。或进入蝶窦后凿开鞍底，寻找硬脑膜上的瘘口，用医用胶和脂肪封闭瘘口。术中明确瘘口，修补确切，提高颅内压观察无脑脊液漏后即可结束手术。用骨片支撑在蝶鞍内，蝶窦内也用脂肪或肌肉浆填塞，再用骨片支撑。鼻腔内填塞与经鼻蝶入路垂体瘤切除术相同。脑脊液在瘘口处均呈清亮的滴状，有搏动。有时候颅底黏膜出血，使流出液呈多元化，难以肯定哪一点是瘘口，哪一点是出血，则需要记住一个原则，即清亮的脑脊液反射内镜的白光，而血液因含有色素而吸收光线，使术野变暗，因此瘘口总在最亮的地方。术后患者取仰卧位，

头抬高30°，避免打喷嚏和增加腹压，酌情使用缓泻剂，保持鼻腔清洁，必要时适当使用降颅压药物，或采用持续腰穿置管引流数天，保持稳定的低颅压状态。选用敏感、易透过血－脑屏障的抗生素。

②经额入路脑脊液鼻漏修补术：仰卧位，头部抬高15°。采用前额部发际内冠状切口。低位双侧额骨瓣，骨瓣前缘应尽量接近颅底。此切口有利于充分显露术野和必要时的双侧颅前窝底探查。如额窦开放，将额窦黏膜刮除，用浸过庆大霉素溶液的吸收性明胶海绵填入额窦内，再用骨蜡把额窦开口封住。然后，在硬脑膜外将额叶底面前端抬起，常见局部硬脑膜嵌入额窦后壁的骨折缝内。齐裂口把硬脑膜切断。通过硬脑膜破孔，检查额叶表面有无出血，妥善止血后缝合破孔。剔除额窦后壁裂孔处的游离硬脑膜，骨折孔用骨蜡封闭。取两小片颞肌筋膜，用生物胶分别粘贴在硬脑膜裂孔和骨折孔上。对额窦的线型骨折不需特殊处理。如额窦呈粉碎骨折，应从硬脑膜外将骨片摘除并切除额窦后壁，将额窦黏膜沿额鼻管向下推入鼻腔，使黏膜裸面靠拢，或将窦内黏膜全部刮除，用一细橡皮管经额鼻管送到鼻腔进行引流。

③硬脑膜外入路修补筛窦瘘口：在硬脑膜外把额叶底部翻起，沿颅前窝底面向后下分离，将鸡冠咬除。硬脑膜自筛板骨折孔处突出。在此处将硬脑膜断离下来，切开硬脑膜，将其破口周边修剪整齐，取一片额肌筋膜，用丝线剪断或连续缝合在破口处。缝合必须严密至不漏脑脊液。外面再用浸以医用胶的吸收性明胶海绵覆盖，使其完全覆盖缝合缘。如硬脑膜破损较大，不能缝合，先通过裂孔止住脑表面的出血，然后覆盖一片吸收性明胶海绵。取颞肌筋膜一片，用生物胶粘贴在硬脑膜裂孔上。瘘口处骨折线或缺损用骨蜡或医用胶封闭。将硬脑膜瓣翻转掩盖瘘口，并缝合固定。亦可取小块肌肉制成肌肉浆或颞肌筋膜，用生物胶固定在筛板上。上面再用浸以医用胶的吸收性明胶海绵覆盖。

④硬脑膜内入路修补筛窦瘘口：双侧额部近骨窗前缘各作硬脑膜切口。将双侧额叶内侧面牵开、结扎上矢状窦。于两道结扎线之间将上矢状窦和下方的大脑镰切断。抬起额叶底面暴露瘘口处。在硬脑膜缺损和筛板骨折部位常见脑组织疝出，切除疝出的脑组织。脑表面充分止血，覆盖吸收性明胶海绵。筛板骨折缝用骨蜡封闭，硬脑膜与颅底骨面之间衬垫一小块肌肉，并用生物胶固定。取一片颞肌筋膜，用生物胶粘贴在硬脑膜裂孔处。缝合双侧额部硬脑膜切口。

⑤广泛性颅前窝骨折脑脊液漏修补术：对广泛性颅底和硬脑膜缺损累及双侧额窦和筛窦的脑脊液漏无法用一般方法修补时，可采用转移颞肌筋膜片法进行修补。取双额部发际内冠状切口。将皮瓣向前翻转，骨膜尽可能留得厚些，为此可在帽状筋膜下多注射生理盐水溶液，便于分离。按覆盖缺损区的需要，设计骨膜瓣的大小。将之从中线两侧切开，从颅骨上分离，至两侧颞部时使之与颞筋膜相连。游离颞肌和筋膜，游离的范围下至颧骨，前至眼眶侧壁，后方则沿颞肌肌纤维分离，直至完全游离并可向前移动为止。行双侧额骨骨瓣开颅，于前方低位结扎切断上矢状窦，将硬脑膜瓣翻向后方，将双侧额

叶向后上牵开显露颅前窝底。进行清创，摘除碎骨片，游离和修整缺损的硬脑膜缘，按一般原则对损伤的鼻窦黏膜加以处理。将骨膜－颞肌－颞筋膜联合瓣松弛地平铺在缺损处，将之与硬脑膜缘用丝线间断严密缝合。修补完毕后进行冲水试验，用生理盐水反复冲洗，观察是否有液体从鼻腔流出。如有漏出，找到瘘口后再加以严密缝合。检查证实瘘口修补确定后依次关颅。

⑥脑脊液耳漏修补术：手术切口和骨瓣范围应足够大，以利于手术中充分探查瘘口。瘘口如在颅中窝，则采用颞部骨瓣开颅。如瘘口在颅后窝，则采用与小脑脑桥角手术入路相似的单侧枕下切口骨窗开颅。如颅中窝与颅后窝同时存在瘘口时，可做颞枕部骨瓣开颅。术前必须查明耳漏的具体部位，由颅中窝骨折累及鼓室盖，使脑脊液直接进入中耳腔经破裂鼓膜流至外耳道，属迷路外耳漏；因颅后窝骨折累及迷路，使蛛网膜下腔与中耳腔交通者，属迷路内耳漏。两者手术入路不同。手术时先经硬膜外循岩骨前面探查鼓室盖区有无瘘口。若未发现瘘口即应改经硬脑膜下探查，切勿过多向颅中窝内侧分离，以免损伤岩大神经、三叉神经、脑膜中动脉及海绵窦。如发现有颞骨骨折时，裂隙小者可用骨蜡或小骨片填塞封闭，裂隙大者则用颞肌块充填，然后再取颞肌筋膜覆盖在岩骨断裂面之上，脑膜破裂者再用丝线缝合修补。术毕严密缝合头皮各层，不放引流。手术后应降低颅内压，并强力抗菌治疗。另外，对迷路内耳漏亦可经枕下入路进行岩骨后面瘘口的修补。

（八）颅内血肿清除术手术指征

(1) 意识障碍程度逐渐加深。

(2) 颅内压的监测压力在 2.7kPa 以上，并进行性升高表现。

(3) 有局灶脑损害的体征。

(4) 尚无明显的意识障碍或颅内压增高症状，但 CT 检查血肿较大（幕上者＞40mL，幕下者＞10mL），或血肿虽不大但中线结构移位明显（移位＞1cm），脑室或脑池受压明显者。

(5) 在非手术治疗过程中病情恶化者。对于颞叶血肿因易导致小脑幕切迹疝，手术指征应放宽；硬脑膜外血肿因不易吸收，也应放宽手术指征。

（九）重度脑挫裂伤合并脑水肿

1. 手术指征

(1) 意识障碍进行性加重或已有一侧瞳孔散大的脑疝表现。

(2) CT 检查发现中线结构明显移位，脑室明显受压。

(3) 在脱水、激素等治疗过程中病情恶化者。

2. 手术方法

对于难治性高颅压可以采用颅骨部分切除减压术和脑叶切除术，两种术式亦可联合使用。目前，外侧减压术相对简单并且能够在所有神经外科中心开展，因此在大多数医院中应用广泛。从力学角度分析，去除部分颅骨从而创造空间以适应肿胀的脑组织，调节颅内压，减少脑室受压，以及恢复脑组织移位。减压术的另一理论是通过降低颅内压以恢复脑血流量，从而使健康脑组织维持更好的血液灌流和氧合作用，进而减少梗死面积，防止二次机械和缺血性损伤。对于双侧大范围颅脑损伤伴有难治性颅内高压的患者，单侧额－颞－顶去骨瓣减压常作为首选，也是多数神经外科医生的"推荐术式"。手术去除直径至少 12cm(包括额侧、顶侧、颞侧以及枕骨鳞部的一部分) 的骨瓣去除多余的颞骨以便探查颅中窝的底部。接着打开硬脑膜，植入成分为同种异体骨膜的硬脑膜补片或颞筋膜。将人工脑膜补片放置于颅骨切除的边缘以防止硬膜外出血。之后保护颞侧肌肉和皮瓣，切除梗死的脑组织。操作过程中，可以轻松置入监测颅内压的传感器。该术式的关键点在于充分的颞侧减压，通过术中进入颅中窝以保证颞前侧骨性结构的充分减压。部分颅骨切除术手术范围的下界决定了中脑池的减压程度。对于幸存的患者，至少在 6 周后行颅骨成形术 (通常 6 ～ 12 周)，术中使用保存的自体骨瓣或人工骨瓣。常见的并发症是单侧颅骨切除减压范围不足，可引起减压处的脑组织疝出。允许漂移至颅骨外的脑组织体积与去除骨瓣的直径密切相关。

双侧损伤或弥散性脑水肿可导致弥散性轴索损伤，需通过多种方法进行双侧减压。该术式的特点是保持足够颞侧张力的同时进行双额减压术。术中应注意颞侧减压的程度以及是否通过长条的骨瓣保护矢状窦。有的术者通过切除前矢状窦和小脑镰以避免对肿胀脑组织的损伤，从而给水肿的脑组织创造足够的膨胀空间。然而，一些学者认为切除矢状窦仅仅单纯打开了导水管从而改善引流，反而增加了静脉压力，进而加重脑组织水肿。双颞侧部分颅骨切除术减压效果不甚明显，因此应用并不广泛。对于部分颅骨切除减压术的制约因素在于硬脑膜静脉窦 (如矢状窦、横窦、乙状窦)。由于担心损伤上述组织，术者减压范围较小，使肿胀的脑组织仍受到骨性压迫，导致脑组织进一步损伤。因此，尽可能大范围地切除减压非常重要。

无论选择哪种术式，最关键的是使硬脑膜扩张。大多数神经外科医生认同通过部分颅骨切除术使硬脑膜扩张从而将降低的颅内压量化。对于创伤性脑损伤和卒中的患者，通过脑室置管测定其颅内压并经改良双侧额叶入路完成减压，通过部分颅骨切除术使硬脑膜扩张使颅内压额外降低了 35%，降至原有水平的 50%。通过硬脑膜替代物或其他手段完成硬脑膜扩张或硬脑膜成形术，是部分颅骨切除减压术的关键。

(十一) 特殊伤情的处理

脑室伤清创术中，强调将脑室中之血块与异物彻底清除，脑室壁出血，一般用棉片压迫片刻可止，脉络丛出血用电凝止血。术毕用含抗生素的生理盐水冲净伤口，对预防感染有一定作用，同时可做脑室引流。颅面伤、颅底旁伤、颅后窝伤可按上述非火器性开放性颅脑损伤手术原则处理。

（十二）脑外伤并发症

1. 外伤性颅内血肿

以脑内血肿为最多，接近入口的硬脑膜外血肿或硬脑膜下血肿较少，脑伤到达远端金属异物抵达对侧的脑皮质造成的血肿更少。扩大射入口骨窗，大部分在射入口的硬脑膜外、硬脑膜下和伤道近端的血肿均可清除，如怀疑深部或伤道远端血肿应该进行探查。

2. 脑脊液漏

多见于经额窦或筛窦的开放伤，常形成脑脊液鼻漏。修补方法同经额窦、筛窦伤。

3. 外伤性脑膨出

一般可分为早期脑膨出和晚期脑膨出。

(1) 早期脑膨出（一周内）：多广泛为脑挫裂伤，急性脑水肿，颅内血肿或早期并发症颅内感染等因素引起。经对症治疗，解除颅内压增高后，膨出的脑组织可恢复颅腔内，脑功能不至于明显损害，可称为良性脑膨出。

(2) 晚期脑膨出（一周以上）：多因初期清创不彻底，颅内骨片异物存留，引起脑部感染，脑脓肿，或亚急性，慢性血肿等，使颅内压增高所导致。膨出的脑组织如发生嵌顿、感染、坏死、亦可影响邻近的未膨出的脑组织发生血液循环障碍，形成恶性脑膨出或顽固性脑膨出。处理时应将脑膨出部以棉圈围好，妥加保护并用脱水及抗生素治疗，因血肿或脓肿所致应予清除。

4. 外伤性颅内积气或气颅

多见于经额窦或筛窦的穿入伤，气体经气窦和硬脑膜的破口进入颅腔内，积聚于硬脑膜下腔、蛛网膜下腔、脑内或脑室内，常与脑脊液漏伴发。进入颅腔内的气体多能自行吸收，应在清创时严密修补颅底硬脑膜破裂处以防积气复发。

5. 脑伤道感染

多见于脑清创过晚，或清创不彻底，脑内仍有碎骨片及其他异物遗留的病例。伤口经常有脓性分泌物外流。应以抗生素控制感染，待炎症限制后，沿伤道将碎骨片等异物清除。

6. 脑膜炎

多发生于未愈合的脑脊液漏，脑伤道感染和脑脓肿破溃等。应给大量抗生素来控制感染，必要时经鞘内注入抗生素，待脑膜炎治愈后，再根治病因。证实为脑脓肿破溃引起者应立即作脓肿切除术。

7. 颅骨骨髓炎

常由颅骨开放骨折，清创不及时或不彻底所致。早期局部红肿热痛并有脓性分泌物。

晚期形成慢性窦道，硬膜外炎性肉芽组织或脓肿。X线片检查，可见颅骨有虫蚀样的骨质破坏或死骨形成。急性期应用抗生素使感染得到控制和限局。晚期应切除窦道，摘除死骨，清除硬膜外肉芽组织和脓液。

8. 外伤性脑脓肿

脑脓肿是脑穿透伤常见并发症和后期死亡原因之一。主要由于脑内存留碎骨片等异物所引起，有时较大的金属异物在伤后数月或数年亦可引起脑脓肿。清创不彻底者，脓肿的发生率为10%～15%，所以早期彻底清创是预防脓肿发生的关键措施。伤员在恢复过程中出现颅内压增高和脑局灶症状时应考虑为脑脓肿，当头颅摄片发现脑内有碎骨片及金属异物时，CT扫描或脑血管造影可以确定诊断。治疗应将脓肿连同异物一并摘除。

9. 外伤性脑肉芽肿

由于伤道慢性感染或脑脓肿长期引流不畅，使周围脑组织产生炎性反应，逐渐形成炎性肉芽肿。临床表现与颅内肿瘤相似，出现颅内压增高和脑的局灶症状，脑血管造影显示占位病变的现象。应予以手术切除。

10. 外伤性癫痫

任何时期均可发生，但以伤后3～6月发病率最高。多种原因均可引起癫痫发作(表6-5)，伤后早期发生的癫痫多由于局部脑水肿或脑缺氧所引起，应该用抗癫痫药物，脱水治疗改善脑缺氧，多能使癫痫自愈。伤后数月或数年发生的晚期癫痫，大多由于脑膜脑炎瘢痕使周围形成了癫痫灶所致，癫痫呈持久性反复发作。应长期服用抗癫痫药物，可使发作逐渐减轻。对于少数患者经长期服药无效，发作频繁，可考虑手术切除癫痫灶。

表 6-5　创伤后癫痫的危险因素

导致创伤后癫痫发生率增高的脑损伤
锐器开放性脑损伤
压缩性颅骨骨折
挫伤性脑损伤
硬膜外或硬膜下出血
伤后1天内有癫痫活动
GCS评分＜10
颅内出血

11. 外伤性颈内动脉海绵窦瘘

颅底骨折或异物直接损伤颈内动脉海绵窦段及其分支，动脉由破口直接注入海绵窦内所致。典型症状：

(1) 搏动性突眼。

(2) 颅内杂音，压迫颈动脉杂音减弱或消失。

(3) 眼球运动障碍。

(4) 球结膜水肿、充血。

治疗：目前采用可脱离性球囊导管栓塞瘘口，保持颈内动脉通畅的治疗为最佳方法。也可采用肌片"放风筝"法，弹簧栓塞法等以达到栓塞瘘口，保持颈内动脉通畅的目的。

（十三）高压氧治疗

高压氧治疗，是指在高压氧舱内，给予 1 个标准大气压以上的纯氧，通过人体血液循环以携带更多的氧气到病损组织和器官，用以促进病损组织的修复和功能恢复。是安全有效的治疗方法且开始治疗越早越好，并能使急性颅脑损伤特别是重型伤的病死率显著降低并大大提高了生存质量。

1. 适应证

(1) 轻、中型颅脑损伤有轻度神经系统功能障碍及自觉症患者。

(2) 脑干损伤或意外受伤致死 (DAI) 患者。

(3) 弥漫性脑水肿，高颅压患者。

(4) 脑挫裂伤及颅内小血肿，病情稳定无急剧恶化进展趋势者。

(5) 颅内血肿手术清除术及减压术后恢复期的患者。

2. 治疗方法

伤后 24 ～ 48 小时也有主张 3 ～ 7 天开始治疗。舱内压力保持 2.0 大气压，每日 1 次，每次治疗 90 分钟，每疗程 10 ～ 20 天，根据病情需要亦可适当增加疗程。

第七章 其他疾病

第一节 多发性硬化

一、多发性硬化的影像

(一) MRI

MS 的病理学特征是累及 CNS 的多发性脱髓鞘病灶，包括大脑、视神经及脊髓。作为最敏感的神经影像学方法，常规 MRI 扫描在病程早期，甚至在临床确诊之前，已被越来越广泛地应用，现已成为 MS 诊断和鉴别诊断的必要手段。目前发表了多个 MS 的 MRI 标准 (如 Barkhoff)，且被应用于 McDonald 等提出的诊断标准中。常规 MRI 包括 T_1 加权像、双回波自旋回波成像 (T_2 加权像、质子加权成像)、液体衰减翻转恢复 (FLAIR) 和强化后 T_1 加权像能客观地反映 MS 病变。另一方面，迄今为止尚无任何试验表明单用 MRI 就可诊断 MS，究其原因在于脑 MRI 病灶并无特异性。而其他疾病亦可有类似表现，因此 MS 的诊断亦须结合其相应的临床特征进行。近年来，磁共振新技术的出现，包括 MR 波谱分析、磁化转移成像 (MTI)、弥散加权 (DW) 像和功能 MRI 等，从不同角度为 MS 的诊断提供了更多信息，进而为更敏感和特异地反映 MS 的病理生理学改变提供了帮助 (图 7-1)。

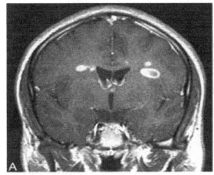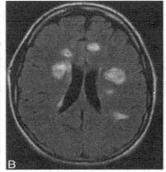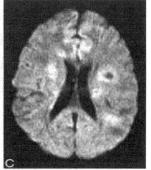

图 7-1　多发性硬化 MR 表现

(二) 诱发电位

对于部分 MS 患者而言，尽管其未出现明显的临床症状，但疾病活动会造成视觉、听觉和感觉通路上相应的生理改变。鉴于周围和中枢神经系统疾病可能会出现类似症状，因此将二者区分开来对于 MS 的诊断很重要。在这些情况下，应用诱发电位检查进行判断就显得非常必要。目前临床存在多种诱发电位，最常用的是视觉诱发电位 (VEP)、脑干听觉诱发电位 (BAEP)、体感诱发电位 (SSEP)。通常 VEP 测定视交叉前视觉传导通路的神经传导潜伏期，BAEP 测定脑干听觉通路神经传导的潜伏期，而 SSEP 则测定躯体感觉传导通路的潜伏期。迄今，多项研究评价了这些诱发电位的特异性和敏感性，发现其中 VEP 最为可靠。如果排除视网膜病变，P100 潜伏期延长或者两眼 P100 潜伏期明显不同，就会提示一侧或双侧视神经异常，波幅和波形可能也有变化，当然这些改变对于判断视神经有无髓鞘脱失并不具有特异性。BAEP 和 SSEP 技术上较难操作，由于人为因素的影响导致其对于脱髓鞘疾病的特异性也较低。如果患者仅有单一的神经功能缺损症状，且神经系统查体和 MRI 检查阳性结果亦很少，那么亚临床 CNS 病变证据的发现将无疑有助于 MS 的诊断。

（三）检查方法分析比较

MRI 为首选检查，从图像上可见双侧脑白质区散在大小不等斑点状病灶，以双侧脑室前后角周围最常见，病灶纵轴与脑室壁多垂直，这种征象被又称为"直角脱髓鞘征象"，部分融合成片，T_1WI 呈低信号，T_2WI 呈高信号，增强扫描新鲜病灶明显强化，周围有水肿带，而陈旧性病灶不强化，没有水肿带。多数伴有脑室系统扩大，脑沟增宽等脑萎缩征象。

CT 扫描可直接显示病灶，并反映病灶不同时期的病理变化，急性期：病灶表现为位于双侧侧脑室前角、后角、三角区周围的白质内，可单发或多发，边界清楚或模糊的低密度斑块，大小不一。直径从数毫米到数厘米不等，病灶的长轴与侧脑室壁垂直，多没有占位表现，CT 值较周围组织低，平均 10Hu，颇具有特征。增强扫描一般在 2～3 周表现为斑点、片状或环状强化，经激素治疗后无强化；稳定期：平扫为低密度，增强扫描病灶多无强化；恢复期：白质区多发软化灶，边界清楚，合并脑萎缩。

MRI 为首选检查，无放射性损害，能清晰地显示病灶的大小分布及周围的水肿带，若患者有 MRI 检查的禁忌则首选 CT，CT 对多发性硬化也有很高的诊断价值。X 线摄像诊断价值有限。

二、临床表现

根据病程特点，MS 可分为不同的临床亚型，主要包括复发 - 缓解型 MS(RRMS)、继发进展型 MS(SPMS)、原发进展型 MS(PPMS)。其中，RRMS 约占全部 MS 患者的 85%，表现为急性发作后完全恢复或有后遗症，两次复发期间病情稳定，多数 RRMS 在发病 10 年左右后转变为 SPMS，逐渐出现不可逆性神经功能缺损。PPMS 约占全部 MS 患者的 15%，表现为进行性的病程，仅有短暂、不明显的症状改善。

国人 MS 多为急性或亚急性起病，而西方人则以慢性起病者居多。与对国人的研究结果基本一致，西方人 RRMS 常见于年轻成人，发病年龄在 15～50 岁之间，且女性多于男性 (男女比例为 1：2～3)；PPMS 则好发于中年人，30～60 岁之间，男女比例约为 1：1。

MS 的首发症状复杂多样，但均不具有 MS 特异性，主要包括：

(1) 视力障碍，主要表现为视物模糊或单眼视力减退甚至完全丧失，而部分患者在视力障碍出现之前会出现眼球表面和球后的锐痛或钝痛，在眼睛转动时症状明显加重。

(2) 感觉症状：多为镇痛；亦有感觉异常，复杂多变，有麻木、(腹部或胸部) 束带感、麻刺感、不舒适感、烧灼痛等，症状呈偏侧或双侧分布，劳累或者体温升高时加重，如出现 Lhermitte 征，则强烈提示颈髓的功能异常。

(3) 无力：经常在过度用力后或体温升高时才被患者发现，可发生于身体的各个部位 (尤以下肢为著)，时常伴有肌肉僵硬、痛性痉挛或阵挛发作。

(4) 疲劳：与体力活动不相称，通常在下午加重，休息后不能减轻。

(5) 复视：通常系第Ⅵ对脑神经麻痹或者核间性眼肌麻痹所致，多不伴有瞳孔或者眼睑的改变，常在向一侧水平或上下注视时出现。

(6) 眩晕：多为脑干受累所致的中枢性眩晕，常伴有其他症状，如复视、振动性幻视、构音障碍和 (或) 麻木，耳鸣和听力下降则少见。

(7) 直肠、膀胱和性功能异常：常表现为尿频、便秘或便秘与腹泻交替出现、性欲减退，多合并感觉或运动功能 (尤其是下肢) 异常，提示存在脊髓损害。

(8) 其他：少见头痛、延髓麻痹、癫痫、颈痛、精神异常、眼睑下垂、失语、面瘫、智能减退、三叉神经痛、瘙痒、关节痛、肥胖、多饮多食等改变。

通常 MS 患者的神经系统体征与其首发症状相应出现。由视神经炎引起的视力障碍者可见视力减退、视野缺损、相对性传入性瞳孔反应缺陷 (RAPD) 以及少见的视盘水肿或苍白。对于周围神经的异常，由横贯性脊髓损害所致的感觉障碍在腹部或胸部可查及明显的感觉障碍平面。复视患者可有核间性眼肌麻痹 (INO) 或外展不能。INO 通常为双侧性，而外展无力往往呈单侧，亦可观察到眼球追踪或扫视运动障碍。有无力症状者在正常检查中可发现伴或不伴肌张力改变的肌力减退，肌张力可正常或增高，腱反射亢进及病理反射阳性。平衡障碍少见，可能由多种病因造成，包括视力障碍、感觉缺失、小脑功能障碍或无力等。

三、诊断

新的诊断标准是指在 2001 年由国际 MS 小组提出的 McDonald 诊断标准，该标准在诊断 MS 时分为 MS(完全符合标准，其他疾病不能更好地解释临床表现)、可能 MS(不完全符合标准，临床表现怀疑 MS) 及非 MS(在随访和评估过程中发现其他能更好地解释临床表现的疾病)。该标准突出了 MRI 在 MS 诊断中的作用，尤其是 MRI 病灶在时间及空间上的多发性，对于 MS 早期诊断亦有价值 (特别是对于 CIS 的诊断)，为及早地应用疾病修正治疗 (DMT) 提供了充分证据，同时也提出了 PPMS 的诊断。然而，该标准强调的脑部病灶数量尚值得商榷，所规定的脊髓病灶长度不得超过 3 个椎体节段在亚洲应用时亦不完全适用 (表 7-1)。

表 7-1 2001 版 McDonald 多发性硬化诊断标准

临床表现	所需的附加证据
2 次或 2 次以上发作 (复发)；2 个或更多临床病灶	不需要附加证据，临床证据已足够 [若有附加证据，则须与多发性硬化 (MS) 一致]
2 次或 2 次以上发作；1 个客观的临床病灶	由以下证据证明疾病在空间上的多发性： (1) [a]MRI；或 (2) 有 2 个或更多与 MS 一致的 MRI 病灶，且 [b] 脑脊液阳性；或 (3) 等待进一步的临床发作以显示不同部位的病变
1 次发作；2 个或更多客观的临床病灶	由以下证据证明疾病在时间上的多发性： (1) [c]MRI；或 (2) 第 2 次临床发作
1 次发作；1 个客观的临床病灶 (单一症状，临床孤立综合征)	由以下证据证明疾病在空间上的多发性： (1) MRI；或 (2) 有 2 个或更多与 MS 一致的 MRI 病灶，且脑脊液阳性。 和由以下证据证明疾病在时间上的多发性： (1) MRI；或 (2) 第二次临床发作
提示 MS 的隐袭进展性神经功能障碍 (即原发进展型 MS)	脑脊液阳性；和 由以下证据证明疾病在时间上的多发性，包括： (1) 9 个或更多的脑部 T_2 病灶；或 (2) 2 个或更多的脊髓病灶；或 (3) 4 ～ 8 个脑部和 1 个脊髓病灶；或 (4) [d] 视觉诱发电位异常和 4 ～ 8 个脑部病灶；或 (5) 少于 4 个脑部病灶加 1 个脊髓病灶。 和由以下证据证明疾病在时间上的多发性： (1) MRI，或 (2) 持续进展 1 年以上

a 在空间上呈多发性的 MRI 证据 (必须具备下述 4 项中的 3 项)：① 1 个强化病灶或 9 个长 T_2 信

号病灶 (若无强化病灶)；②至少 1 个幕下病灶；③至少 1 个近皮质病灶；④至少 3 个脑室旁病灶 (1 个脊髓病灶能替代 1 个脑部病灶)，b 脑脊液阳性：脑脊液寡克隆区带阳性或增高的 IgG 合成率；c 在时间上呈多发性的 MRI 证据：①临床发作后至少 3 个月行 MRI 检查，在与最初临床事件所提示的不同病灶部位出现强化病灶，如未见强化病灶，3 个月 (推荐) 后的随访发现 1 个强化或新 T_2 病灶亦可满足条件；或②在临床发作后 3 个月内行 MRI 检查，在 3 个月或之后复查 MRI 显示 1 个新的强化病灶，然而如未见强化病灶，在首次 MRI 检查后 3 个月内复查出现 1 个新的强化或 T_2 病灶亦可满足条件。d 视觉诱发电位异常：视觉诱发电位波形不变但潜伏期延长。

与 Poser 标准相似，McDonald 标准将发作定义为具有 MS 所见的神经功能障碍，临床表现包括主观描述或客观体征，最少持续 24h，且应排除假性发作或单次发作性表现。两次发作间隔大于 30d。对于 2 次以上发作且有 2 个以上临床病灶的患者，在诊断 MS 时应注意 MRI、CSF 和 VEP 中至少一项异常，如果上述检查均无异常，诊断应谨慎，须排除其他疾病。

2005 年，该小组对 2001 版 McDonald 标准又做了一些修订，主要包括：

(1) 在空间上呈多发性的 MRI 标准中，对脊髓病灶的规定更改为 "1 个脊髓病灶可代替 1 个幕下病灶 (但近皮质病灶或脑室旁病灶除外)，单个脊髓病灶可被计入脑部病灶以达到需要的 9 个 T_2 高信号病灶。同样，1 个强化脊髓病灶可被计作 2 次 (如 1 个强化病灶和 1 个幕下病灶)。

(2) 在时间上呈多发性的 MRI 标准中，将 2001 版标准中 " 在临床发作后 3 个月内行 MRI 检查，在 3 个月或之后复查 MRI"，修改为 " 初次临床事件发作至少 30d 后，与参照扫描相比，任何时间检测到 1 个新的 T_2 病灶 "。

(3) 进一步添加了针对脊髓病灶 " 无或轻微的脊髓膨胀、T_2 加权像呈高信号改变、病灶直径至少 3mm、长度小于 2 个脊椎节段且只占据脊髓横断面的一部分 " 的细节规定。

(4) CSF 阳性不再作为诊断 PPMS 的必要条件，修改为 " 病变进展达到 1 年以上 (通过前瞻或回顾性研究发现) 以及符合下列 3 项中的 2 项：a. 脑部 MRI 阳性 (9 个乃病变；或 4 个及 4 个以上 T_2 病灶伴 VEP 异常)；b. 脊髓 MRI 阳性 (2 个局灶性乃病变)；c.CSF 阳性 "。

2010 年修订的 McDonald 标准进一步对诊断过程进行了简化，主要减少了以往要求的 MRI 检查次数 (即取消了 MRI 检查时间间隔的限制)，对在时间和空间上呈多发性的 MRI 标准亦做了修改。

四、治疗

(一) 急性期治疗

首选治疗方案为激素冲击治疗，对病情严重者或对激素治疗无效者也可试用血浆置换或静脉注射大剂量免疫球蛋白 (IVIg) 治疗，但循证医学证据并不充分。

1. 激素

激素的治疗原则是大剂量和短程的使用，但不主张小剂量和长期的口服。

美国神经病学学会 (AAN) 颁布的 MS 治疗指南 (2002) 指出：

(1) 依据数项 Ⅰ 期及 Ⅱ 期研究的结果，激素治疗可促进急性发病 MS 患者的神经功能恢复，因此在急性发病时可考虑使用激素 (A 级推荐)。

(2) 短期使用激素后对神经功能无长期效果 (B 级推荐)。

(3) 目前尚无令人信服的证据表明，激素用药剂量或用药途径影响临床效果 (C 级推荐)。

(4) 依据一项 Ⅱ 期研究结果，规律的激素冲击对 RRMS 患者的长期治疗有用 (C 级推荐)。

此外，欧洲神经病学协会联盟 (EFNS) 关于 MS 复发治疗指南 (2005) 中则指出：

(1) 来自数项 Ⅰ 期临床试验及荟萃分析的证据均表明激素对 MS 复发的治疗有效，因此在 MS 急性期每天应静脉滴注至少 500mg 的甲基泼尼松龙，连用 5d(八级推荐)。静脉滴注甲基泼尼松龙 1g/d，连用 3d，之后口服减量用于治疗急性视神经炎 (B 级推荐)。

(2) 尚无证据表明，静脉滴注或口服甲基泼尼松龙在治疗效果及不良反应方面有显著差异，但若延长治疗时间，则口服治疗可能会引起不良反应的发生率增高。然而，针对特定的激素最佳剂量，激素冲击治疗后是否应缓慢减量尚未在随机对照试验 (RCT) 中被充分阐述。

(3) 尚无充分证据可以确定出对甲基泼尼松龙治疗反应较好的 MS 亚组，但在由临床、MRI 及脑脊液 (CSF) 结果显示疾病活动性高的患者中似更为有效 (C 级推荐)。

(4) 炎性脱髓鞘病 (包括 MS) 患者在甲基泼尼松龙治疗无效时，可能仅有部分病例 (约 1/3) 可自血浆交换中获益，但该方法仅限用于严重复发者 (B 级推荐)。

(5) 在经静脉滴注甲基泼尼松龙治疗后应考虑采用多学科的康复强化治疗方案，可更进一步能促进患者恢复 (B 级推荐)。

(6) 尚无充分的证据支持单用 IVIG 作为针对 MS 复发的治疗方法，而 IVIG 与甲基泼尼松龙合用或单用治疗急性视神经炎无效 (A 级推荐)。

临床上首选甲基泼尼松龙，对其应用的方案不一，通常采用下述两种方法：

(1) 静脉滴注甲基泼尼松龙 1000mg/d，3 ～ 5d 后即停用。

(2) 静脉滴注甲基泼尼松龙 1000mg/d，随后每 3d 剂量减半，直至停药，原则上总疗程不超过 4 周。激素治疗的不良反应包括感染、水电解质紊乱、血糖升高、血压升高、血脂异常、股骨头无菌性坏死、上消化道出血等。因此激素使用应慎重，判定是否为复发、是否处于急性期，并尽量缩短激素的疗程。为减轻激素常见的不良反应，同时给予钙剂、钾盐、抑酸剂等辅助治疗药物。

2. 血浆置换

MS 是以细胞免疫为主的自身免疫病，对以去除血浆中抗体为主的血浆置换疗法在 MS 患者的疗效并不肯定，不推荐作为首选治疗，仅在急性重症患者或其他方法无效时作为一种选择方案。依据结果一致的 Ⅰ、Ⅱ、Ⅲ 期研究结果，血浆置换对进展型 MS 患者轻度有疗或无效 (A 级推荐)。依据一项小样本 Ⅰ 期研究结果，血浆置换对以往无残疾的急性期严重脱髓鞘患者有效 (C 级推荐)。

每次血浆交换量为 2 ～ 4L，开始为隔日 1 次，以后可酌情 1 ～ 2 次 / 周，一般以交换 9 ～ 12L 为一疗程。血浆置换的不良反应主要包括静脉并发症、血栓、脑栓塞、低血压、胸痛、肺炎、荨麻疹、支气管痉挛、缺铁性贫血、低钙血症、氮质血症以及血中纤维蛋白原、免疫球蛋白及补体水平下降。

3. IVIg

目前 IVIg 的临床证据不多，总体疗效仍不肯定，仅作为一种备选的治疗方案。

AAN 颁布的 MS 治疗指南 (2002) 中指出：

(1) 迄今对 IVIg 的大多数研究病例数较少，缺乏临床及 MRI 预后的完整资料，且有些还可能存在方法上的问题，因此仅表明 IVIg 可能降低 RRMS 的发作次数 (C 级推荐)。

(2) IVIg 对延缓疾病进展的效果甚微 (C 级推荐)。

IVIg 常用剂量为 0.4g/(kg·d)，连续用 5d 作为一个疗程。5d 后，如无疗效，则不建议患者再用。如果有疗效但不特别满意，可继续每周用 1d。连用 3 ～ 4 周。IVIg 的不良反应主要包括过敏反应及头痛、发热、寒战、皮疹、恶心、头痛、胸闷等全身反应，多发生于输注初期，与输注速度过快有关；少数可发生溶血、脱发和葡萄膜炎等。

（二）缓解期治疗

迄今用于 RRMS 的 DMT 一线药物包括干扰素 (IFN)β-la(Rebif 和 Avonex)、IFNβ-1b 和醋酸格拉默 (GA)、芬戈莫德 (亦称 FTY720)。二线药物为那他珠单抗、米托蒽醌、芬戈莫德。上述药物能有效降低临床复发次数、MRI 病灶负荷等，从而提高 MS 患者的生存质量。DMT 治疗对降低有明显临床发作的 RRMS、SPMS 的疾病进展和复发有一定疗效。DMT 早期干预 CIS 可减轻疾病进展速度，即 CIS 发展至临床确诊的 MS(CDMS) 的时间及降低转变为 CDMS 的比率。对于 RRMS、高危 CIS 患者，如果 DMT 一线药物治疗失败或无法接受 DMT 治疗者，可考虑给予二线药物治疗或免疫抑制剂等。此外，对进展加重的 SPMS 及 PRMS 患者亦可采用米托蒽醌或免疫抑制剂等治疗。

1. IFNβ

IFNβ 治疗 MS 的机制是通过多重机制实现其免疫调节作用，如下调共刺激分子和炎性细胞因子、通过作用于基质金属蛋白酶和黏附分子降低 BBB 通透性和限制 T 细胞向 CNS 内的移行等。IFNβ-1a 是糖基化的重组哺乳动物细胞产物，与天然 IFN 的氨基酸序列完全相同。IFNβ-1b 是大肠埃希菌产生的非糖基化细菌细胞产物，其 17 位丝氨酸被半胱氨酸所取代。迄今为止，中国食品药品监督管理局已先后批准 IFNβ-1a(Rebif，中文商品名利比) 和 IFNβ-1b(中文商品名倍泰龙) 用于治疗 MS。

AAN 颁布的 MS 治疗指南 (2002) 中提出：

(1) 依据数项Ⅰ期研究结果，IFNβ 能降低 MS 患者的发作次数 (A 级推荐)。IFN-β 治疗减轻 MRI 显示的疾病严重性 (如 T$_2$ 信号显示的病灶体积减小)，也可能延缓肢体残疾的进展 (B 级推荐)。

(2) 对于极有可能发展为 CDMS 或已确诊的 RRMS 或有复发的 SPMS 患者，若有条件给予 IFNβ 治疗 (A 级推荐)。IFNβ 对不伴复发 SPMS 患者的疗效不肯定 (U 级推荐)。

(3) 尽管目前尚无充分证据证实，但 IFNβ 较其他疗法更适合于治疗一些 MS 患者，如发作次数多或在疾病早期 (U 级推荐)。

(4) 依据Ⅰ期、Ⅱ期研究及数项一致的Ⅲ期研究结果，IFNβ 治疗 MS 可能存在剂量反应曲线 (B 级推荐)，然而此明显的剂量效应关系部分程度上系各研究间应用 IFNβ 的次数 (而非剂量) 不同所致。

(5) 根据数项Ⅱ期研究结果，尽管不良反应因给药途径不同而迥异，但从治疗效果来看 IFNβ 给药途径可能对临床疗效的影响不大 (B 级推荐)。虽然尚无详细的研究，但不同类型 IFNβ 间的临床效果并无明显差别 (U 级推荐)。

(6) 依据数项Ⅰ期研究结果，MS 患者的 IFNβ 治疗受中和抗体 (NAb) 产生的影响 (A 级推荐)。IFNβ-1a 产生 NAb 的发生率较 IFNβ-1b 低 (B 级推荐)。尽管 NAb 的生物学效应不明，但可能会降低 IFNβ 的临床疗效 (C 级推荐)。尚不确定皮下注射或肌内注射 IFNβ 在免疫原性方面有无差别 (U 级推荐)。在使用 IFNβ 治疗的个体中 NAb 检测的临床用途亦不明确 (U 级推荐)。

对于 NAb 对治疗的影响，AAN 指南 (2007) 提供了如下证据：

(1) IFNβ(Avonex、Betaseron 或 Rebif) 治疗 MS 后均产生 NAb(A 级推荐)。

(2) NAb 的存在 (特别是高滴度时) 伴有 IFNβ 疗效的降低 (B 级推荐)。

(3) IFNβ-1a 治疗产生 NAb 的概率低于 IFNβ-1b(B 级推荐)。

(4) 不同类型 IFNβ 产生的血清 NAb 滴度及持续时间的差异很难确定，其 NAb 血清阳性率可能受下述多重因素的影响，包括类型、剂量、给药途径或使用频率 (B 级推荐)。

(5) 每周 1 次肌内注射 IFNβ-1a 的免疫原性较每周多次皮下注射的 IFNβ 制剂 (包括 IFNβ-1a 或 -1b) 为低 (A 级推荐)。

(6) 由于 NAbs 在很多持续治疗的患者中可自行消失，因此这些差异的持续时间亦难确定 (B 级推荐)。

(7) 虽然持续高滴度 NAbs(> 100 ～ 200NU/ml) 伴有 IFNβ 疗效的降低，但没有足够的资料能提示 NAbs 测定就检测时间、检测方法、检测次数以及阳性界值等问题提供特定的推荐 (U 级推荐)。依据以上证据，因此 AAN 指南建议：鉴于现有证据的缺乏，尚不能就该问题提供任何推荐。

在三种 IFNβ 中，国内应用利比的经验较多，推荐剂量为皮下注射 44μg，每周 3 次，如不能耐受高剂量，则可给予起始剂量 22 吨，每周 3 次。倍泰龙皮下注射 250μg，隔日 1 次。Avonex 肌内注射 30μg，每周 1 次。不良反应主要为流感样症状、注射部位反应和实验室异常。流感样症状在初始治疗的前数周内尤其严重，通常可应用非甾体类抗感染药控制，一般开始治疗 2 ～ 3 个月后减轻。可出现注射部位反应 (如局部红肿)，经皮下注射所致的皮肤坏死罕见。治疗期任何时间均可能出现血小板减少、贫血、白细胞减少症或肝酶升高，亚临床的甲状腺功能减退亦可能发生。因此在治疗前应测定全血细胞计数、肝功和甲状腺功能，并在治疗过程中进行监测。IFNβ 有时可导致或加重抑郁，因而尽可能避免应用于有严重抑郁病史的患者。

2. GA

GA 是一种由 L- 丙氨酸、L- 谷氨酸、L- 赖氨酸和 L- 酪氨酸组成的多肽混合物，结构和免疫学特性类似于髓鞘碱性蛋白 (MBP)，其作用机制可能与免疫调节和神经保护作用有关，是治疗 RRMS 的一线药物。依据 I 期研究结果，GA 能减少 RRMS 患者的临床发作次数 (A 型推荐)，且减轻 MRI 显示的疾病严重性 (如 T_2 病灶体积缩小)，亦可延缓 RRMS 患者的残疾进展 (C 级推荐)。故适用于 RRMS 患者的治疗 (A 级推荐)。尽管认为 GA 对进展型 MS 患者亦有效，但目前证据尚不充分 (U 级推荐)。

GA 的推荐剂量为皮下注射 20mg，每日 1 次。其不良反应主要为注射部位的反应，包括瘙痒、发红和硬结，脂肪萎缩较为少见。少数患者注射后数秒至数分钟内发生全身反应，以胸部发紧、面红、气短、心悸及焦虑等表现为特征，但多具有自限性，持续数分钟自行消退，极少复发。GA 治疗期间不必要行常规实验室检查。

3. 米托蒽醌

米托蒽醌是一种抗肿瘤药物，通过插入作用引起 DNA 单链和双链结构的断裂，可通过阻止 T 细胞激活及巨噬细胞介导的脱髓鞘，抑制 T 细胞、B 细胞和巨噬细胞的增生、降低炎性细胞因子等机制发挥作用。美国食品药品管理局 (FDA) 在 2000 年批准其用于治疗重症 RRMS 或 SPMS 患者，是治疗 MS 的二线药物。根据一项 I 期及数项 II 期、III 期研究证据，米托蒽醌对临床恶化 MS 患者的疾病进展有一定疗效 (B 级推荐)，然而该药由于毒性较大，仅可在疾病迅速进展且经其他治疗无效的患者中使用。基于数项结果一致的 II 期及 III 期研究证据，米托蒽醌可降低复发 MS 患者的临床发作次数 (B 级推荐)。接受米托蒽醌治疗的患者应常规监测心脏、肝和肾功能 (A 级推荐)。由于米托蒽醌的潜在毒性，应在有使用细胞毒性化疗药物经验的医师严格指导下使用 (A 级推荐)。

根据临床试验结果，目前多数推荐米托蒽醌的剂量是 $12mg/m^2$ 体表面积，每 3 个月静脉注射 1 次。对迅速进展的 MS 患者可先行诱导治疗，即前 3 个月每月注射 1 次 10 ～ $12mg/m^2$ 体表面积的米托蒽醌，然后再进行标准的每 3 个月 1 次的治疗。不良反应主要为不可逆的心脏毒性，故其治疗的终身积累总量不能超过 $140mg/m^2$ 体表面积，推荐每次给药前评估左心室射血分数，然后每年 1 次，终身评估以警惕迟发性心脏毒性的可能。其他不良反应包括骨髓抑制、白血病、脱发和恶心，对于女性 (尤其是 35 岁以上者)，应考虑导致不孕的可能。

4. 那他珠单抗

那他珠单抗是一种重组的抗 α4 整合素单克隆抗体，能阻止激活的 T 细胞通过 BBB 进至 CNS 内而引起的免疫应答，为治疗 RRMS 的二线药物。那他珠单抗治疗 RRMS 患者能使其复发率降低 67%，亦可使 MRI 新病灶数量减少 83%，是目前治疗 RRMS 的有效药物 (A 级推荐)。

那他珠单抗的推荐剂量为静脉注射 300mg，每 4 周 1 次。通常对治疗的耐受性很好。少数患者发生头痛 (5%)，过敏反应 (≤ 1%)。长期应用该药时应注意可能出现的不良反应，迄今已报道 50 多例患者在那他珠单抗治疗后发生进行性多灶性白质脑病。此外，6% 的患者产生永久的抗那他珠单抗抗体，可能导致疗效的明显减退和输液相关性过敏反应的风险增高。

5. FTY720

FTY720 是一种神经鞘氨醇 -1- 磷酸盐受体调节剂，可阻止中心记忆性 T 细胞亚群自淋巴结中移出，向 CNS 内迁移并造成组织损害。此外，该药容易通过 BBB，发挥神经保护和修复作用。作为美国 FDA 批准 (2010 年 9 月) 的一线治疗 RRMS 药物，FTY72 目的推荐剂量是每天口服 0.5mg。其主要不良反应为短暂性无症状性心率减慢 (与剂量相关)、血压升高和黄斑水肿，亦可出现感染，如疱疹病毒感染、肺部感染 (主要为支气管炎) 等。

6. 其他免疫抑制剂

不具备应用 DMT 的条件或对 DMT 治疗无效的 MS 患者，在充分估价其疗效 / 风险比的前提下，可慎重考虑应用其他免疫抑制剂治疗，临床上常用的免疫抑制剂包括硫唑嘌呤、环磷酰胺、甲氨蝶呤、环孢素 A 等。尽管 AAN 颁布的 MS 治疗指南 (2002) 对于上述免疫抑制剂在不同程度上予以了肯定，但仍认为对于预防 MS 复发的证据目前均不够充分，且长期应用会出现各种毒副反应。因此一般用渐增量法治疗，由其日剂量的 1/4 开始使用 3d，此后每 3d 增 1/4 量，直至全量。一般用药 3 ～ 12 个月在医生指导下逐渐减量，直至停药。在用药期间应严密监测血常规及肝、肾功能，若血白细胞减少或肝、肾功能出现异常时应立即减停药。

(1) 环磷酰胺：环磷酰胺属于氮芥衍化物，通过烷化作用攻击核酸，和核酸形成交叉联结使得脱氧核糖核酸 (DNA) 生物活性减弱或丧失，致细胞分裂时不能被正确复制。对被抗原致敏后行有丝分裂、增生的免疫活性细胞有直接杀伤作用，但不能杀伤记忆细胞，亦不能去除记忆性免疫应答。依据 I 期研究结果，环磷酰胺冲击治疗似不能改变进展型 MS 的病程 (B 级推荐)。依据一项 U 期研究结果，较年轻的进展型 MS 患者采用环磷酰胺冲击并追加治疗有一定的效果 (U 级推荐)。

国内有学者对环磷酰胺的推荐用量为 200mg 静脉点滴 1 周 (共 2 次)，继以 400mg 静脉滴注 1 周 (共 2 次)，800mg 静脉滴注每周 1 次，直至总量 10g 为一疗程。以后用维持剂量 800mg 静脉滴注每个月 1 次。不良反应包括外周血白细胞和血小板减少、脱发、胃肠道反应、出血性膀胱炎等。

(2) 甲氨蝶呤：甲氨蝶呤作为叶酸代谢的拮抗剂，通过抑制二氢叶酸还原酶而阻止脱氧核糖核酸的合成和细胞分裂而起效，有抑制细胞和体液免疫以及抗感染症作用。依据一项 I 期研究证据，甲氨蝶呤可能有助于改善进展型 MS 患者的病程 (C 级推荐)。

甲氨蝶呤的推荐剂量为 7.5mg，每周 1 次。不良反应包括严重的骨髓抑制、口腔炎、口腔溃疡、腹泻和脱发等。

(3) 硫唑嘌呤：硫唑嘌呤系巯嘌呤的衍生物，在体内分解为巯嘌呤起作用，即通过嘌呤拮抗作用抑制 DNA 的合成，从而阻止淋巴细胞的增生而产生免疫抑制作用，对 T 细胞的抑制作用较强，较小剂量即可抑制细胞免疫，大剂量则对体液免疫有一定作用。依据数项结果不一的 I 期、II 期研究结果，硫唑嘌呤可能降低 MS 患者的复发率 (C 级推荐)。对残疾的进展无效 (U 级推荐)。

硫挫嘌呤的常用剂量为 2mg/(kg·d)，由 0.5mg/(kg·d) 开始用药，每 3d 增量 0.5mg/(kg·d) 至全量。不良反应包括骨髓抑制、肝功能损害、胃肠道不适等，长期应用可能会有导致非霍奇金淋巴瘤和皮肤癌的危险。

(4) 环孢素 A：环孢素 A 为 11 个氨基酸组成的环状多肽，主要是抑制 T 细胞活化过程中白细胞介素 ID-2 的分泌，从而抑制特异性免疫应答。依据 I 期研究结果，环孢素 A 对进展型 MS 具有一定的疗效 (C 级推荐)。该治疗常出现的不良反应 (尤其是肾脏毒性和疗效不明显) 使其难以被接受 (B 级推荐)。

环孢素 A 的常用剂量 3 ～ 4mg/(kg·d)，由 1mg/(kg·d) 开始，每 3 天增量 1mg/(kg·d)，一般 7d 后达稳态血浓度，故当用 4mg/(kg·d) 第 8 天时应空腹查血药浓度，使其治疗血谷浓度为 100 ～ 150μg/L。不良反应包括肝和肾功能损害、口周麻木、高血压、感觉异常、多毛、震颤、齿龈增生和淋巴瘤。

7. 联合治疗

对于单独应用免疫调节剂效果不佳的患者，可尝试予以联合治疗，理想的药物配伍方案应具有以下特征：作用模式不同且互补；具有协同而非拮抗的作用；通过减量使药物的毒副反应下降；给药方便、安全且耐受良好。然而，迄今尚无获批的联合治疗方案或已有充分证据的临床研究。早期的研究多为小样本研究，结果显示下述方案的可行性：

(1) IFNβ 和米托蒽醌。

(2) IFNβ 和硫唑嘌呤。

(3) IFNβ 和甲氨蝶呤。

(4) IFNβ 和甲基泼尼松龙 [和 (或) 环磷酰胺]。

(5) IFNβ 和吗替麦考酚酯 (MMF)。

(6) IFNβ 和阿托伐他汀。

(7) IFNβ 和多西环素。

(8) GA 和米托蒽醌。

(9) GA 和甲基泼尼松龙。

(10) GA 和米诺环素。

(11) GA 和沙丁胺醇。

(12) IVIg 和硫唑嘌呤。

(13) 阿托伐他汀和 BHT-3009。

(14) 咪唑立宾和泼尼松龙。

(15) 甲基泼尼松龙和米托蒽醌。

近年来完成的大样本 RRMS 临床试验显示了以下方案的疗效 / 安全性：

(1) IFNβ-1a(Avonex) 和阿托伐他汀 (结果阴性 / 安全)。

(2) IFNβ-1a(Avonex) 和那他珠单抗 (结果阳性 / 不安全)。

(3) GA 和那他珠单抗 (结果阳性 / 安全)。

(4) IFNβ-1a(利比) 和经静脉滴注甲基泼尼松龙 (结果阳性 / 不良反应多)。

(5) IFNβ 和特立氟胺 (结果阳性 / 安全)。

(6) GA 和特立氟胺 (结果阳性 / 安全)。

(7) IFNβ-1a 和 Daclizumzb(结果阳性 / 安全)。尽管如此，今后尚需更多的证据对上述方案进行验证。

鉴于激素大剂量短期应用的不良反应较小剂量长期应用者为少，故通常多用大剂量短期冲击疗法，但其疗效维持时期较短。另一方面，其他免疫抑制剂因有骨髓抑制等不良反应，故需逐渐增量，但起效较慢且疗效维持时期较长。对此，国内有学者提出，同时开始用甲基泼尼松龙冲击后递减剂量和其他免疫抑制剂递增剂量后维持治疗，能取得起效较快和疗效较持久的效果。

（三）对症治疗

MS临床症状的治疗亦非常重要，症状减轻是患者自身评价疗效的指标，也是能增加患者依从性的重要环节。随着MS病程延长以及疾病进展，神经功能缺损的相关症状逐渐增多以及程度的加重，将严重影响患者的生存质量，并可能导致患者抑郁的发生。一般而言，MS相关症状经过激素等治疗后运动障碍改善较为显著，其次是二便功能，感觉障碍恢复最差。目前针对临床症状的治疗主要包括药物治疗、康复锻炼及心理辅导治疗。

1. 痉挛

痉挛的治疗应当包括理疗和伸展训练。通常需要药物治疗，以达到对痉挛的理想处置。最常应用的药物是巴氯芬，巴氯芬初始剂量为5mg，每日2～3次。可每隔4d或5d以5～10mg的速度递增剂量，直至达到理想的效果或出现难以接受的不良反应。通常最大剂量为40～120mg/d，分3～4次给药。加巴喷丁、乙哌立松亦可能有效。A型肉毒素可能对局部痉挛有效。对不能活动并伴严重下肢痉挛的患者，当口服最大耐受剂量的药物仍无效时，可尝试鞘内给予巴氯芬。

2. 发作性症状

对于发作性症状，小剂量卡马西平、苯妥英钠、加巴喷丁、拉莫三嗪或托吡酯通常有效。一旦症状得到控制，可逐渐停药。一些发作性症状可能非常严重，如果认为系急性加重的表现，则可给予静脉滴注大剂量激素治疗。

3. 感觉异常和疼痛

多采用抗惊厥药和抗抑郁药治疗，无论单用或联合应用均可能有效。加巴喷丁、普瑞巴林或阿米替林通常能缓解症状。阿片制剂治疗脊髓病性疼痛可能有效，必要时亦可考虑使用。

4. 疲劳

在MS患者中较多见，治疗通常需要结合非药物性和药物干预。部分患者须限制活动，尤其在下午，此时疲劳最有可能发生。多数患者发现小睡很有帮助。训练计划对部分人有效。除这些方法外，通常有必要给予药物治疗，常用药物包括口服金刚烷胺(100mg，每日2次)和莫达芬尼(200mg，每日1次)。安非他酮和选择性5-羟色胺再摄取抑制剂(SSRI)对有些患者有益，包括无抑郁者。哌甲酯也可能有效。

5. 精神异常

抑郁可应用SSRI类药物(如氟西汀、舍曲林等)、5-羟色胺和去甲肾上腺素再摄取抑制剂(SNRI)以及心理治疗。欣快尚无明确有效的治疗方法，且其多发生在疾病晚期。锂剂或者丙戊酸可被用于治疗双相障碍，而阿米替林对强哭、强笑有效。

6. 震颤

可能为 MS 最难治疗的症状之一，可应用苯海索、阿罗洛尔等药物。经药物治疗仍有致残性震颤至少 1 年的稳定性 MS 患者，且无明显的认知功能障碍、言语吞咽问题或其他受累肢体功能缺损，可考虑试用深部脑刺激 (DBS)。

7. 膀胱直肠功能障碍

抗胆碱能药物 (如奥昔布宁、托特罗定和达非那新) 是膀胱过度活动症治疗中最关键的药物。当抗胆碱能药治疗无效或者患者不能耐受时，予以去氨加压素可有效减少排尿和夜尿。对于患逼尿括约肌协同失调的患者，联合应用抗胆碱能药物和 α- 肾上腺素能拮抗剂 (坦洛新和特拉唑嗪) 可能会促进排空。当不能耐受药物或执行自我导尿时，须留置导尿管，但要密切观察以防止泌尿道和外生殖器并发症的发生。对有轻度便秘的患者应鼓励其食用富含纤维的食物或食用纤维添加剂以增加粪便体积，当粪便太硬时应可试用多库酯钠 (每日 100 ～ 300mg)。添加轻泄药 (如番泻叶) 对便秘更严重的患者会有所帮助，而应用渗透性轻泻药 (如乳果糖) 可能会引起稀水样大便。控制大便失禁最好是练习有规律的排便，同时联合药物和行为治疗。

8. 性功能障碍

可应用改善性功能药物，选择性磷酸二酯酶抑制剂 (如西地那非、伐地那非或他达拉非) 可提高勃起功能。安非他酮可提高部分健康无抑郁的男性及女性患者的性欲，亦可能对 MS 可能有益。女性可局部应用雌激素药膏或一些润滑油以改善阴道干燥和阴蒂敏感性，非机械性振动按摩器和真空装置可能增加阴道润滑度、性高潮和满足感。

9. 肢体运动功能障碍

治疗方法以职业疗法和理疗为主。钾通道阻滞剂氨吡啶作为 4- 氨基吡啶的缓释剂，经数项临床试验证明能提高部分 MS 患者的下肢力量。大剂量应用 4- 氨基吡啶会增加痫性发作的风险，而当给予适宜剂量的氨力农 (10mg，每日 2 次) 时则发病风险较低。

10. 认知障碍

MS 相关的认知功能障碍尚无明确的有效措施，胆碱酯酶抑制剂多奈哌齐、卡巴拉汀能改善伴轻度～中度认知障碍 MS 患者的记忆力。小剂量纳洛酮 (每日 4.5mg) 亦可能会提高 MS 患者的自报认知功能。

（四）康复治疗

根据病情对有肢体、语言或吞咽功能障碍的患者，早期进行功能康复治疗，如适当的体育疗法和水疗 (27 ～ 29℃)、中医治疗等可促进 MS 神经、肌肉功能的恢复。

（五）CIS 的治疗

急性期大剂量的激素冲击治疗能促进 CIS 患者临床功能的恢复，亦能加快单发视神经炎患者功能恢复的速度和程度。然而，是否应用IFNβ治疗应视病情是否容易复发而定。对于临床发作轻微、可逆性CIS，最佳的治疗办法是进行随访再决定是否用IFNβ治疗。首次病灶多发的CIS患者、有较严重功能障碍的患者以及临床表现与MRI均提示很可能发展为MS者，早期使用IFNβ可减少CIS发展为CDMS的概率(A级推荐)。对发展为MS的CIS进行早期IFNβ干预治疗可减缓脑萎缩的进程，减少功能障碍。

第二节　视神经脊髓炎

视神经脊髓炎(NMO)又称Devic病或Devic综合征，是视神经和脊髓同时或相继受累的急性或亚急性脱髓鞘病变。Devic(1894年)描述NMO临床特征为急性或亚急性起病的单眼或双眼失明，其前或其后数日或数周伴横贯性或上升性脊髓炎。NMO是严重的单相病程疾病，许多病例呈复发病程。

一、影像表现

MRI是有效的检查手段。MRI显示脊髓内脱髓鞘病灶，T_1呈低信号、T_2呈高信号。复发型病人脊髓MRI检查发现脊髓纵向融合病变可超过3个以上脊椎节段，脊髓可肿胀，增强检查可以呈斑块状强化。

二、临床表现

(一)发病年龄和性别

5～60岁，以21～41岁最多，男女均可发病。

(二)特征性表现

急性横贯性脊髓炎和双侧同时或相继出现视神经炎，在短时间内连续出现，导致截瘫和失明，病情进展迅速，可有缓解一复发。

(三)病程

多数NMO为单相病程，70％可在数日内出现截瘫，约半数受累眼全盲；复发型约1/3发生截瘫，约1/4视力受累，临床事件间隔时间为数月至半年，以后3年内可有脊髓炎复发。

(四)症状和体征

急性起病可数小时或数日内单眼视力部分或全部丧失；在视力丧失前一两天感觉眶

内疼痛，眼球运动或按压时明显，视盘炎或球后视神经炎；亚急性起病者 1～2 个月内症状达到高峰；少数呈慢性起病，视力丧失在数月内稳步进展，进行性加重。

（五）其他

急性横贯性脊髓炎是脊髓急性进展性炎症性脱髓鞘病变，已证实多数为 MS 表现，呈单相型或慢性多相复发型。临床多见弥散性脊髓炎，体征呈不对称和不完全性，表现快速进展的（数小时或数天）轻截瘫、双侧 Babinski 征、躯干部感觉平面和括约肌功能障碍等。约 1/3 复发型急性脊髓炎常伴有 Lhermitte 征、阵发性强直性痉挛和神经根痛，但单相病程患者很少见。

三、诊断

(1) 急性横贯性或弥散性脊髓炎，及双侧同时或相继发生视神经炎。

(2) MRI 显示视神经和脊髓病灶、视觉诱发电位、CSF-IgG 指数增高及寡克隆带等异常表现。

四、治疗

（一）皮质类固醇

甲基泼尼松龙大剂量冲击疗法，500～1000mg，静脉滴注，每日 1 次，连用 3～5天之后，大剂量泼尼松口服。注意单独口服泼尼松可能增加视神经炎新的发作危险。

（二）血浆置换

皮质类固醇疗效不佳者经血浆置换约半数患者的症状可获改善。

第三节 同心圆性硬化

同心圆性硬化具有大脑白质特异性环状脱髓鞘病变，病理改变与 MRI 改变均与多发性硬化相似，认为是 MS 的变异型。Marbury(1906 年) 描述一例 30 岁急性 MS 女性患者的大理石样病理改变，Barre(1926 年) 也报道一例 23 岁男性患者的病理学特征，发病后3 个半月死亡，并以同心圆性轴周性脑炎命名。Hallervorden(1931 年) 和 Spatz(1933 年)相继报告 2 例类似病例，并称为同心圆性硬化。流行病学研究显示，本病在全球较少见，我国报告的病例相对较多。林世和 (1980 年) 报告 2 例，郭玉璞等 (1982 年) 报告 1 例，饶明俐等 (1983 年) 报告 10 例。

一、影像学表现

（一）CT 检查

可见双侧半球多发局限性低密度病灶，无明显占位效应，无增强效应。

（二）MRI 检查

可显示同心圆性病变如洋葱头样明暗相间的条纹，与病理所见非常相似。特征性表现是 T_1WI 显示额叶、顶叶、枕叶、颞叶白质区洋葱头样或树木年轮样黑白相间的类圆形病灶，直径 $1.5 \sim 3cm$，髓鞘脱失区为低信号环，大致正常髓鞘区为高信号环，二者黑白相间，层次分明，共 $3 \sim 5$ 个相间环。有的病例大脑白质其他区域和脑桥基底部也可见数个小类圆形 T_1WI 低信号病灶，与 MS 相似。T_2WI 显示高信号大的类圆形病灶，直径较 T_1WI 略大，分不清黑白相间环带，大脑白质或脑桥可见数个小类圆形 T_2WI 高信号灶，颇似 MS 硬化斑，直径 $3 \sim 10mm$，数目多于 T_1WI，注射 Gd-DTPA 后洋葱头样结构可显示更加分明。

二、临床表现

(1) 青壮年期 (20 ～ 50 岁) 发病多见，无明显性别差异，临床病程无特异性，典型临床表现是亚急性 (数周至数月) 进行性起病的脑病，脑干、运动、感觉或膀胱直肠功能障碍，临床病程可为单相病程，病程较短，进展迅速，但也可发展成临床典型的 MS。

(2) 多数患者以明显精神障碍为首发症状，如沉默寡言、淡漠、反应迟钝、发呆、无故发笑、言语错乱和重复语言等；以后相继出现大脑弥散性多灶性损害症状和体征，如头痛、偏瘫、失语、眼外肌麻痹、眼球浮动和假性球麻痹等。神经系统检查可见轻偏瘫、肌张力增高、腱反射亢进和病理反射等。

三、诊断

同心圆性硬化临床确诊需依靠活检或尸检的病理组织学证实，多数病例生前难以确诊。我国 1990 年以前诊断 Balo 病均根据尸检病理资料，1990 年后报告病例多根据 MRI 典型表现诊断。Sekijima(1994 年) 提出 Balo 病诊断标准如下：

（一）必备标准

(1) 急性起病的进行性大脑严重病损症状。
(2) MRI 显示大脑白质急性期煎蛋样病变，以及亚急性期同心圆层状病变。

（二）参考标准

(1) 青年期 (20 ～ 40 岁) 发病。
(2) 脑脊液压力增高。

(3) CT 及 MRI 显示大脑白质局限性病灶。

近年来认为，Balo 病临床症状严重程度并非诊断关键，MRI 显示典型改变才是重要诊断标准。

四、治疗

基本原则与多发性硬化或弥散性硬化相同。主要应用肾上腺皮质激素治疗，通常数月后病情可获缓解，此时不仅 T_1W 和质子密度加权像显示典型的洋葱头样明暗相间环，T_2W 也可显示同心圆样条纹，说明炎性水肿已经消退，血脑屏障功能已经恢复。

也有学者报道甲泼尼龙冲击疗法具有见效较快、疗程短、并发症较少等优点。

第四节　阿尔茨海默病

阿尔茨海默病 (AD) 是一种最常见的神经退行性疾病，目前，全球大约有 2500 万阿尔茨海默病患者，人口老龄化使阿尔茨海默病的患病率呈急剧增高趋势。阿尔茨海默病患者的主要临床表现是进行性记忆障碍，其主要病理学特征则是在脑中形成大量的老年斑 (SP) 和神经原纤维缠结 (NFT) 及出现弥散性脑萎缩。

阿尔茨海默病的病理特征最早在 1906 年便由 Alois Alzheimer 描述，但其真正的病因发病机制的研究在此后的 80 年内都无进展。随着蛋白质化学，分子生物学及遗传学研究技术的迅速提高，从 20 世纪 80 年代中叶开始，阿尔茨海默病的基础研究才开始有了显著的进展。由于老年斑的主要成分是 β 淀粉样蛋白 (Aβ)，而神经原纤维缠结的主要成分是异常过度磷酸化的微管结合蛋白 tau，因此，对阿尔茨海默病研究的主流方向主要集中在 β 淀粉样蛋白和 tau 蛋白两个方面。本节将从 β 淀粉样蛋白过量生成、tau 蛋白异常修饰、衰老蛋白 (PS) 基因突变和 ApoE 基因型等方面，重点讨论阿尔茨海默病的发病机制、实验模型和治疗策略。

一、影像学表现

多数指南一致认为应对每名患者进行一次 CT 和 MRI(图 7-2) 结构影像检查。但 MRI 对检测皮质下血管改变 (例如关键部位梗死) 和提示有特殊疾病 (如多发性硬化、进行性核上性麻痹、多系统萎缩、皮质基底核变性症、朊病毒病、额颞叶变性) 的改变更为敏感。应使用至少包括 T_1 冠状位和 T_2 轴位或液体衰减反转恢复序列在内的标准 MR 方案。需注意的是 CT 或 MRI 检测到的血管改变不能排除阿尔茨海默病的诊断 (尤其在老年人群中)，但应对血管危险因素进行适当的评价和治疗。

MRI 可清晰显示海马萎缩，新型 CT 扫描也可观察到，灵敏度和特异性可在 80%～90%（Ⅱ级）。结构 MRI 结果显示早发型阿尔茨海默病表现为脑后部区域萎缩，靠近楔前叶和后扣带回皮质。MRI 有助于监测疾病演变情况，帮助临床医师跟踪疾病进展，对患者进行解释（最佳实践建议）。功能性神经影像如正电子发射计算机断层成像 (PECT) 和单光子发射计算机断层成像 (SPECT) 在痴呆评价中可提高诊断可信度。一项临床病理学研究结果显示，单光子发射计算机断层成像灌注阳性阿尔茨海默病率为 84%，单光子发射计算机断层成像阴性阿尔茨海默病率为 52%，当临床诊断为"疑似"阿尔茨海默病时单光子发射计算机断层成像更为有用。单光子发射计算机断层成像多巴胺能影像有助于区分阿尔茨海默病与路易体痴呆，灵敏度和特异性约为 85%（Ⅰ级）。应使用标准化的影像采集和分析方法，否则 DATSCAN 的结果和解释可能发生改变。^{18}F-FDG 正电子发射计算机断层成像已成为一种实用性较强的工具。^{18}F-FDG 正电子发射计算机断层成像显示颞顶和上颞/后颞区、后扣带回皮质和楔前叶葡萄糖代谢降低，揭示阿尔茨海默病的特异性异常改变。阿尔茨海默病晚期可见额叶代谢减低。^{18}F-FDG 正电子发射计算机断层成像对阿尔茨海默病病理学诊断的灵敏度为 93%，特异性为 63%（Ⅱ级）。FDG-PET 尤其适用于阿尔茨海默病与其他痴呆的鉴别诊断，对早发型阿尔茨海默病病例的特异性超过 95%。

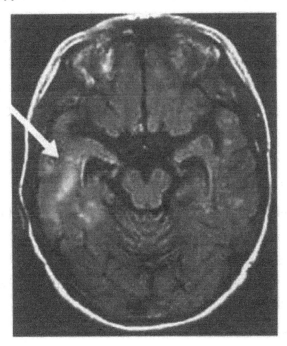

图 7-2 阿尔茨海默病 MRI 影像表现 T_1WI 颞叶的异常信号

(1) CT 检查：主要表现为弥散性脑萎缩，以颞叶前部和海马区最为明显，相应脑室、脑池和脑沟裂扩张，以侧脑室颞角、前角、鞍上池和外侧裂为主，第三脑室扩大，其程度和痴呆症状成正比。

(2) MRI 检查：可显示早期颞叶萎缩，并进行海马定量测量。T_2WI 上脑室周白质可见斑片状高信号灶。

相比之下，MRI 对脑沟脑室的扩大显示更清楚，也可发现脑白质里的异常信号。

三、临床表现

本病起病缓慢或隐匿，患者及家人常说不清何时起病。多见于 70 岁以上老人 (男性平均 73 岁，女性为 75 岁)，少数患者在躯体疾病、骨折或精神受到刺激后症状迅速明朗化。女性较男性多 (女：男为 3：1)。蔺国宪于 1988 年报道 36 例，最年轻者 36 岁，平均发病年龄 56 岁，比文献报道的发病年龄早。

(一) 记忆障碍

记忆障碍是阿尔茨海默病早期突出症状或核心症状。早期主要累及短程记忆，记忆保存 (3 分钟内不能记住 3 个无关词) 和学习新知识困难。不能完成新的任务，表现为忘性大、好忘事、丢三落四、严重时刚说的话或刚做过的事转眼就忘，刚放下碗筷又要求吃饭。记不住熟人姓名、电话号、反复说同样的话或问同样问题。交谈开始就忘了开头说了些什么，因此难以进行语言交流。东西常放错或丢失，购物忘记付款或多次付款。凡事需别人提醒或自备 " 备忘录 "，即使如此也常出错。常忘了回电话，忘记赴重要约会，表现社会性退缩。家庭主妇忘记关水龙头或关煤气，造成安全隐患。可出现似曾相识和旧事如新症，如遇路人热情招呼，宛如亲人，而熟人熟地却感到陌生。疾病早期学习新知识、掌握新技能的能力减退，只能从事简单刻板工作。随着病程进展，远记忆也逐渐受累，记不住自己的生辰、家庭住址和生活经历，严重时连家里几口人，他们的姓名、年龄和职业都不能准确回答。在记忆长河中只剩下一鳞半爪的印迹。可出现错构和虚构症。

(二) 视空间和定向障碍

视空间和定向障碍是阿尔茨海默病早期症状之一，如常在熟悉环境或家中迷失方向，找不到厕所在那儿，走错自己的卧室，散步或外出迷途不知返而浪迹于街头。画图测验不能精确临摹简单立体图，韦氏成人智力量表检查视空间技能 (如方块造型) 分值最低。时间定向差，不知道今天是何年、何月、何日，不知道现在是上午还是下午，因而可能深更半夜起床要上街购物。

(三) 言语障碍

患者言语障碍呈特定模式，其顺序先是语义学出现障碍，表现为找词困难，用词不当或张冠李戴。说话冗赘不得要领，可出现病理性赘述。也可出现阅读和书写困难，继之出现失命名能或命名性失语 (能认识物体或能正确使用，但不能确切命名)。最初仅限于少数物品，以后扩展到普通常见物体命名。言语障碍进一步发展为语法错误，错用词类，语句颠倒，最终音素也遭破坏而胡乱发音，不知所云，或缄默不语。

（四）失认、失用

失认和失用也颇常见。失认如不能识别物体、地点和面容（面容失认，不能认识面容），不能认出镜中的自我。失用，观念性失用，表现为不能按指令执行正确完成系列动作，包括可以自发完成的动作，如穿衣，将里外、前后、左右顺序穿错，进食不会使用刀、叉、勺或用手抓食或用嘴舐食。

（五）智力障碍

智力包括既往获得的知识、经验，以及运用这些知识和经验解决新问题，形成新概念的能力。智力活动与思维、记忆和注意力密切有关。记忆本身虽不属于智力，但严重记忆障碍往往伴有智能缺损。阿尔茨海默病患者是一种全面性智力减退，包括理解、推理、判断、抽象概括和计算等认知功能。阿尔茨海默病患者思维能力迟钝缓慢，不能进行抽象逻辑思维，不能区分事物的异同，不能进行分析归纳，表现思维缺乏逻辑性，说话常自相矛盾而不能觉察。

（六）人格改变

有额、颞叶受累的患者常表现明显的人格改变。可以是既往人格特点的发展，也可向另一极端偏离。如患者懒散、退缩、自我中心、敏感多疑、乖戾自私、不负责任、训斥他人或骂人、言语粗俗、行为不顾社会规范、不修边幅、不讲卫生、藏匿物品、捡烟头、拾破烂视若珍宝。可出现性脱抑制，不知羞耻，当众脱光衣服或公开手淫，与病前判若两人，令家人感到十分困扰。其中有些是继发于人格改变，有的则是认知缺陷所致。这些症状常在疾病中期出现。但人格改变并非必然，在精心看护下，患者可能很随和温顺，人格改变可能并不突出。

（七）进食、睡眠和行为障碍

患者食欲常减退，约半数患者正常睡眠节律紊乱或颠倒。白天卧床，晚上到处活动，骚扰他人。脑电图显示快速眼动睡眠潜伏期长，慢波睡眠减少。患者的动作重复刻板、愚蠢笨拙，如反复关闭抽屉，无目的地把东西放进拿出，反复转动门锁，玩弄衣扣或回避交往，表现退缩、古怪、纠缠周围人，不让家人走开。

（八）灾难反应

灾难反应指由于主观意识到自己的智力缺损，却极力否认，进而在应激状况下产生继发性激越。例如为掩饰记忆力减退，患者用改变话题，开玩笑等方式转移对方注意力。一旦被人识破、揭穿或对患者生活模式干预，如强迫患者如厕、更衣，则不堪忍受而诱发"灾难反应"，即突然而强烈的言语或人身攻击发作，护理人员往往误认为患者忘恩负义与非难，使家人备感困惑和沮丧。此反应的终止和发作往往都很突然。

(九)夕阳综合征

该表现见于过度镇静的老人。当感染外伤、环境改变或外界刺激减弱，如在光线暗淡的黄昏，人物景象不易辨认时发生。其特征为嗜睡、精神错乱，共济失调或意外摔倒。精神药物(如镇静安眠药)不能耐受。躯体病也可诱发夕阳综合征。此时痴呆与谵妄共存，导致认知功能急剧衰退。一旦躯体疾病好转，认知功能也渐趋平稳。

(十)克吕弗-布西综合征(KBS)

有报道其发生率可高达70%，是一种与颞叶功能有关的行为异常，与动物切除双侧颞叶的克吕弗-布西综合征类似。例如视觉认识不能，不能识别亲人面貌或镜中的自我。用口探索物体(口探索症)，也可表现为强迫性咀嚼口香糖或抽烟，以及用手抚弄、触摸眼前物体和食欲过度、随便乱吃。

(十一)替身综合征

该综合征是一种特殊的妄想观念，不认识自己亲人而认为是骗子顶替冒充。约30%出现妄想，多为非系统的偷窃、被害、贫困和嫉妒内容。也可出现持续的系统妄想，认为居室不是自己的家，家人策划抛弃他，往往因此造成家庭和护理重重困难。可出现错认。把荧光屏的人像、照片和镜中人误认为真人并与之对话。约10%患者有听幻觉，患者听见说话声或与"人"对话。13%有幻视，多出现在傍晚，常为小人如儿童、矮子。有时这些小人来自电视荧屏。应警惕幻觉可能为重叠于痴呆的亚急性谵妄症状。情感淡漠是早期常见症状，40%～50%患者可出现历时短暂的抑郁心境，经劝导或改善环境常可获得缓解。严重而持续的抑郁不多见。也可出现欣快、焦虑和易激惹。神经系统可能伴有肌张力增高、震颤等锥体外系症状，也可出现伸趾、强握、吸吮等原始反射。晚期可见癫痫样发作。

(十二)阿尔茨海默病各期临床的表现

1.第1期或早期(1～3年)

学习新事物困难，远记忆轻度受损；空间定向障碍，复杂结构视空间技能差；词汇少，失命名能力；表情淡漠，偶尔易激惹；情感悲伤，有些患者有妄想；运动系统正常。脑电图检查正常；CT/MRI检查正常；PECT/SPECT显示两侧后顶叶代谢低下/灌注低下。

2.第2期或中期(2～10年)

远近记忆严重受损；简单结构视空间技能差，空间定向障碍；流畅性失语；计算不能；观念运动性失用；淡漠或易激惹；某些患者有妄想；烦躁不安，踱来踱去。脑电图检查背景节律缓慢；CT/MRI检查正常或脑室扩大，脑沟增宽；PECT/SPECT显示双顶和额叶代谢低下／灌注低下。

3.第 3 期或晚期 (8 ～ 12 年)

智力严重衰退；肢体强直，屈曲体位；大小便失禁。脑电图呈弥散性慢波；CT/MRI 见脑室扩大，脑沟增宽；PECT/SPECT 示双顶和额叶代谢低下／灌注低下。

四、诊断

依据前述《中国痴呆与认知障碍诊治指南》与 2010 年欧洲神经病学联盟制订的阿尔茨海默病诊疗指南阐述本病的诊断标准。病史、实验室检查、神经系统检查和躯体检查患者与知情人提供的病史应该集中在受损的认知领域、疾病进展过程、日常生活能力的损害及任何相关的非认知症状。既往病史、伴随疾病、家族史和教育史是病史的重点。神经系统检查和全身体检对于区分阿尔茨海默病与其他原发性退行性和继发性痴呆及伴随疾病尤为重要。虽然目前尚无循证证据显示使用特定的常规血液检查对痴呆的评价有用，但这些检查有助于排除伴随疾病。专家建议应检查维生素 B_{12}、叶酸、甲状腺素、血钙、血糖、全血细胞计数、肾功能和肝功能是否异常。对于高危人群或提示有临床症状的人群应进行梅毒、伯氏疏螺旋体和人体免疫缺陷病毒血清学检查。

(一)认知功能评估

进行阿尔茨海默病神经心理学测评有两个主要原因：

(1) 痴呆的诊断需要多项认知缺陷的证据。

(2) 所有主要类型的痴呆初期都有其受损解剖定位，通过相应的神经心理障碍的典型模式所反映。通过筛查性工具对认知功能进行全面检测，找到需要详细检查的患者。再通过一整套神经心理学测验进一步进行评估，包括记忆力、执行功能、语言、运用和视空间能力。最常用的筛查工具是简易精神状态检查 (MMSE)(Ⅰ级)。对于教育程度较高的个体，应将标准界值从 24 分提高到 27 分，对于母语是其他语言或教育程度较低者应调低界值。早期阿尔茨海默病患者主要有定向能力和记忆力损伤，而额颞叶变性患者主要表现为言语早期障碍，路易体痴呆患者则存在视空间方面 (五角形) 的问题。

1.记忆功能

应对记忆力，尤其是情景记忆进行系统评估 (Ⅰ级)，早期阿尔茨海默病记忆最常受累，是内侧颞叶(内嗅皮质、海马)萎缩的结果，而记忆提取主要依靠额叶和皮质下结构，阿尔茨海默病早期则受影响较少。加州语言学习测验 (CVLT) 或 Buschke 自由回忆和线索选择性提醒回忆测验可鉴定是否为早期阿尔茨海默病；Rey 听觉语言学习测验 (RAVLT) 可以区分阿尔茨海默病和非痴呆患者，或鉴别阿尔茨海默病和其他类型痴呆患者，诊断准确率为 83％～ 86％。尤其是延迟自由回忆严重损伤 (0 分) 对阿尔茨海默病诊断的特异性高达 97％ (Ⅰ级)。受损程度较轻的个体，易存在诊断问题，因为抑郁、焦虑及注意力缺陷都会导致记忆编码受损。轻度阿尔茨海默病患者的自由回忆和线索回忆的测验结果不同，Vogel 等发现线索和自由回忆的灵敏度和特异性相同，而 Ivanoiu 等发现线索回忆测验是轻度阿尔茨海默病最好的预测因子，Salmon 等发现逻辑记忆测验中的延迟回忆和 5 词测验具有较高灵敏度和特异性。语义记忆 (语义流畅性测验、图片命名任务、词语和图片定义) 测验显示阿尔茨海默病存在语义记忆损伤，其中语义性痴呆 (SD) 患者的语义记忆损伤尤为严重。

2. 执行功能

执行功能障碍是额颞叶变性和脑血管性痴呆的典型特征，比情景记忆障碍更为突出，早发型阿尔茨海默病也较为多见 (Ⅲ级)。皮质下或额叶病变可导致言语流畅性降低、威斯康星卡片分类测验 (WCST) 的持续反应、连线测验加工速度下降及斯特鲁普测验自动反应抑制缺陷。

3. 语言 (理解和表达、阅读和写作)、运用和视空间能力

痴呆各类型和不同时期有不同程度损害，主要与皮质受损有关。早期阿尔茨海默病常在 Boston 命名测验或等级命名测验中表现出明显障碍。Benton 视觉保持测验高错误率甚至在阿尔茨海默病诊断的 10 年前即可预测疾病。阿尔茨海默病的失用症研究很少，但失用症严重程度与日常生活能力减退相关性很高。阿尔茨海默病评定量表认知部分 (ADAS-cog) 是一个包含 11 个项目的认知能力成套测验，专门用于检测阿尔茨海默病严重程度的变化，主要用于临床试验，但对诊断无帮助。

(二) 日常生活能力的评估

从认知功能下降到日常生活能力 (ADL) 受损才能诊断痴呆。私人或医院护理评价也需要日常生活能力量表。日常生活能力分为基本活动 (如洗澡、如厕) 和工具性活动 (如购物、理财) 两大类，后者更易受疾病早期认知功能下降的影响。日常生活能力评价没有 " 金标准 "。除了 12 个系统评价量表外，痴呆功能障碍评价知情人问卷和布里斯托日常生活能力量表是最常用量表。日常生活能力广泛用于临床痴呆严重程度的评价。Blessed-Roth 痴呆量表和老年人认知功能减退知情问卷对于检测痴呆也有帮助。

(三) 行为和精神症状的评估

痴呆的行为和精神症状 (BPSD) 被用于描述痴呆的非认知症状 (淡漠、精神病、情绪和多动行为)，多数痴呆患者和 35％～ 75％的轻度认知功能障碍患者在疾病发展过程中都会出现痴呆行为和精神症状 (Ⅰ级)，因此神经精神病学症状检测很必要。

痴呆的行为和精神症状会导致认知功能和日常能力下降、生活质量降低、住院率升高，但应排除躯体伴随疾病和环境诱发的可能。一些信度和效度良好的量表用于测查痴呆的行为和精神症状及治疗后改变情况。这些量表要求知情者报告。包括神经精神症状问卷和 CERAD 痴呆行为评定量表 (CERADBRSD)。康奈尔痴呆抑郁量表 (CSDD) 综合了看护

者和患者访谈结果，侧重评价痴呆的激越和抑郁表现，15 项老年抑郁量表已被验证可用于阿尔茨海默病抑郁症状评价。而康奈尔痴呆抑郁量表灵敏度和特异性更高，但与痴呆的严重程度无关。

（四）伴随疾病的评估

阿尔茨海默病患者（尤其老年患者）常有伴随疾病，如抑郁、心血管和肺疾病、感染、关节炎、其他神经紊乱、睡眠障碍、跌倒、尿失禁及药物相关不良反应。阿尔茨海默病伴随疾病与认知状态有密切的相关性，准确找出相关疾病并及时进行干预，可能会改善阿尔茨海默病患者的认知状态。

五、治疗

（一）胆碱酯酶抑制药

该类药可增加突触间隙乙酰胆碱含量，是现今治疗轻至中度阿尔茨海默病的一线药物，主要包括多奈哌齐、卡巴拉汀、加兰他敏和石杉碱甲。多奈哌齐、卡巴拉汀、加兰他敏治疗轻至中度阿尔茨海默病患者改善认知功能、总体印象和日常生活能力疗效确切（Ⅰ级证据）。石杉碱甲治疗阿尔茨海默病研究文献报道较少。在探讨胆碱酯酶抑制剂治疗阿尔茨海默病临床实验中，研究多奈哌齐治疗阿尔茨海默病的随机、双盲、安慰剂对照临床试验共 24 项，其中大多数试验观察病例为轻至中度阿尔茨海默病，少数试验纳入人群为重度阿尔茨海默病。试验剂量为 5 ～ 10mg/d，多数为 10mg/d。疗效观察以 24 周最多，最短 12 周，最长 254 周 (4.9 年)。围绕卡巴拉汀治疗阿尔茨海默病的随机、安慰剂对照试验的高质量研究共有 7 项，试验观察病例包括轻、中、重度不同程度阿尔茨海默病，剂量为 1 ～ 12mg/d，最高剂量 18mg/d，观察时间最短 14 周，最长 52 周 (1.3 年)。评价加兰他敏和安慰剂对照的高质量试验共 11 项，其中 10 个试验纳入病例为轻至中度阿尔茨海默病，1 个试验观察重度阿尔茨海默病，常用治疗剂量为 24mg/d 或 32mg/d，最高剂量 36mg/d。试验观察时间 12 ～ 48 周。临床试验疗效评价主要依据 ADAS-Cog、MMSE、CDR、CIBIS-Plus、NPI 及日常生活能力、SIB 等神经心理测评结果。在多奈哌齐、卡巴拉汀和加兰他敏治疗试验中，都显示对认知功能、日常生活能力及全面能力有不同程度改善。在已刊登的欧洲神经科学学会联盟 (EFNS) 指南 (2010 年版)、美国神经病学研究院 (AAN) 质量标准委员会制订的痴呆诊疗规范报告及英国国家临床评价委员会 (NICE) 的报告中均推荐胆碱酯酶抑制药为轻至中度阿尔茨海默病治疗的首选药物。有研究显示多奈哌齐、卡巴拉汀对治疗中至重度阿尔茨海默病也有效果。卡巴拉汀临床试验提示早期使用更有助于改善中、重度阿尔茨海默病患者认知功能（Ⅰ级证据）。新近一项研究也证实胆碱酯酶抑制剂需尽早使用，该研究对 55 例轻度和中度患者进行多中心、大样本 6 个月研究，发现在单独服用多奈哌齐患者中，轻度阿尔茨海默病治疗效果优于中度阿尔茨海默病（Ⅱ级证据）。

有研究证实在阿尔茨海默病治疗中使用胆碱酯酶抑制药治疗 1～5 年，可延缓阿尔茨海默病认知障碍衰退的进程，患者的认知功能和总体功能下降程度减慢，优于安慰剂对照组（Ⅰ级证据），且延缓进程的作用与疗程成正比（Ⅰ级证据），但胆碱酯酶抑制药治疗阿尔茨海默病 5 年以上远期疗效如何尚待进一步研究。

胆碱酯酶抑制药如多奈哌齐、卡巴拉汀、加兰他敏，除可改善阿尔茨海默病患者认知功能、全面功能和日常功能外，对阿尔茨海默病精神症状也有轻微治疗作用。多项随机、安慰剂对照试验证实，多奈哌齐、卡巴拉汀对轻至中度、中至重度阿尔茨海默病的早期精神行为异常治疗有效（Ⅰ级证据）。一项临床观察 24 周的多中心、随机、双盲对照研究，提示卡巴拉汀在改善中至重度阿尔茨海默病精神症状效果较多奈哌齐好，而多奈哌齐耐受性较卡巴拉汀好。另一项荟萃分析结果也证实多奈哌齐在不良反应方面较卡巴拉汀少。

大多数患者对胆碱酯酶抑制药具有较好耐受性，部分可出现腹泻、恶心、呕吐、食欲下降和眩晕等不良反应。临床试验中多奈哌齐的不良反应以腹泻（相关危险系数 2.57）最常见。卡巴拉汀最常见不良反应为呕吐（相关危险系数 6.06），最少见不良反应为眩晕（相关危险系数 2.24）。加兰他敏最常见不良反应为厌食症（相关危险系数 3.29），最少见不良反应为眩晕（相关危险系数 1.9)(Ⅰ级证据）。胆碱酯酶抑制药使用中存在明确的量效关系，剂量增高疗效增加，但较高的剂量容易发生不良反应。除口服剂型，现有的卡巴拉汀透皮贴剂和多奈哌齐口腔崩解片增加了阿尔茨海默病患者服药依从性，一定程度上可降低药物不良反应。

现有 4 种胆碱酯酶抑制药中多奈哌齐为选择性脑内乙酰胆碱酯酶抑制药，对外周乙酰胆碱酯酶的作用少；卡巴拉汀为乙酰胆碱酯酶和丁酰胆碱酯酶双向抑制药；加兰他敏有抑制胆碱酯酶和调节突触前膜烟碱受体发生变构的作用，减少乙酰胆碱重摄取，增加突触间隙内乙酰胆碱含量；石杉碱甲为选择性胆碱酯酶抑制药。4 种胆碱酯酶抑制药间作用机制和药物活性的差异，支持胆碱酯酶抑制药药物间转换治疗，即使用胆碱酯酶抑制药治疗阿尔茨海默病中，如使用一种药物治疗无效或因不能耐受药物不良反应停药时，换用其他胆碱酯酶抑制药治疗，仍可能获得一定疗效（Ⅰ级证据），如已有临床研究报道多奈哌齐治疗无效或不能耐受不良反应停药的患者，换用卡巴拉汀继续治疗仍有效；加兰他敏无效换用卡巴拉汀治疗，仍可获得疗效。

明确诊断为轻至中度阿尔茨海默病患者可以选用胆碱酯酶抑制药（多奈哌齐、卡巴拉汀、加兰他敏）治疗 (A 级推荐)。

应用某一胆碱酯酶抑制药治疗无效或因不良反应不能耐受时，可根据患者病情及出现不良反应程度，选择停药或调换其他胆碱酯酶抑制药进行治疗，治疗过程中严格观察患者可能出现的不良反应 (B 级推荐)。

必须与患者或知情人充分地讨论治疗益处及其可能出现的不良反应（专家共识）。

（二）兴奋性氨基酸受体拮抗药

阿尔茨海默病患者脑内兴奋性氨基酸含量降低。N-甲基-D-天冬氨酸 (NMDA) 受体开放是完成记忆——长时程效应的一个重要环节。阿尔茨海默病时 NMDA 受体处于持续的轻度激活状态，导致记忆——长时程效应缺失，认知功能受损，同时引发钙超载、细胞凋亡等兴奋性氨基酸毒性。盐酸美金刚是一具有非选择性、非竞争性、电压依从性、中亲和力的 NMDA 受体拮抗药，为美国食品药品监督管理局批准的第一个用于治疗中、重度痴呆治疗药物。在 Wilcock 和 Gauthier 的研究中均证实美金刚对中、重度阿尔茨海默病患者表现的妄想、激越等精神行为异常有一定治疗作用（Ⅰ级证据）。研究提示在治疗中至重度阿尔茨海默病中，美金刚能选择性改善一些关键认知域障碍如语言、记忆、定向力、行为、视空间能力（Ⅱ级证据）。一项基于队列研究资料的荟萃分析显示，使用美金刚 (10 ～ 20mg/d)24 周可显著抑制阿尔茨海默病患者从中度向重度痴呆的进程，有效防治全面功能和认知功能的衰退（Ⅰ级证据）。

新近研究证实美金刚也可用于轻至中度阿尔茨海默病治疗。两项随机、双盲、安慰剂对照试验结果显示，美金刚 (20mg/d) 治疗轻至中度阿尔茨海默病 24 周可有效改善患者认知功能、全面能力、日常生活能力、精神症状（Ⅰ级证据）。另外一项开放式、随机、安慰剂对照试验（Ⅱ级证据）和一项基于随机、安慰剂对照的对先前研究进行二次分析的研究进一步证实美金刚对轻、中度阿尔茨海默病治疗有效（Ⅱ级证据）。

两项对照研究均显示，应用美金刚长期治疗，可显著改善阿尔茨海默病患者的总体病情进展和认知功能（均为Ⅱ级证据）。一项涵盖药效经济问卷研究中，美金刚可有效减少中度到重度阿尔茨海默病照料者时间和总体社会费用。

美金刚与胆碱酯酶抑制药两种类型药物作用机制的差别，支持两者在治疗中可联合应用。研究证实美金刚与胆碱酯酶抑制药合用也可治疗中至重度阿尔茨海默病，能有效改善患者认知功能及日常生活能力，且与单独使用胆碱酯酶抑制药相比，并不增加不良反应发生率（Ⅱ级证据）。另有研究报道美金刚与胆碱酯酶抑制药联合用于治疗轻、中度阿尔茨海默病，但疗效结果尚不一致。

明确诊断为中至重度阿尔茨海默病患者可以选用美金刚或美金刚与多奈哌齐、卡巴拉汀联合治疗。(A 级推荐)

必须与患者或知情人充分地讨论治疗益处及其可能出现的不良反应。

（三）中药干预

有研究认为中药含有多种有效成分，可同时发挥多种作用靶点的药理特点，符合阿尔茨海默病多因素、多种病理机制的变性病发病特点。现有报道对阿尔茨海默病可能有治疗作用的中药主要包括银杏叶提取物和鼠尾草提取物 (sage)。新近一项基于 10 项随机、对照试验荟萃分析结果，进一步肯定银杏叶提取物对改善患者认知功能有轻度作用。另有少数试验对银杏叶提取物能否改善阿尔茨海默病患者认知功能的疗效提出相反的结论（Ⅱ级证据）。最有论证强度的是美国从 2000—2008 年纵向随访 6.1 年的一项随机、安慰剂对照、双盲研究，其纳入 3069 例年龄 75～95 岁正常人和轻度认知功能损害的患者作为受试者，其中治疗组予口服银杏叶提取物 (240mg/d)，每 6 个月进行 1 次随访，结果显示银杏叶提取物不能有效降低正常老人或轻度认知功能障碍患者出现阿尔茨海默病概率（Ⅱ级证据）。这一研究结果使得银杏叶对阿尔茨海默病防治效果提出疑问。基于银杏叶提取物的临床试验，在纳入标准、观察人群等方面存在的异质性，银杏叶提取物对阿尔茨海默病患者认知功能、精神行为症状和生活质量改善尚缺乏一致性结论（Ⅱ级证据）。

有报道中药鼠尾草提取物（每天 60 滴）可改善轻、中度阿尔茨海默病认知功能，并能一定程度缓解患者激越症状（Ⅱ级证据）。Scholey 等观察 20 例健康老年人口服不同剂量鼠尾草提取物 (167、333、666 和 1332mg) 后对认知功能影响，试验在服药后第 1、2.5、4 和 6 小时分别对患者进行认知药物评价计算机化问卷测试，结果显示 333mg 鼠尾草提取物不是通过对记忆再现（提取）环节发挥作用，而是通过选择性作用在刺激和（或）记忆巩固环节（Ⅲ级证据）。此外，新近有研究提示一种含有何首乌磷脂前体、维生素 B_6、维生素 C 和叶酸等成分保健食品对轻度阿尔茨海默病有效，该研究通过 225 例轻度阿尔茨海默病随机、双盲、安慰剂对照试验，观察 24 周结果显示对改善患者记忆，尤其是单词延迟回忆和全面功能有效（Ⅱ级证据）。但上述研究结果，文献报道少，且样本量小，因此，结论尚需通过多中心、大样本临床试验的进一步验证。

尽管中药治疗阿尔茨海默病已有一些研究，但因现有试验设计缺乏在诊断标准、疗效评价等方面的一致性，因此中药提取物作为阿尔茨海默病治疗药物尚缺少足够的循证医学证据。

银杏叶制剂或鼠尾草提取物可能对治疗阿尔茨海默病有效，尚待进一步验证。（专家共识）

（四）其他药物和干预

先前研究中曾认为抗氧化剂维生素 E 可以延迟阿尔茨海默病患者发病的进程，在一项中度阿尔茨海默病大样本、随机、安慰剂对照研究中，服用维生素 E(2000U/d)2 年可延迟痴呆恶化进程，但是此试验中仅有少数服用维生素 E 的患者与安慰剂进行对比，因此结论尚待探讨（Ⅰ级证据）。另有报道维生素 E 与多奈哌齐合用治疗轻度阿尔茨海默病有一定疗效（Ⅰ级证据），但该试验中未设单独服用维生素 E 或多奈哌齐的对照。基于现有研究结果，尚无充足的循证医学证据证实维生素 E 治疗阿尔茨海默病有效。

与抗氧化剂研究相似，非甾体消炎药是否能降低阿尔茨海默病发病危险的研究结果也存在争议（Ⅱ级证据）。新近一项随访 8 年时间的前瞻性、队列研究报道，联合服用维生素 E、维生素 C 与非甾体消炎药，可延缓阿尔茨海默病患者认知功能下降和降低阿尔茨海默病发病风险，且这一效果在"APOE 等位基因 4"携带者中更为明显，试验结果中单独服用维生素 E 和维生素 C 患者较空白对照组无显著差异（Ⅱ级证据）。但这一结论尚需通过随机、双盲、大样本临床试验进一步验证。

他汀类作为降血脂药，在动脉硬化、冠心病、痴呆等方面发挥多效性功能。先前部分回顾性研究及个别未基于随机原则的队列研究提示，服用他汀类或降低血清胆固醇可能降低阿尔茨海默病发病率，对阿尔茨海默病发病有一定预防作用（分别Ⅰ级证据、Ⅱ级证据）。Scott 等报道降血脂药中阿托伐他汀在治疗阿尔茨海默病 6 个月内显示有一定效果，在治疗 12 个月时无效（Ⅰ级证据）。普伐他汀对改善认知功能和脑卒中导致的残障没有作用（Ⅰ级证据）。Zamrini Scott 等荟萃分析显示无有力的证据证实他汀类可降低阿尔茨海默病发病风险（Ⅰ级证据）。McGuinness 等对降血脂药防治阿尔茨海默病的随机、双盲、对照研究的 2001 年荟萃分析显示，他汀类不能降低阿尔茨海默病发病风险（Ⅰ级证据）。2009 年该研究组对该数据库进行再次更新，统计后结果与 2001 年结论相同，进一步佐证他汀类无降低阿尔茨海默病发病风险作用（Ⅰ级证据）。

部分先前回顾性或横断面性研究结果显示绝经后妇女使用雌激素可使痴呆发病率降低，提示雌激素可能降低阿尔茨海默病风险。但多项前瞻性、随机、安慰剂对照研究，对行子宫切除术后或未行子宫切除术的中度 AD 患者使用雌激素治疗 1 年，无证据显示对认知功能有改善（Ⅰ级证据）。另一项大样本、对照、前瞻性研究，女性健康主观记忆研究，显示雌激素加孕激素用于绝经后的妇女，随访 4 年发现有增加痴呆的危险（Ⅰ级证据）。Hogervorst 等 2002 年报道一项基于随机、双盲、对照研究的荟萃分析结果显示，雌激素替代疗法对女性阿尔茨海默病患者认知无改善（Ⅰ级证据）。2009 年该研究小组更新数据后，再次分析结果同样得出相同结论（Ⅰ级证据）。

奥拉西坦和茴拉西坦治疗阿尔茨海默病，在 1988 年和 1989 年两项随机、双盲试验中均显示有效，但试验纳入病例标准仅使用简易精神状态检查，诊断标准不严格，所以结论不准确（Ⅱ级证据）。1992 年报道两项随机、双盲、安慰剂对照研究证实奥拉西坦治疗阿尔茨海默病、多发梗死痴呆无效，但该药安全性好，使用奥拉西坦 (1600mg/d) 治疗 1 年无不良反应事件发生。另有研究提示奥拉西坦对于延缓老年人脑功能衰退和提高信息处理能力有效。一项茴拉西坦治疗阿尔茨海默病研究的随机、双盲、安慰剂对照试验中，纳入经 NINCDS-ADRDA 标准诊断为"可能阿尔茨海默病"患者，治疗 24 周，结果显示与基线期相比，治疗组患者认知功能方面有部分改善，耐受性较好。一项基于随机、安慰剂对照研究的荟萃分析提示没有充足的证据证实吡拉西坦对阿尔茨海默病有效。

此外，针对临床医师广泛使用的尼麦角林、尼莫地平、司来吉兰等药物进行的荟萃分析研究显示，没有足够的循证医学证据证实尼麦角林、尼莫地平、司来吉兰对阿尔茨海默病改善临床症状有效（均为Ⅱ级证据），但作为胆碱酯酶抑制药、兴奋性氨基酸受体拮抗药协同药治疗阿尔茨海默病可能有益。

目前治疗阿尔茨海默病新药"Dimebon"，现已完成Ⅱ期临床试验。试验通过对183例轻中度阿尔茨海默病随机、双盲、安慰剂对照观察26周，结果显示Dimebon可改善患者认知功能和日常生活能力，且大部分患者服用后耐受性较好，仅个别患者出现口干、抑郁情绪等不良反应。Dimebon原为抗组胺药，现发现其具有轻度抑制乙酰胆碱酯酶和丁酰胆碱酯酶活性，阻断NMDA受体通路，及抑制线粒体通道持续开放等作用，是一个潜在治疗阿尔茨海默病和亨廷顿病性痴呆的药物。目前，该药进入Ⅲ期临床试验，旨在探讨Dimebon和胆碱酯酶抑制药合用治疗轻中度阿尔茨海默病的疗效和安全性。

轻至中度阿尔茨海默病患者可以选用尼麦角林、尼莫地平、吡拉西坦或奥拉西坦、维生素E等作为胆碱酯酶抑制药、兴奋性氨基酸受体拮抗药的协同治疗药物。

第五节　脑萎缩

脑萎缩是指脑组织体积较正常缩小，严格地说，脑萎缩有别于脑先天发育不良，前者指已经发育正常的脑组织体积缩小，脑重量减轻；而后者是指脑组织根本没有完全发育。脑萎缩有生理性和病理性之分，前者与年龄有关，后者的病因很多。本章所述病理性脑萎缩不包括脑变性疾病及脱髓鞘疾病。脑萎缩在影像学上具有因脑组织体积缩小所致继发性脑室和（或）蛛网膜下腔扩大的相似征象，因此不具特征性，其诊断仍需结合临床病史。脑萎缩据病变累及范围不同，可分为弥漫性和局限性脑萎缩。

脑萎缩的临床表现缺乏特征性，主要有：智能下降、不随意动作、感觉或运动障碍、癫痫和共济失调等。脑萎缩影像学检查的意义在于明确脑萎缩的存在与否及其部位和范围等。

一、影像学表现

（一）弥漫性脑萎缩

弥漫性脑萎缩较常见，CT和MRI均表现为脑蛛网膜下腔和脑室的普遍性扩大，多见于正常老年人生理性脑萎缩，亦可见于病理情况，分述如下：

1. 老年性脑萎缩

健康老年人于60岁以后，随着年龄老化，神经细胞减少，可造成弥漫性脑萎缩，因此，老年人的脑室、脑池和脑沟可比正常成人者大。CT和MRI可显示这种脑退行性或老化的表现。生理性萎缩程度较轻，并且以幕上结构改变明显。为区分老年人生理性脑萎缩与病理性脑萎缩，一般将前者称为老年脑，老年脑具有增龄性和弥漫性的特点。CT

和 MRI 的脑室测量可用于判断有无脑萎缩及其程度。当脑沟宽度超过 5mm 时，可认为脑沟增宽。在 CT 和 MRI 上，老年脑大多表现为双侧脑室、脑池的对称性扩大和脑沟、脑裂的轻度对称性增宽，但脑沟增宽以额顶叶较明显，常伴有大脑前纵裂及小脑上蚓周围蛛网膜下腔增宽，脑室扩大以侧脑室前角和三脑室为明显 (图 7-3)。当以脑皮层灰质萎缩为主时，也可表现为脑表面沟及脑池显著扩大。

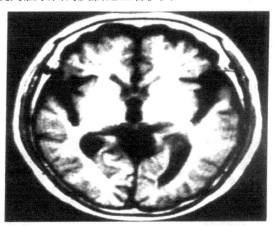

图 7-3　老年脑 MRI T₁WI 脑室系统扩大，外侧裂增宽，以额叶改变为著

而脑室扩大不明显；当以脑白质萎缩为主时，则以脑室扩大为显著，而脑沟、脑裂增宽不明显。老年人因脑动脉硬化，脑血流灌注量下降，可造成一系列尚不足达腔隙性脑梗死程度的组织学改变，包括不同程度的脱髓鞘、胶质增生和水肿等，属于老年人退行性变化，MRI、T₂WI 表现为侧脑室旁及半卵圆中心脑白质内散在的小斑点状高信号 (图 7-4)。老年脑需与阿尔茨海默病相鉴别，在影像学表现上，前者以额顶叶及前角改变为主，而后者以颞叶及下角改变为主，且伴有海马旁回和杏仁核萎缩，在临床表现上，前者无明显症状，而后者则具有进行性痴呆表现。

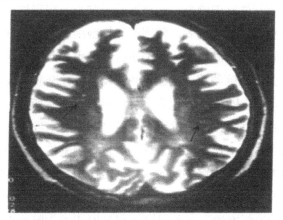

图 7-4　老年脑 MRI、T₂WI 双额顶叶白质中多发斑点状高信号灶（↑）

2.脑缺氧后脑萎缩

脑组织持续性缺氧且发展迅速时，患者大多于短期内死亡。急性缺氧早期，脑组织一般无明显形态学改变，故 CT 和 MRI 可完全正常。尸检中常可见到脑组织及脑膜血管明显充血，并有分布于蛛网膜下腔和脑组织的弥漫性渗出性出血。缺氧患儿中的幸存者，由于神经细胞弥漫性坏死和（或）脑发育停滞而可导致不同程度的弥漫性脑萎缩。新生儿期脑症状不明显，通常于半岁后逐渐发现患儿智能低于同龄正常儿或抬头及坐立困难，或中枢性瘫痪。在 CT 和 MRI 上，据脑损害程度不同，可表现为脑沟、脑裂、脑池及脑室轻度扩大，重者则表现为脑组织体积缩小，脑室、脑沟、脑裂、脑池均呈弥漫性明显扩大（图 7-5）。CT 和 MRI 检查可明确脑萎缩的程度，但病因诊断仍需结合临床脑缺氧病史。

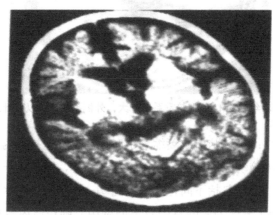

图 7-5　脑缺氧后弥漫性脑萎缩
CT 平扫普遍性脑沟、脑裂增宽和脑池、脑室扩大

3.颅内感染后脑萎缩

化脓性脑膜炎、流行性脑膜脑炎、结核性脑膜脑炎及病毒性脑炎等颅内弥漫性感染中的慢性病例，尤为低毒性感染患者，常因弥漫性脑细胞变性、脑组织退化、破坏及胶质细胞增生或炎性粘连而导致脑组织体积缩小或脑积水。此类疾病的儿童患者，常因脑发育停滞而更易导致弥漫性脑萎缩。慢性化脓性及流行性脑膜脑炎的病理改变以皮层灰质萎缩及硬化为主，故 CT 和 MRI 表现为弥漫性脑皮层灰质变薄、脑沟脑裂增宽及脑室扩大。结核性脑膜脑炎的病理改变以脑膜炎性纤维粘连阻塞致脑积水，继而挤压脑实质致脑实质萎缩变薄为主，故 CT 和 MRI 表现为普遍性脑室扩大、积水、大脑皮层灰质变薄及脑室周白质密度减低，伴小脑萎缩时，蚓部脑沟增宽，但其大脑半球表面脑沟则可无明显增宽改变。病毒性脑炎，尤为亚急性硬化性全脑炎，其病理改变以脑细胞减少、神经细胞退行性变及胶质细胞增生为主，故 CT 和 MRI 表现为脑室扩大和脑沟、脑裂增宽，有时可见皮层钙化灶。婴幼儿感染后脑萎缩需与外部性脑积水相鉴别，前者脑沟、脑裂

增宽为弥漫性，大多伴有明显脑室扩大，后者脑沟增宽限于双侧额颞叶，脑室扩大不明显。感染后脑萎缩与脑积水，仅依靠影像学表现鉴别困难。

（二）局限性脑萎缩

1. 脑出血后脑萎缩

高血压性或外伤性脑内局灶性出血后，血块液化吸收后，血肿周围出现吞噬细胞并形成含有丰富毛细血管的肉芽组织，吞噬细胞移除坏死组织，同时周围胶质纤维和胶原纤维增殖，局部形成囊腔，2～3个月后纤维瘢痕充填、收缩，使囊腔逐渐缩小，这些脑出血后的病理改变过程与治疗方式无关。在CT和MRI上，均可显示出血后软化灶伴周围局限性脑室扩大和（或）脑沟、脑裂增宽。若为新生儿期局灶性脑出血，由于患侧大脑半球发育停滞，数月、数年后CT和MRI可表现为原出血侧整个大脑半球体积缩小，健侧大脑半球呈代偿性增大，中线结构向患侧呈平行移位。

2. 脑梗死后脑萎缩

脑血管闭塞后，闭塞动脉的供血区脑组织因缺血缺氧而造成脑组织坏死，后期病变区脑组织液化，灶周胶质细胞增生和肉芽组织形成，1～2个月后，局部液化区可形成含液体的囊腔，CT和MRI可清楚显示上述病理过程的形态学改变，表现为病变软化灶邻近脑沟、脑裂局限增宽和脑室局限性扩大，中线结构常无移位改变。

3. 脑内局灶性感染后脑萎缩

CT和MRI可表现为感染病灶周围脑沟、脑裂增宽和（或）脑室扩大，而脑中线结构无明显移位。其病因诊断应结合临床。

4. 酒精中毒性小脑萎缩

CT和MRI可检出小脑半球及脑干体积缩小，小脑半球与蚓部脑沟明显增多、增宽（蚓部脑沟在四条以上，小脑半球脑沟在两条以上，脑沟宽度超过2mm)，脑干周围脑池明显扩大。本病在CT和MRI表现上与遗传性小脑性共济失调相似，因此，酒精中毒性小脑萎缩的病因诊断应依据长期饮酒史做出。

二、临床表现

脑萎缩的临床表现分为大脑机能衰退和认知功能减退两大类，主要与脑萎缩发生的部位及程度有关。弥漫性大脑皮层萎缩以痴呆、智能减退、记忆障碍、性格改变、行为障碍为主。有的伴有偏瘫和癫痫发作。局灶性脑萎缩以性格行为改变为主；小脑萎缩以语言障碍、肢体共济失调和意向性震颤为主。

（一）全身症状

病变早期，患者常出现头晕头痛，失眠多梦，腰膝酸软，手足发麻，耳鸣耳聋，渐至反应迟钝，动作迟缓，喃喃自语，答非所问。在躯体方面，常表现为老态龙钟，发白齿落，皮肤干燥，色素沉着，或偏瘫、癫痫，共济失调，震颤等，神经系统症状可能存在，也可能缺失。

（二）记忆障碍

近事记忆缺损发生较早，如经常失落物品，遗忘已应诺的事等。随着病情发展，渐至记忆力完全丧失。

（三）性格行为的改变

性格改变常为本病的早期症状，患者变得郁郁寡欢，不喜欢与人交往；或表现为没有理想、欲望、对子女亲人缺乏感情；或生活习惯刻板怪异，性格急躁，言语增多或啰嗦重复，多疑自私；或对自己的健康和安全特别关注，常因一些微小的不适而纠缠不清；或表现为谵妄或躁狂，并有幻想、幻视、幻听、失语、失认。患者所有高级情感活动，羞耻感、责任感、光荣感和道德感等均有不同程度的减退，亦可出现睡眠节律的改变。

（四）智能减退、痴呆

表现为理解、判断、计算能力等智力活动全面下降，不能适应社会生活，难以胜任工作及家务；渐至不能正确回答自己的姓名、年龄、进食不知饥饱，出门后不识归途，收集废纸杂物视为珍宝。病至后期，终日卧床，生活不能自理，不别亲疏，大小便失禁，发言含糊，口齿不清，终至完全痴呆。

三、诊断

影像学可显示不同病因造成的脑萎缩改变，即弥漫性或局限性脑沟、脑池、脑室扩大，但需结合临床病史、实验室检查等做出病因诊断并与某些类似表现鉴别，如脑积水等。

四、治疗

治疗原则为去除病因；激活脑代谢功能，间接抑制疾病的进展；激活处于抑制、沉睡状态的脑细胞；减少随脑萎缩而产生的各种症状及并发症的发生；维持残存的脑功能状态及改善生活质量。

（一）对症治疗

脑萎缩主要行对症治疗，根据脑萎缩症状不同，对症使用相关药物。

（二）康复治疗

康复治疗对于脑萎缩患者有意义，尤其是在出现认知、运动功能障碍后，康复治疗对功能恢复有重要价值。

（三）尽早治疗

早期治疗应在各种功能障碍出现后 6 个月以内，此时治疗恢复为最佳。对发病 6 个月以后开始治疗的患者，其恢复程度及速度均要比早期治疗者差。

第六节 放射性脑病

放射性脑病是放疗所致脑组织放射性反应综合征，按照放疗后出现症状的时间分为三期。急性期：多发生于放疗后几天到2周，主要表现为放疗期间短暂的症状恶化，但很快恢复；早期迟发性反应期：多发生于放疗后几周到3个月，大多数较为短暂，预后较好；晚期迟发性反应期：多发生于放疗后几个月至10年或10年以上，为进行性、不可复性甚至致命性的，它构成了限量照射后的主要并发症。根据累及的范围，此期又可分为两种类型：局限性放射性坏死和弥漫性脑白质损伤，二者可分别或同时发生。

一、影像学表现

(一)血管造影

急性期及早期迟发性反应期无异常发现。局限性放射性坏死血管造影表现无特征性，多表现为乏血管性肿块，同侧脑血管移位；少数可为正常。弥漫性脑白质损伤大多数血管造影表现正常；少数可见弥漫性血管移位、迂曲，较大血管可见狭窄、闭塞，而邻近脑血管可代偿性增粗，提示大动脉放射性损伤存在。

(二)CT

急性期及早期迟发性反应期CT平扫可见广泛非特异性低密度水肿区，累及双侧基底核、大脑脚及深部脑白质，增强后无强化，短期随访病灶消失。局限性放射性坏死平扫示病灶呈低密度，CT值为17.1HU，灶周水肿明显，有时，呈广泛指样水肿，常伴不同程度的占位效应，可见坏死、出血。增强后病灶多无强化，少数可呈环形、片状、地图样不均匀强化。弥漫性脑白质损伤平扫可见脑室周围脑白质、半卵圆中心广泛低密度区，增强后多数无强化，少数可见小片状不均匀强化，后者提示有脑白质坏死存在。动态增强灌注扫描可见坏死区灌注量下降，其动态灌注时间－密度曲线为乏血供型，表现为峰值低，快速上升时相和快速下降时相延缓。钙化性微血管病CT平扫可见多发钙化，占25%～30%，常见于豆状核、基底核与皮层穿支血管之间的边缘带，有时可见皮层灰质钙化。病变晚期，可见脑沟增宽，脑室扩大等脑萎缩表现。

(三)MRI

急性期及早期迟发性反应期MRI平扫T_1WI呈等或低信号，T_2WI呈高信号，病灶范围较T_1WI更为广泛，累及双侧基底核、大脑脚及深部脑白质，增强后无强化，短期随访病灶消失。局限性放射性坏死平扫 T_1WI 病灶多数呈低信号，少数呈低等混合信号，偶可见多发囊状，病灶边界不清，灶周水肿明显，有时，呈广泛白质指样水肿 (图 7-6)，常伴不同程度的占位效应，可见坏死、出血。增强后病灶多无强化，少数可呈环形、片状、地图样不均匀强化。弥漫性脑白质损伤平扫 T_1WI 病灶呈等或略低信号，信号多数较均匀，少数信号不均，后者提示病灶内囊变、坏死、出血存在；T_2WI 呈高信号，边界不清，尤以脑室周围脑白质、半卵圆中心区为著，常双侧对称受累，有时可累及皮层下 U 形纤维，病变边缘不规则似火焰状。胼胝体多不受影响。但研究发现，γ- 刀、χ- 刀局部放疗者，除可见脑白质的上述改变外，灰质及胼胝体也可同时累及。MRI、T_2WI 的高信号与组织内水含量有关，而与组织损伤程度关系不大，这可解释 MRI 信号异常与临床症状不成比例的原因。增强后扫描多无强化，少数可见小片状不均匀强化，后者提示有脑白质坏死存在。MRI 动态增强检查可见多数病变区灌注量下降，其动态灌注时间 - 信号曲线为乏血供型，峰值正常或低峰值，快速上升时相和快速下降时相均延缓，其曲线参数 TM_1、TM_2 均延长。Aronen 等研究显示 MRI 灌注成像有助于肿瘤复发与放射性坏死的鉴别，结果显示其功能参数相对脑血容量 (rCBV) 在肿瘤复发区增高，而放射坏死区减少，因为 rCBV 与病变区细胞的有丝分裂和血供丰富程度有关。钙化性微血管病 MRI 扫描不如 CT 敏感，CT 可见多发钙化，T_1WI 呈低或等信号，T_2WI 呈低信号，常见于豆状核、基底核与皮层穿支血管之间的边缘带，有时可见皮层灰质钙化。60% 的脑瘤放疗后存活者可见脑沟增宽，脑室扩大等脑萎缩 MRI 表现。

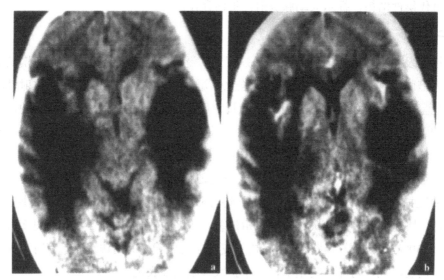

图 7-6　鼻咽癌放疗 1 年后双颞叶晚期迟发性放射性损伤

a.CT 平扫病灶区呈低密度，病灶周围见广泛水肿　b.CT 增强检查病灶及水肿区无异常强化

（四）正电子发射计算机体层摄影 (PET/CT) 检查

PET/CT 是应用能参与生物体内正常代谢的核素（如 ^{18}F）标记于人体，收集人体重要器官的物质代谢、功能和结构三方面的变化信息，同时进行综合观察和研究。由于 REP 病灶内多为坏死脑组织，缺乏血液供应及能量代谢系统，脑葡萄糖代谢率和脑血流量相应减低，不能正常结合 ^{18}F-FDG，无法形成对葡萄糖的有效摄取与应用，所以 REP 与正常脑组织、肿瘤、肿瘤复发相比为明显的低代谢区（暗区），而肿瘤或肿瘤复发则表现为放射性高度浓集灶，据此可判定是否存在 REP。

二、临床表现

临床上，局限性放射性坏死并不罕见，发生率占 0.5% ～ 25%，其中 70% ～ 90% 发生于放疗后 2 年之内。主要临床表现为：①颅内压增高表现如头痛、恶心、呕吐等，甚至可形成脑疝。②癫痫大发作。③局限性神经功能损害表现为视力障碍、同向偏盲、复视、失语、单侧运动和感觉障碍。④其他：为头晕、嗜睡、反应迟钝、记忆力减退等。局限性放射性坏死为进行性、不可逆性甚至致死性坏死，手术切除为首选方法，但仅可挽救生命。弥漫性脑白质损伤重度者最突出的临床特征是脑功能损害，包括性格改变、记忆力减退、精神错乱、学习困难（儿童者）及明显痴呆，严重者可致死；也可发生癫痫及运动异常。这些表现常是不可逆性的。也有诱发脑膜瘤、纤维肉瘤、胶质瘤等脑瘤的报道。

急性期及早期迟发性反应期仅表现为血管内皮肿胀、小血管壁增厚、血管壁通透性增加、组织游离水增加、血管源性水肿等。晚期迟发性反应期病理改变多样，常见的有局限性放射性坏死、弥漫性脑白质损伤、大动脉放射损伤、钙化性微血管病及不同程度的脑萎缩。

局限性放射性坏死表现为神经细胞凝固性坏死、溶解或消失、空洞形成伴反应性胶质细胞增生，白质较灰质严重；局部血管壁增厚、呈玻璃样变性、管腔闭塞；受损小动脉支配区脑白质脱髓鞘，以脑室旁白质及半卵圆中心区为显著，甚至邻近脑组织广泛水肿及成片脑组织坏死，偶伴出血。弥漫性白质损伤表现为血管内皮损害、毛细血管通透性增加、血管源性水肿、脑白质广泛脱髓鞘、反应性胶质增生、神经元变性坏死甚至可融合成大片坏死区。大动脉放射损伤亦是晚期迟发性反应期的重要标志，常见脑内小、中动脉，甚至大动脉损伤，表现为小血管的纤维蛋白样坏死、中动脉甚至大动脉的粥样硬化，伴血管狭窄及闭塞。尸检，长期放疗患者可发现钙化性微血管病，多见于豆状核及基底核与皮层穿支血管之间的边缘带，少数可见皮层灰质钙化。镜下可见小血管内钙盐沉积，周围有多少不一的钙化性脑坏死灶包绕。大部分放疗后病例可发生不同程度的脑萎缩，表现为脑沟增宽及脑室扩大。

三、诊断

REP 的诊断应包括以下条件：①有头颈部放射治疗史，TD ≥ 50GY。②临床表现早期多可见较典型的嗜睡综合征，晚期主要为放射性脑坏死及严重的神经功能障碍。③影像学检查显示病变部位与照射野的范围基本一致，病灶主要分布在颞叶、脑干、小脑。④有典型的影像学(CT、MRI、PET)或MRS表现。⑤除外新生肿瘤或肿瘤复发。一般而言，明显的影像学异常和较轻的临床表现常是早期REP最突出的特征。

四、治疗

当前的治疗策略是尽早诊断，延缓放疗，并合理应用外科治疗，即在保守治疗不能奏效时尽早采取手术治疗。

(一) 常规治疗

常规治疗多采用皮质类固醇激素、自由基清除剂、肝素、华法令、甘露醇，辅以神经营养药、大剂量维生素及活血化瘀等对症治疗药物。肝素具有抗凝、抗感染和保护内皮细胞的作用。由于急性期颅内高压发生率较高，所以用甘露醇可以改善颅内高压的表现。上述药物的保守治疗如不能改善症状或体征．需考虑尽早采取手术治疗。

1. 糖皮

糖皮质激素是 REP 最主要的治疗药物，可抑制变态反应，改善血脑屏障与维护其完整的功能，改善脑血管的通透性，对细胞膜与溶酶体有稳定作用。可以减轻神经症状，在急性期可以减轻脑水肿。①地塞米松：每天用量> 16mg。②甲基强的松龙：每天用量30mg/kg。③甘露醇＋地塞米松：甘露醇125ml加地塞米松10mg静滴，2 次/d，持续4周。地塞米松逐渐减量维持3 ～ 4 个月。

2. 自由基清除剂

依达拉奉是一种新型自由基清除剂，体外实验证实可以抑制脂质过氧化和血管内皮细胞损伤。在大鼠脑缺血模型中，依达拉奉能够减轻脑水肿和脑组织损伤，延缓神经元死亡，减轻神经功能障碍。依达拉奉分子量小，具有亲脂基团，血脑屏障的通透性高达60％，通过抑制黄嘌呤氧化酶和次黄嘌呤氧化酶的活性，刺激前列环素生成，减少炎性介质白三烯的产生，降低羟自由基的浓度。目前国内外的试验研究均显示出不同程度地减轻脑水肿，保护缺血神经元，促进神经功能恢复的作用。

3. 华法林和肝素

抗凝剂具有阻止和逆转小血管内皮损伤，改善微循环状况。华法林和肝素治疗REP3 ～ 6 个月，临床症状减轻。

4. 脱水剂

有颅内高压征者适用，一般用20％甘露醇或速尿治疗，特别是急性放射性脑病患者脱水剂的大量及时使用非常关键。必要时可加用白蛋白和糖皮质激素 (如地塞米松) 加强脱水。

5. 神经营养药及脑细胞活化剂

(1) 神经节苷酯：神经节苷酯的生物学功能主要集中在亲神经性和神经再生两方面，能与损伤区神经组织结合，稳定膜结构。它对放射性脑损伤的保护作用可能是通过激活细胞膜 Na^+-K^+ ATP 酶活性，减少膜内 K^+ 外流与 Ca^{2+} 内流，防止细胞内钙超载，减轻细胞中毒性水肿，防止膜脂质水解，阻断自由基的细胞膜脂质过氧化 - 自由基循环等途径实现的。早期应用可减低原发性和继发性脑组织损伤，减轻脑水肿，减少病灶周围组织细胞坏死，有明显的神经保护作用，可促进神经元修复和神经功能的恢复。

(2) 奥拉西坦：奥拉西坦是脑代谢改善药，属于 r- 氨基丁酸的环形衍生物，能促进脑内 ATP，可促进乙酰胆碱合成并增强神经兴奋的传导，具有促进脑内代谢作用，可以对抗由物理因素、化学因素所致的脑功能损伤。对缺氧所致的逆行性健忘有改进作用，可以增强记忆，提高学习能力。

(3) 三磷酸胞苷二钠是核苷酸衍生物，在体内参与磷脂类合成代谢。能够穿过血 - 脑脊液屏障，它是脑磷脂合成与核酸代谢的中间产物和能量来源，也能提高神经细胞膜性结构的稳定性和重建能力、支持神经细胞存活、延缓细胞衰老死亡、提高神经细胞抗损伤能力、促进神经突起生长。

6. 大剂量维生素

有 B 族维生素，维生素 E 等。但目前对神经营养药物的作用，尚存在争议。

7. 扩血管药物

中药复方丹参及补阳还五汤加减治疗可减轻脑缺血后迟发性神经元损伤，减轻海马区神经元水肿，有效率比不用活血化瘀中药明显提高。国内吴婉芳报告了复方丹参动物试验和临床研究，该药具有钙离子通道的拮抗作用和氧自由基消除作用，能打破氧自由基介导的脑损害发病机制中的恶性循环，抑制脂质过氧化物的形成，且能调节微循环，改善缺血区域的血液供应，抑制神经细胞凋亡，从而促进神经细胞功能恢复。复方丹参能使血脑屏障通透性增加，有利于临床药物进入脑组织，促进受损脑组织康复，减少神经后遗症的发生。

(二) 高压氧治疗 (HBO)

HBO 能极大地提高氧分压，增加血氧含量及氧储备，提高氧在组织中的弥散率，扩大弥散距离，故能有效地改善组织缺氧状态，达到改善微循环，提高组织供氧和增加细胞代谢的目的。HBO 环境下吞噬细胞的活力和吞噬功能加强，有利于炎症的吸收和坏死组织的清除。薛文俊等进行了高压氧联合药物治疗放射性脑病疗效观察，结果高压氧组疗效明显高于对照组。Carol 等发现高压氧可以提高组织的氧合能力，促进血管再生，改善毛细血管床的灌注，还能促进神经轴突、树突再生，改善脑组织代谢使其功能恢复。

（三）手术治疗

因 REP 导致的严重颅高压症状，若患者身体条件允许，可行 REP 病灶局部切除内减压，或合并去骨瓣外减压，以求迅速缓解颅压、抢救患者生命，并为进一步治疗打下基础。手术治疗一般适用于晚期的 REP 患者，特别是已形成囊肿有占位效应者。REP 多发生于颞叶，故一般行颞叶囊肿切除即可，当合并有癫痫时，可连癫痫灶一并切除。病人可能留下相应的功能障碍。

（四）康复治疗

通过言语训练、按摩、针灸、电刺激等手段，保持患者的交流能力，肌肉关节的收缩、运动能力，可明显提高患者的生存质量，减少并发症的发生。

综上所述，在 REP 的治疗上，现在以药物为主，必要时手术的综合治疗。但总体疗效都不甚令人满意，因此，一定要重视 REP 的预防，在进行头颈部放射治疗时，如何预防和减少 REP 的发生将是研究的重点。

参考文献

[1] 高波，宫利，褚文政 . 神经系统感染和免疫性疾病影像诊断学 [M]. 北京：科学出版社 ,2020.

[2] 付胜奇 . 神经系统疑难病例影像学剖析 [M]. 郑州：郑州大学出版社 ,2020.

[3] 褚华鲁 . 现代常见疾病影像诊断技术 [M]. 西安：陕西科学技术出版社 ,2020.

[4] 龚启勇，卢光明，程敬亮 . 中华影像医学 中枢神经系统卷 第 3 版 [M]. 北京：人民卫生出版社 ,2019.

[5] 牟玲 . 实用临床医学影像 [M]. 北京：科学技术文献出版社 ,2019.

[6] 李博 . 神经系统肿瘤诊断与治疗 [M]. 长春：吉林科学技术出版社 ,2019.

[7] 江洁，董道波，曾庆娟 . 实用临床影像诊断学 [M]. 汕头：汕头大学出版社 ,2019.

[8] 郭丽 . 现代医学影像学基础与诊断实践 [M]. 昆明：云南科技出版社 ,2019.

[9] 梁靖 . 新编临床疾病影像诊断学 [M]. 汕头：汕头大学出版社 ,2019.

[10] 高凤国 . 神经系统疾病影像诊断新进展 [M]. 北京：科学技术文献出版社 ,2018.

[11] 刘亚欧 . 中枢神经系统脱髓鞘疾病影像学 [M]. 北京：人民卫生出版社 ,2018.

[12] 王龙江 . 神经系统疾病影像诊断与分析 [M]. 延吉：延边大学出版社 ,2018.

[13] 陈哲 . 常见神经系统疾病诊治 [M]. 天津：天津科学技术出版社 ,2020.

[14] 陈红霞 . 神经系统疾病诊疗学 [M]. 昆明：云南科技出版社 ,2019.

[15] 李杰 . 神经系统疾病内科治疗实践 [M]. 长春：吉林科学技术出版社 ,2019.

[16] 刘中革 . 神经系统疾病治疗实践 [M]. 北京：科学技术文献出版社 ,2018.

[17] 吴云剑 . 神经系统疾病外科处置实践 [M]. 哈尔滨：黑龙江科学技术出版社 ,2018.

[18] 丁新生 . 神经系统疾病诊断与治疗 [M]. 北京：人民卫生出版社 ,2018.

[19] 张磊 . 头颈外科常见疾病的诊疗 [M]. 南昌：江西科学技术出版社 ,2019.

[20] 李昌武 . 眼耳鼻喉头颈外科学 [M]. 昆明：云南科技出版社 ,2018.